放射線医学
骨格系 画像診断

監修 ••• 楢林　勇・杉村和朗
大阪医科大学名誉教授　　神戸大学大学院教授

編集 ••• 江原　茂
岩手医科大学教授

金芳堂

■ 執筆者 (五十音順)

青木　隆敏	産業医科大学放射線科学教室　准教授	
稲岡　努	東邦大学佐倉病院放射線科　准教授	
江原　茂	岩手医科大学放射線医学教室　教授	
神島　保	北海道大学大学院保健科学研究院　教授	
橘川　薫	聖マリアンナ医科大学放射線科	
小橋由紋子	東京歯科大学市川総合病院放射線科　講師	
高尾正一郎	徳島大学保健学科	
辰野　聡	八重洲クリニック	
玉川　光春	札幌医科大学医学部放射線診断学　講師	
中田　和佳	自治医科大学放射線医学教室	
名嘉山哲雄	岩手医科大学放射線医学教室　講師	
野崎　太希	聖路加国際病院放射線科	
福庭　栄治	島根大学医学部放射線医学講座	
藤井　正彦	神戸低侵襲がん医療センター　院長	
藤本　肇	沼津市立病院放射線科　部長	
宮嵜　治	国立成育医療研究センター放射線科　医長	

監修に当たって

　医学の10大発見のなかでも特筆に値する1895年のX線発見や1896年の放射能発見は，放射線医学を誕生させた．内科や外科などの基本的診療科の一つとしての放射線科はこの中では新しい診療科であるが，最近の放射線医学の進歩は著しい．今日では全ての診療科にとって放射線医学は重要な診療技術になっている．がん検診や人間ドックによる健診，対策型ならびに任意型検診でも画像診断は欠かせない．

　最近はIT技術の絶え間ない発展によって放射線医学は急速に加速度を増している．特に，CT，MRI，SPECT/CT，PET/CTなどの画像診断は遠隔画像診断の構築もあって目覚ましい進歩を遂げつつある．侵襲度が少ない内視鏡外科が普及しつつあるが，ワークステーションの進歩で3次元画像がvirtual realityとして提供できるなど外科系の診療科の期待は大きい．Interventional Radiology（IVR）の進歩が著しく，悪性腫瘍や動脈硬化による疾患の手術術技を根本的に変えつつある．また，Autopsy Imaging（AI）が普及しつつあり，死因究明の精度向上に貢献している．

　放射線治療の分野では，CTシミュレーターが照射野設定の標準となり，治療計画の進歩，発展が放射線治療成績の向上，副作用の軽減化に果たす役割は大きい．特に乳癌の乳房温存療法の治療成績は素晴らしく，この疾患の治療方法を変えた．また，定位放射線治療・強度変調放射線治療（IMRT），動体追尾法が行い得るようになった．密封小線源治療装置の進歩は前立腺癌の治療成績に大きく貢献している．緩和治療としての放射線療法の適応も増加している．

　核医学・PET分野では，FDG-PET/CTが広く普及し，悪性腫瘍の診断，病期診断並びに治療効果の判定に不可欠な検査法となってきた．認知症診断における脳血流SPECTはPETとともに神経内科医にとってMRIではわからないことを診断できる検査法として多用されている．心臓核医学の重要性は依然として維持されている．さらに核医学治療は従来の甲状腺疾患のみならず，悪性腫瘍の骨転移の疼痛緩和，悪性リンパ腫の治療に臨床応用されている．

　この度の東日本大震災で引き起こされた原発事故は広い環境汚染となり，新聞，TV，インターネット，一般雑誌で放射線についての報道がなされ，わが国の国民のみならず世界的に一般公衆に放射線に対する強い関心をもたらせた．

　本シリーズは1996年に発刊された楢林　勇編著の重要項目「放射線医学」を発展させた書籍で，編集，著者には全国のその分野の第一線でご活躍中の放射線科診断専門医，放射線治療専門医，核医学専門医を中心として，全10巻として発刊するものである．本シリーズは，2012年1月に放射線医学総論を出版してから2年近くに亘り，順次発刊してまいりました．

この度，最終巻の江原　茂 教授編集「放射線医学 骨格系 画像診断」を出版致します．

放射線医学は守備範囲が広く，基礎的には放射線物理学，放射線生物学，放射線障害に関する事項，医療被曝の軽減，放射性医薬品やX線，MR，エコーの造影剤に関する薬品学などがあり，臨床的には画像診断学，核医学，放射線治療学のどれも全ての診療科と関係が深い．

本シリーズは放射線医学の基本から臨床の実際まで最新の事項をも含んだ内容となっており，放射線科診断並びに放射線治療専門医試験，核医学専門医試験の受験や乳癌，消化器癌，肺癌などのCT検診学会の専門医，認定医，認定放射線技師を目指す方達にもたいへんお役に立つと思います．

また，日頃診療にお忙しい各診療科の医師や診療放射線技師の方々，一般の方々にも放射線についてご理解頂ける書籍であります．

最終巻発刊に際して，本シリーズを素晴らしい放射線医学の書籍に仕上げて頂いた金芳堂編集部の方々に感謝します．

平成25年9月

楢林　勇

序

　放射線医学シリーズの1冊として骨格系診断の巻をついにお届けできることは編集にあたったものとして大きな喜びです．

　骨，関節，軟部組織，造血器，脊椎，脊髄といった広範囲な内容を網羅した本書はこのシリーズでも最大となる200ページを超える分量になってしまいました．骨格系診断のこの分野は，単純X線撮影による診断の歴史が長く，その間に蓄積された内容は膨大な分量に達します．さらにCTやMRIを含めたコンピュータ断層撮影による詳細な画像情報が加わって，精緻な診断の分野へと発展しています．それに加えてこれらコンピュータ断層に超音波も加えた軟部組織診断の発展も著しく，さらに多くの内容を含んだ分野に進歩しています．

　本書の目的は，最初に画像診断を学習する中で骨格系診断に取り組む初学者が，この分野の全体像を俯瞰するためのコンパクトな入門書となり，さらに専門医試験の準備においてこの分野の最小限の知識の復習に役立てるようにすることの2点にあります．本書の前半は疾患別総論，後半は部位別各論にあてられており，骨格系診断の3本柱である外傷・関節炎・腫瘍に加えて，漏れのないように多くの疾患領域と部位についての内容を含んでいます．

　この分野を包括的に扱うためにはある程度の分量になることは予想していましたが，前半の総論と後半の各論に重複する項目が生じており，章をまたいだ項目が読者に理解しやすい内容になっているか，欠落はないか，不安の種は残っています．重複に関してはできるだけ調整をしましたが，それでも章を越えての内容の分散やある程度の内容的な重複は避けることができず，十分でない点があれば読者諸氏のご批判を受けたいと思っています．

　骨格系画像診断を包括的に扱った教科書は未だ少なく，しかもその中にあってこの分野の学習書への要望は高く，その点からは本書をより良い概説書として発展させたいと思っています．本書を手に取っていただき，さらに内容のブラッシュアップに役立つようなご批判をいただければ幸いに思います．

平成25年9月

編集　江原　茂

目 次

【I部 疾患別総論】

❶ 骨折・脱臼 ───── 橘川 薫 ── 2

1 診断の原則 …………………………………………………………… 2
2 用語解説 ……………………………………………………………… 3
　① 骨折の分類　3
　② 骨折・脱臼の記載法　7
3 特殊な骨折・脱臼 ……………………………………………………… 9
　① ストレス骨折　9
　② 骨軟骨骨折　10
　③ 小児に特有な骨折　10

❷ 骨腫瘍 ───── 青木隆敏 ── 13

1 診断の原則 …………………………………………………………… 13
2 主な疾患 ……………………………………………………………… 14
　① 骨軟骨腫　14
　② 内軟骨腫　14
　③ 非骨化性線維腫・線維性骨皮質欠損　14
　④ 類骨骨腫　15
　⑤ 線維性骨異形成　16
　⑥ 軟骨芽細胞腫　18
　⑦ 骨巨細胞腫　19
　⑧ ランゲルハンス細胞組織球症　19
　⑨ 骨肉腫　19
　⑩ 軟骨肉腫　20
　⑪ Ewing 肉腫　20
　⑫ 悪性リンパ腫　21
　⑬ 脊索腫　22
　⑭ 転移性骨腫瘍　22

❸ 軟部腫瘍 ……………………………………………………………………………青木隆敏 —— 25

1 診断の原則 …………………………………………………………………………………………… 25
2 主な疾患 ……………………………………………………………………………………………… 27

① 脂肪腫　27
② 血管腫　27
③ 神経鞘腫・神経線維腫　28
④ ガングリオン　29
⑤ 線維腫症　29
⑥ 骨化性筋炎　30
⑦ 腱鞘巨細胞腫　31
⑧ 脂肪肉腫　31
⑨ 未分化多形性肉腫（悪性線維性組織球腫）　32
⑩ 粘液線維肉腫　33
⑪ 平滑筋肉腫　33
⑫ 横紋筋肉腫　33
⑬ 滑膜肉腫　33
⑭ 悪性リンパ腫　35
⑮ 胞巣状軟部肉腫　35

❹ 関節炎 ………………………………………………………………………………神島　保 —— 36

1 関節炎の画像診断 …………………………………………………………………………………… 36
2 関節リウマチ ………………………………………………………………………………………… 36
3 血清反応陰性関節炎 ………………………………………………………………………………… 39

① 強直性脊椎炎　39
② 乾癬性関節炎　40
③ 反応性関節炎（Reiter 症候群）　41
④ 全身性エリテマトーデス　41
⑤ RS3PE 症候群　42
⑥ サルコイドーシス　42
⑦ Behçet 病　42
⑧ 変形性関節症　42
⑨ 血友病性関節症　42
⑩ 神経障害性関節症　43
⑪ 痛　風　43
⑫ ピロリン酸カルシウム結晶沈着症結晶沈着症　44
⑬ アミロイド関節症　44
⑭ 増殖性性格をもつ関節症　44

❺ 骨壊死 ………………………………………………………………………………辰野　聡 —— 45

1 骨壊死 ………………………………………………………………………………………………… 45
2 大腿骨頭壊死症と Perthes 病およびその鑑別診断 ……………………………………………… 46

① 特発性大腿骨頭壊死症　46
② Legg-Calvé-Perthes 病（Perthes 病）　51

3 大腿骨頭以外の骨壊死 ……………………………………………………………………………… 52
4 薬剤・放射線による骨壊死 ………………………………………………………………………… 55

① ビスホスフォネート関連顎骨壊死　55
② 放射線骨炎および骨壊死　55

6 代謝性疾患 ——— 福庭栄治 ——— 57

1 骨粗鬆症 ……………………………………………………………………………………… 57
- [1] 定　義　57
- [2] 診断基準　57
- [3] 骨量測定法　58
- [4] 画像的評価方法　59
- [5] 椎体骨折のMRI所見　60

2 くる病・骨軟化症 …………………………………………………………………………… 61
- [1] 定　義　61
- [2] 原　因　61
- [3] 画像所見　62

3 副甲状腺機能亢進症 ………………………………………………………………………… 63
- [1] 定義と分類　63
- [2] 原　因　63
- [3] 画像所見（原発性）　64

4 副甲状腺機能低下症 ………………………………………………………………………… 65
- [1] 定義と分類　65
- [2] 画像所見　65

5 結晶誘発性関節炎 …………………………………………………………………………… 65
- [1] 定　義　65

6 アミロイド関節症 …………………………………………………………………………… 68

7 骨硬化症 ……………………………………………………………………………………… 70

8 先天的酵素欠損による蓄積性疾患 ………………………………………………………… 75
- [1] ライソゾーム蓄積症　75
- [2] ホモシスチン尿症　75

7 小児の骨系統疾患 ——— 宮嵜　治 ——— 77

1 診断の原則 …………………………………………………………………………………… 77
- [1] 新国際分類について　77
- [2] 撮影方法　77
- [3] 診断のアプローチ法　78

2 主要な疾患：定義診断のポイント ………………………………………………………… 78
- [1] FGFR3グループ　78
- [2] Ⅱ型コラーゲングループ　78
- [3] 骨形成不全症　80
- [4] ムコ多糖症　80
- [5] 窒息性胸郭異形成症/Jeune症候群　80
- [6] 点状軟骨異形成症　80
- [7] Larsen症候群　83

⑧ 腰痛症 　　　　　　　　　　　　　　　　　　　　　名嘉山哲雄 ── 86

- **1** 定　義 …… 86
- **2** 検査法 …… 86
- **3** 病　期 …… 86
- **4** 原因疾患 …… 87
- **5** 疾患別アプローチ …… 88
  - ① 椎間板変性疾患　88
  - ② 脊柱管狭窄　88
  - ③ 椎間関節症　88
  - ④ 脊椎過形成性疾患　89
  - ⑤ 脊椎分離症，すべり症　89
- **6** Scheuermann 病（若年性後彎）…… 91
- **7** 腫瘍性病変 …… 92
- **8** 感染性疾患 …… 92
- **9** 圧迫骨折 …… 92
- **10** Kümmell 病 …… 93

⑨ 感染症 　　　　　　　　　　　　　　　　　　　　　高尾正一郎 ── 96

- **1** 骨髄炎 …… 96
  - ① 感染経路　96
  - ② 年齢による長幹骨血管解剖の違い　96
  - ③ 主要な疾患　97
- **2** 関節の感染症 …… 102
  - ① 感染経路　102
  - ② 主要な疾患　102
- **3** 脊椎感染症 …… 104
  - ① 血行性感染の病態　105
  - ② 主要な疾患　105

⑩ 骨髄（造血器）疾患 　　　　　　　　　　　　　　　玉川光春 ── 108

- **1** 骨髄疾患の検査法 …… 108
  - ① シンチグラフィ　108
  - ② MRI　109
- **2** 正常骨髄 …… 109
  - ① 正常の骨髄分布と黄色髄への転換　109
  - ② 赤色髄への再転換　110
  - ③ 正常骨髄のMRI所見　110
  - ④ 造血幹細胞移植後の変化　111
- **3** 骨髄疾患 …… 113
  - ① 骨髄不全症候群　113
  - ② 骨髄異形成症候群　113
  - ③ 再生不良性貧血　113
  - ④ 骨髄線維症　114
  - ⑤ 白血病　115
  - ⑥ 多発性骨髄腫　117
  - ⑦ 悪性リンパ腫　119

⑪ 物理的因子による骨障害 ─── 江原　茂 ── 122

1 放射線による骨障害 ……………………………………………… 122
　1　成人の骨の放射線照射後変化　122
　2　小児の骨の成長障害　123
　3　照射後に発生する腫瘍　125

2 熱傷・凍傷による骨障害 ……………………………………… 125
　1　熱　傷　125
　2　電撃傷　125
　3　凍　傷　126

【Ⅱ部　部位別各論】

⑫ 頸　椎 ─── 稲岡　努 ── 128

1 検査法 ………………………………………………………………… 128
　1　正常解剖と検査法　128

2 疾　患 ………………………………………………………………… 128
　1　外　傷　128
　2　変　性　134
　3　奇形・その他　136

⑬ 胸・腰椎 ─── 稲岡　努 ── 138

1 正常解剖と検査法 ………………………………………………… 138

2 疾　患 ………………………………………………………………… 138
　1　外　傷　138
　2　変　性　140
　3　炎　症　143
　4　奇形・その他　143

⑭ 胸郭（肋骨を含む） ─── 野崎太希 ── 145

1 胸郭の解剖 ………………………………………………………… 145

2 胸郭の主な疾患と画像所見 ……………………………………… 145
　1　肋骨骨折　145
　2　胸骨骨折　146
　3　鎖骨骨折　146
　4　胸郭出口症候群　147
　5　SAPHO症候群（胸肋鎖骨肥厚症・掌蹠膿疱症性骨関節症）　148
　6　Tietze病　149
　7　漏斗胸　150

⑮ 肩関節 ─────────────── 中田和佳 ── **152**

1 解 剖 152
2 発症する疾患 154
    1 上腕骨近位端骨折　154　　4 腱板断裂　157
    2 上腕骨骨端線離開　154　　5 関節唇損傷　157
    3 肩関節脱臼　155　　6 石灰沈着性腱板炎（石灰性腱炎）　158

⑯ 肘関節 ─────────────── 中田和佳 ── **160**

1 解剖と画像評価法 160
    1 肘関節　160　　4 肘部管　162
    2 単純X線写真による評価法　160　　5 支持機構　162
    3 肘周囲の筋群　162
2 発症する疾患 163
    1 上腕骨顆上骨折　163　　5 上腕骨内側上顆剥離骨折　165
    2 橈骨頭骨折　164　　6 離断性骨軟骨炎　165
    3 野球肘　165　　7 上腕骨外側上顆炎　167
    4 上腕骨内側上顆炎　165

⑰ 手関節 ─────────────── 神島　保 ── **169**

1 尺骨長の変異 169
2 三角線維軟骨複合体 170
3 腱の異常 171
4 手根管の異常 172
5 Guyon 管症候群 172
6 骨 折 172
7 関節リウマチ 173
8 骨腫瘍 173
9 軟部腫瘍 174

⑱ 骨盤・股関節 ──────────── 藤本　肇 ── **177**

1 骨盤・股関節の主な疾患と画像所見 177
    1 骨 盤　177　　2 股関節　179

⑲ 膝関節 ─────────────── 藤井正彦 ── **184**

1 外 傷 184
    1 半月板断裂　184　　5 後外側支持機構損傷　189
    2 前十字靱帯断裂　185　　6 離断性骨軟骨炎　189
    3 後十字靱帯断裂　188　　7 膝蓋骨脱臼　191

|4| 内側側副靱帯断裂　188　　　　|8| 軟骨下脆弱性骨折　192
2 関節疾患　193
　　|1| 変形性膝関節症　193

20 足関節　　小橋由紋子　196

1 画像解剖　196
2 発症する疾患　199
　　|1| 外側靱帯損傷　199　　　　　|4| アキレス腱断裂　201
　　|2| 距骨滑車の骨軟骨損傷　199　|5| 後脛骨筋腱機能不全症　201
　　|3| 三角骨障害　200　　　　　　|6| 中足骨疲労骨折　202

21 脊　髄　　江原　茂　204

1 外傷性脊髄損傷　204
2 圧迫による脊髄損傷　204
3 血流障害　205
4 非感染性炎症　205
　　|1| 多発性硬化症　205　　　　　|4| 亜急性壊死性脊髄炎　207
　　|2| 視神経脊髄炎　205　　　　　|5| 急性散在性脳脊髄炎　207
　　|3| 急性横断性脊髄炎　205　　　|6| 放射線脊髄症　207
5 感染症　208
　　|1| ウイルス感染　208　　　　　|3| 寄生虫　209
　　|2| 細菌感染　209
6 肉芽腫性炎症　209
7 脊髄腫瘍　210
　　|1| 髄内腫瘍　210　　　　　　　|2| 硬膜内髄外腫瘍　210
8 鑑別診断　210

日本語索引　215
外国語索引　219

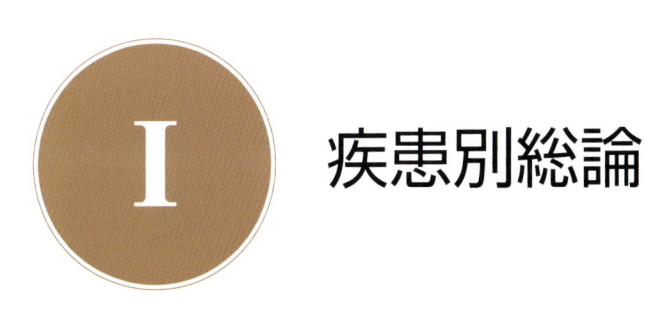

❶ 骨折・脱臼
❷ 骨腫瘍
❸ 軟部腫瘍
❹ 関節炎
❺ 骨壊死
❻ 代謝性疾患
❼ 小児の骨系統疾患
❽ 腰痛症
❾ 感染症
❿ 骨髄(造血器)疾患
⓫ 物理的因子による骨障害

I 疾患別総論

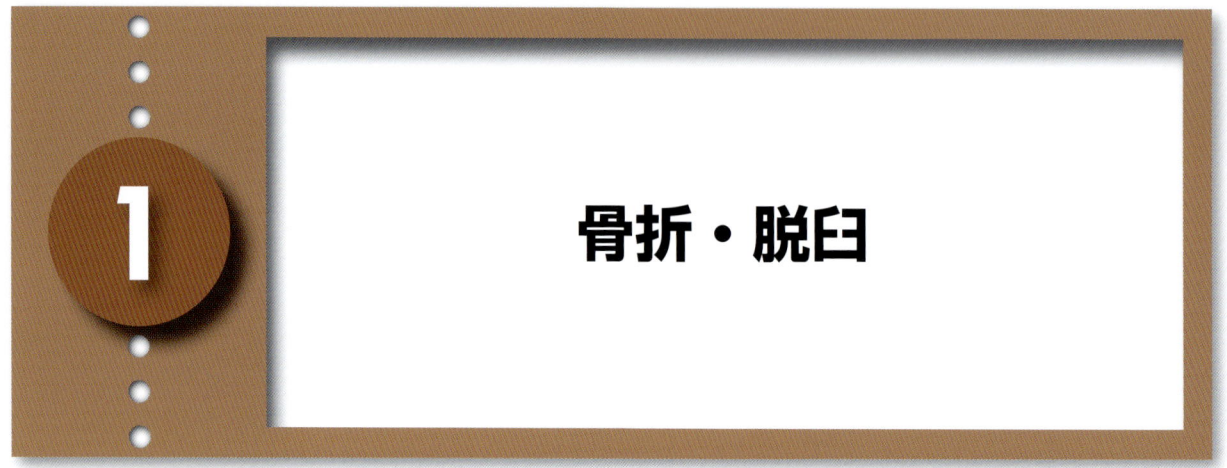

骨折・脱臼

section 1 診断の原則

　骨折とは骨が外力によって構造上の連続性が断たれた状態をいう．脱臼とは関節に外力が加わり関節面がまったく接触を失った状態を指し，亜脱臼とは関節面が正常な適合関係を失っているが一部で接触を保っている状態をいう．これらは多くの場合外傷をきっかけとして発生し，症状として局所の疼痛や腫脹，外観上の変形，関節機能の障害などが認められる．

　骨折・脱臼の画像診断にはまず単純X線撮影が行われる．少なくとも直交する2つの方向からの撮影が必要で，骨折部の上下の関節を撮影範囲に含める．骨盤，肘関節，手関節，足関節では斜位撮影が有用な場合がある．骨折の有無，広がり，骨片の位置の評価，治癒過程のモニタリングなど，単純X線撮影の利用範囲は広い．骨折により骨片の位置が解剖学的に変わることを転位（変位）という．転位のある骨折は認識されやすいが，転位のない急性期骨折はわかりにくいことが多い．臨床的に骨折が疑われるが単純X線撮影で明らかでない場合には，固定しておいて10日から2週間以降に再度撮影をすると，骨折線が確認できる（図1）．また骨折診断の手がかりとなる所見として，骨折部位に一致した軟部組織の腫脹，骨膜反応，関節内骨折の場合は関節血症や関節脂肪血症（図2）がある．小児では発育途中のため異常がわかりにくい場合がある．健側の撮影を行って比較することがあるが，被ばくをできるだけ少なくするための適応の限定が必要である．

　単純X線撮影で骨折がはっきりしないとき，特に顔面骨，骨盤，脊椎，足部の骨折では骨構造が複雑で重なりも多いため，CTが有用である．多列CTでは広い範囲を高速かつ高分解能で撮像可能で，多発外傷患者のスクリーニングとしても使用される．ワークステーションを使用した任意断面の再構成画像では，骨折の有無や広がり，複雑な走行の骨折線，関節面の損傷程度，関節内骨片の数と位置などの詳細な評価が可能である．ヴォリュームレンダリング（volume rendering）画像は，骨折や脱臼を3次元的に表示する方法で，骨片の位置，転位の大きさ，脱臼の状況などが把握しやすい．骨と同時に軟部組織も観察し，臓器損傷や骨折に伴う血腫の広がりなどを評価する（図3）．

　単純X線撮影，CTでわかりにくい骨折がMRIで描出されることがある．MRIはそのすぐれた組織濃度分解能により，骨髄内を走行する骨折線，骨挫傷や周囲の出血を描出可能である．合併する神経，

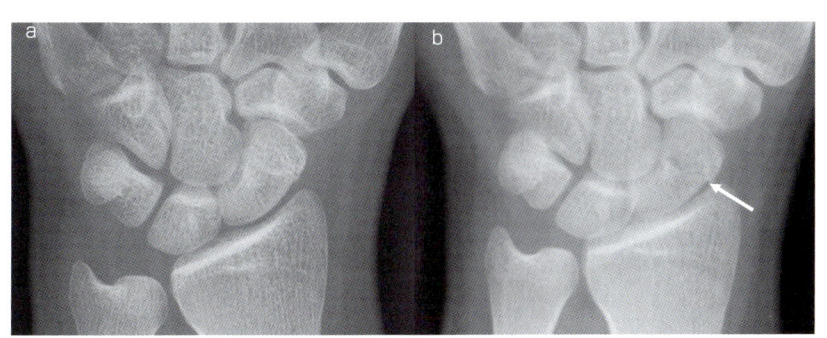

▶図1　舟状骨骨折　単純X線前後像（10歳代後半，男子）
　a．初回撮影では骨折ははっきりしない．
　b．3週間後には腰部の骨折線が同定できる（矢印）．

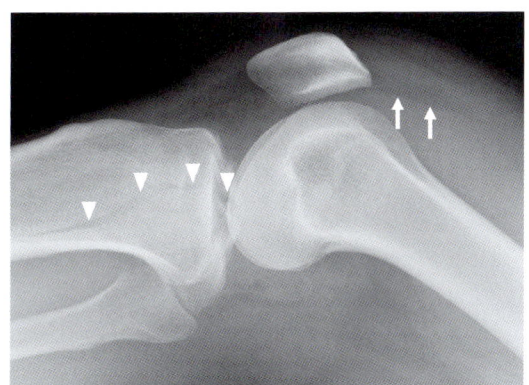

▶図2　関節脂肪血症　単純X線側面像（30歳代，男性）
仰臥位の撮影で膝蓋上包に液面形成を認める（矢印）．脛骨近位端に骨折がみられる（矢頭）．

靱帯，腱，筋肉など軟部組織損傷にはMRIによる評価が必要である．核医学検査のうち^{99m}Tcリン酸化合物による骨シンチグラフィは骨折部では骨代謝が亢進するために異常集積を示す．単純X線撮影より感度が高いが，現在はMRIが行われることが多い．骨折が単純X線撮影では認識できず，骨シンチグラフィやMRIで認められるものを潜在骨折（occult fracture）という．MRIでは骨折線が描出可能である（図4）．図5に骨折診断のためのフローチャートを示した．

section 2　用語解説

1　骨折の分類

骨折を表現，分類する用語は部位，程度，型（形態），外界との交通，原因などにより分けられる．定義を知ることにより正確な表現が可能となる．

❶ **部位**：骨折部位により骨幹部骨折（diaphyseal fracture），骨幹端骨折（metaphyseal fracture），骨端部骨折（epiphyseal fracture）と称する．骨折に隣接関節の脱臼を伴うと脱臼骨折（dislocation

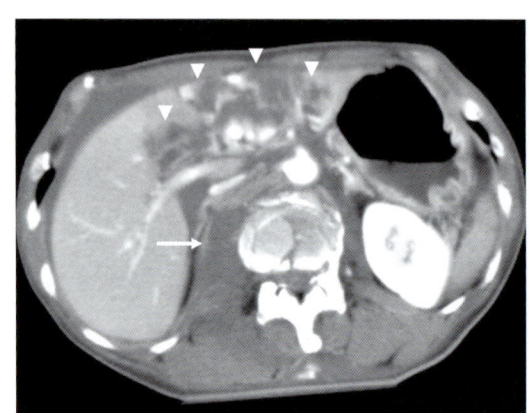
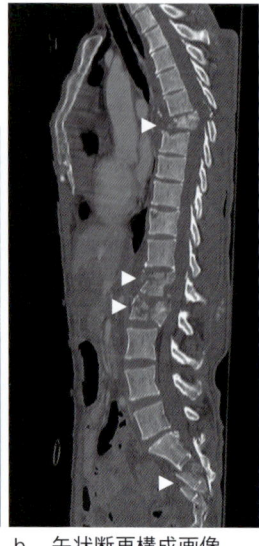
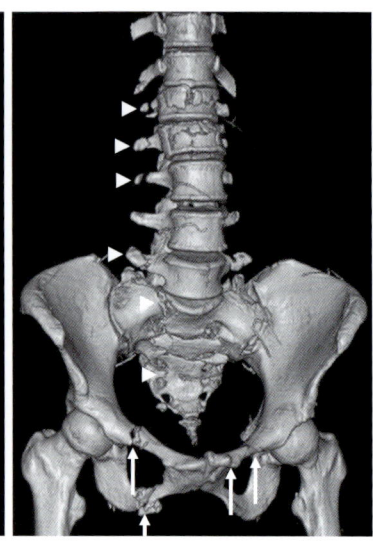

a．横断像　　　　　　　　　　　　b．矢状断再構成画像　　　　c．ヴォリュームレンダリング像

●図3　転落による多発外傷 外傷スクリーニングCT（パンスキャン）（50歳代，女性）
a．腰椎破裂骨折と右傍脊柱筋領域の血腫（矢印），肝損傷（矢頭）を認める．
b．胸椎から仙骨が一断面に描出され，骨折の位置，骨片転位の状況把握が容易である．骨片が脊柱管内に突出する多発脊椎骨折，仙骨骨折（矢頭）が明瞭に描出される．
c．骨折部を3次元的に描出できる．横突起骨折を伴った椎体骨折，仙骨骨折（矢頭）に加え，恥骨・坐骨骨折（矢印）を認める．

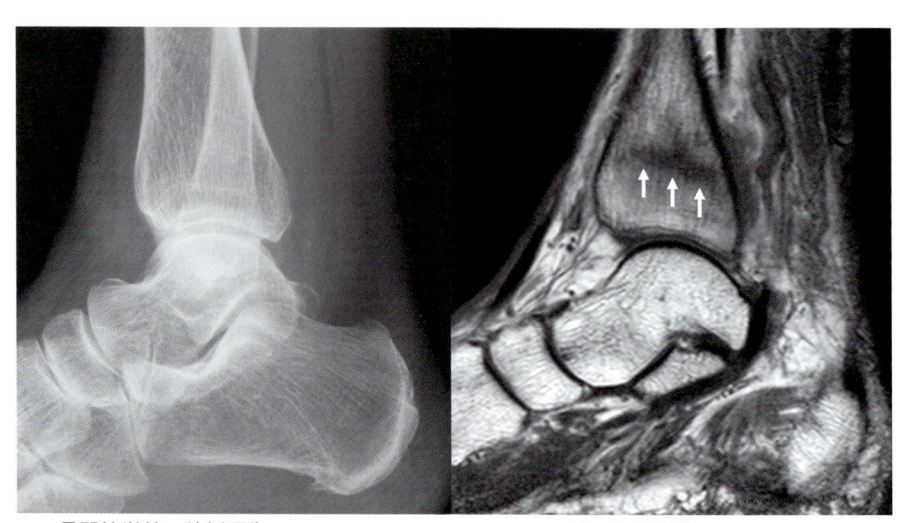

a．足関節単純X線側面像　　　　　b．MRI T1強調矢状断像

●図4　潜在骨折（60歳代，女性）
a．明らかな骨折を認めない．
b．遠位骨幹端に骨梁に直交する骨折線と思われる帯状の低信号域が認められる（矢印）．

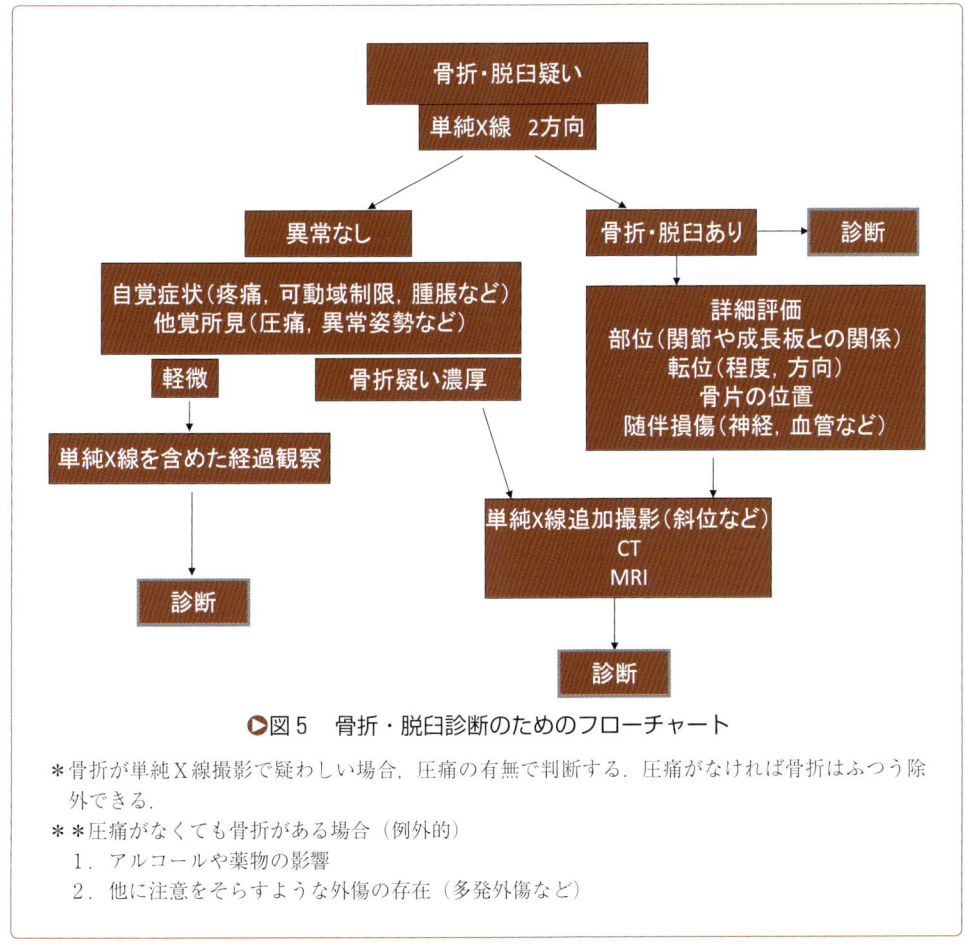

図5　骨折・脱臼診断のためのフローチャート
＊骨折が単純X線撮影で疑わしい場合，圧痛の有無で判断する．圧痛がなければ骨折はふつう除外できる．
＊＊圧痛がなくても骨折がある場合（例外的）
　1．アルコールや薬物の影響
　2．他に注意をそらすような外傷の存在（多発外傷など）

fracture）という（図6）．骨折線が関節面に達している場合を関節内骨折（intraarticular fracture），関節面の損傷を伴わないものを関節外骨折（extraarticular fracture）という．後者はあえて関節外とはいわないことが多い．

❷ **程度**：完全骨折（complete fracture）では骨の連続性は完全に絶たれているが，不完全骨折（incomplete fracture）では一部連続性が残っている．不完全骨折は小児に多い．骨挫傷（bone bruise）は外力による骨損傷であるが，明らかな骨折線は伴わない．MRIで認識され，骨髄の出血や浮腫によると考えられる信号変化をみる．前十字靱帯損傷ではしばしば大腿骨外側顆，脛骨外側高原後方の骨挫傷を認める（図7）．

❸ **形態**：骨折線が骨の長軸に対し走行する方向により，横骨折（transverse fracture），斜骨折（oblique fracture），らせん骨折（spiral fracture），縦骨折（vertical fracture）と呼ばれる（図8）．

❹ **骨片の数**：粉砕骨折（comminuted fracture）とは複数の骨片を生じた骨折である．長管骨骨折で楔状の骨片がみられる楔状骨折（wedge fracture〔butterfly fragment〕），分節状の骨片がみられる分節骨折（segmental fracture）がある（図9）．虚血状態となった骨片は癒合しにくくなる．

❺ **外界との交通**：開放骨折（open fracture）は骨折部が皮膚や皮下軟部組織の損傷部を介して体外と交通している状態を指し，感染を合併しやすい．閉鎖骨折（closed fracture）ではこのような交通がない．この区別は臨床的に行われるが，単純X線撮影で軟部組織の変形や空気の貯留，異物の混入がみられることがある（図8b）．

❻ **外力の作用する方向**：骨の長軸に外力がかかって起こる骨折を圧迫骨折（compression frac-

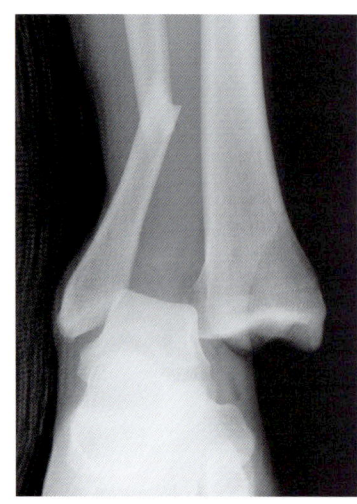

●図6 足関節脱臼骨折 単純X線前後像（20歳代，男性）

距骨以下の外方脱臼，腓骨遠位骨幹部横骨折を認める．

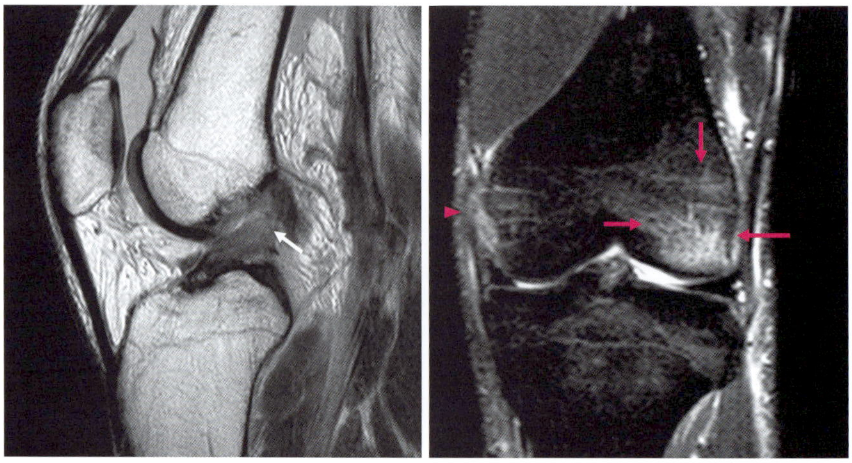

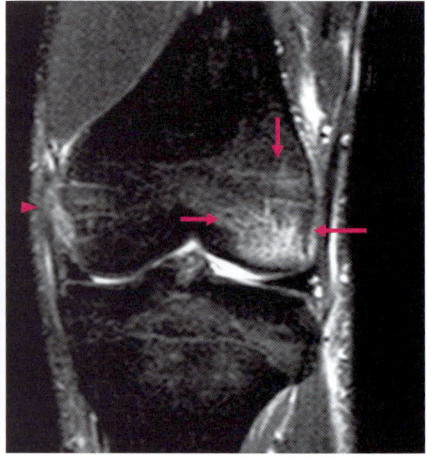

a．プロトン密度強調矢状断像　　b．STIR法冠状断像

●図7 骨挫傷 膝関節MRI（20歳代，男性）

a．前十字靱帯断裂を認める（矢印）．
b．大腿骨外側顆に骨挫傷を示す高信号域が広がっている（矢印）．内側側副靱帯損傷を合併している（矢頭）．

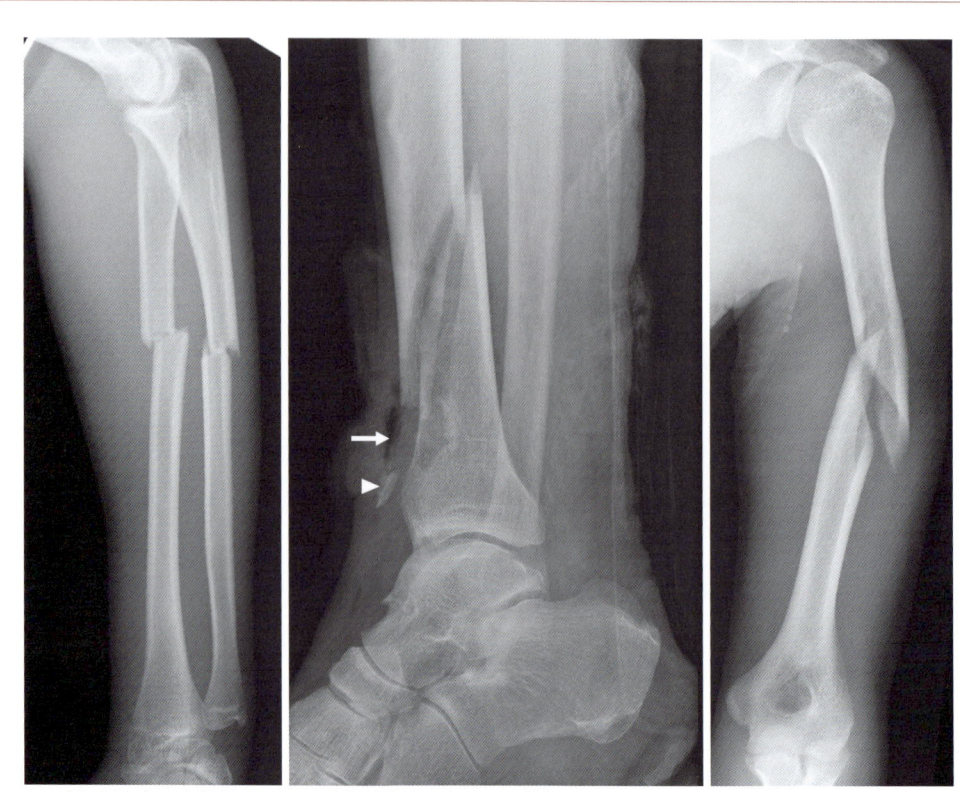

a．横骨折（10歳代後半，男性）　b．斜骨折（90歳代，男性）　c．らせん骨折（10歳代後半，男性）

●図8 骨折の形態による分類（単純X線写真）

a．橈骨および尺骨骨幹部を横断する骨折線をみる．
b．脛骨遠位骨幹部開放骨折，小さな粉砕骨片（矢頭）と空気（矢印）を認める．
c．上腕骨骨幹部に骨折があり，内反変形を生じている．

a．楔状骨折（10歳代後半，男性）　　b．分節骨折（30歳代，男性）

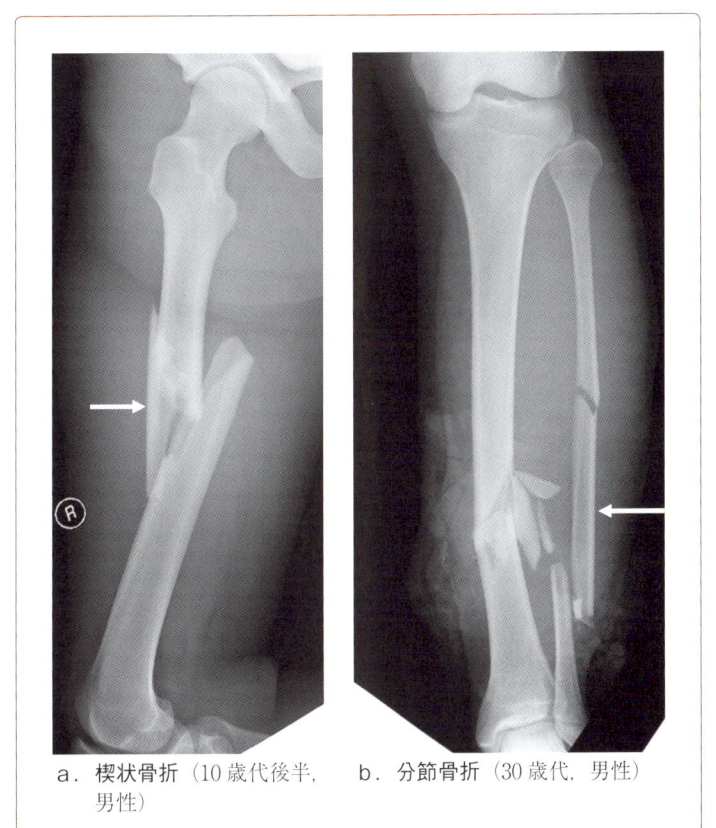

◯図9　骨片の数による分類（単純X線撮影）
a．大腿骨骨幹部粉砕骨折と楔状骨片（矢印）．
b．腓骨に分節骨片（矢印），脛骨骨幹部の粉砕骨折を認める．

ture）といい，脊椎椎体に多くみられる．関節面に圧力が加わって起こる骨折を陥没骨折（depression fracture）といい，脛骨高原骨折がその代表である．骨折部で一方の骨片に相対する骨片が嵌入している骨折を嵌入骨折（impacted fracture）という（図10）．裂離骨折（剝離骨折）（avulsion fracture）は筋・腱・靱帯の骨への付着部において，筋の収縮や靱帯の張力により骨の一部がはがれて生じる骨折で，該当する筋や靱帯の機能が損なわれ，障害となる．骨端線が閉じる前の若年者に多い（図11）．

❼ **病的骨折**（pathologic fracture）：定義が2つある．脆弱性骨折をも包括する概念としての病的骨折はあらゆる病態が前駆病変となる．脆弱性骨折を別に設定した場合には前駆病変は腫瘍のみとする．骨に前駆病変（腫瘍）が存在し，その部分に弱い外力や日常生活レベルの活動で起こる骨折である（図12）．

2　骨折・脱臼の記載法

　アライメントとは骨や関節の配列をいう．骨折のアライメントとは骨片の長軸方向の関係を指す．骨折の記載にあたっては，骨片の転位（近位部に対する遠位骨片のずれ），回旋（骨片の回旋），離開（骨片が離れて骨が延長している），短縮（骨片が重なり短縮している），屈曲（近位部に対し遠位骨片が傾いて角度を形成する）などについて記載する．脱臼についても近位に対して遠位関節構成成分が

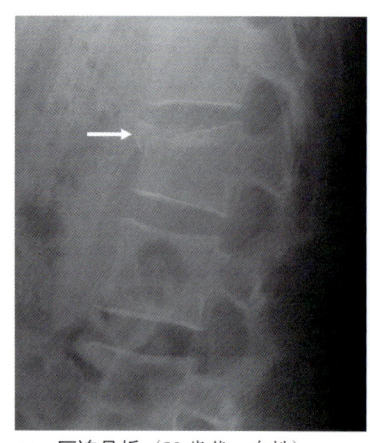 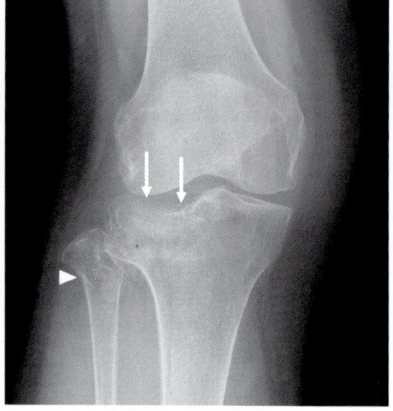 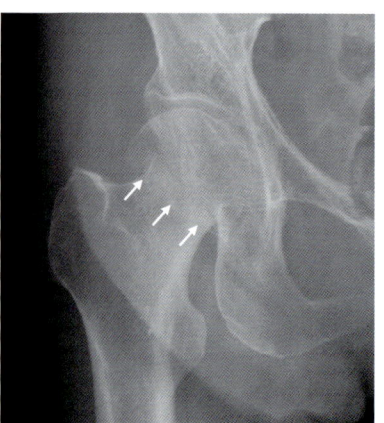

a．圧迫骨折（20歳代，女性）　　b．陥没骨折（70歳代，女性）　　c．嵌入骨折（70歳代，女性）

◯図10　外力の作用する方向による分類（単純X線撮影）

a．腰椎の楔状変形を認める（矢印）．
b．外側脛骨高原が陥没している（矢印）．腓骨頭にも骨折を認める（矢頭）．
c．大腿骨頸部は頭部に嵌入している（矢印）．

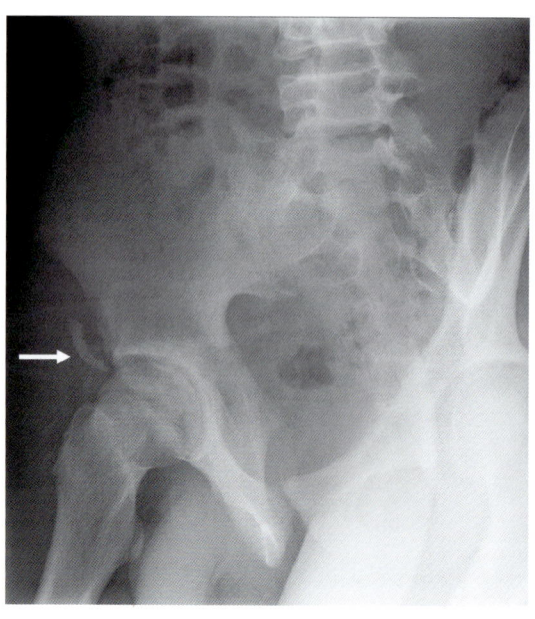 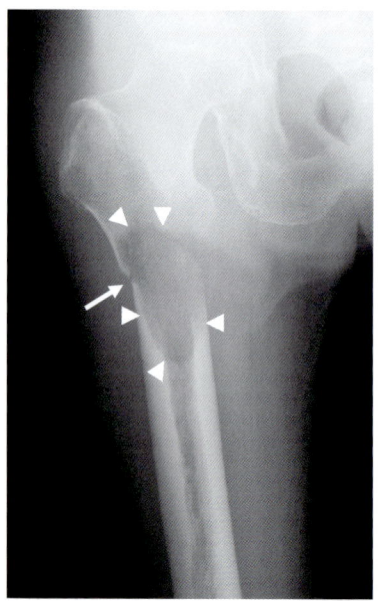

◯図11　裂離骨折　単純X線撮影（10歳代前半，男性）

下前腸骨棘（大腿直筋起始部）の裂離骨折（矢印）．

◯図12　肺癌骨転移による病的骨折　単純X線撮影（50歳代，男性）

大腿骨転子下部に骨破壊（矢頭）と骨折（矢印）が認められる．

移動している方向を述べる．これらの変化があまりなく，解剖学的に位置異常がない場合を"anatomic position"，"near anatomic position"という．

section 3　特殊な骨折・脱臼

1　ストレス骨折 stress fracture

急性外傷ではなく骨に反復して加えられた外力により起こる骨折で2つのタイプがある．疲労骨折（fatigue fracture）は正常の骨に過大な外力が繰り返し加わって起こる骨折である（図13）．脆弱性骨折（insufficiency fracture）は骨粗鬆症をはじめとする骨の脆弱性（腫瘍を除く）による骨折で，日常生活レベルの活動で起こる．高齢者や放射線治療後などに多く骨盤や下肢によくみられる．仙骨の

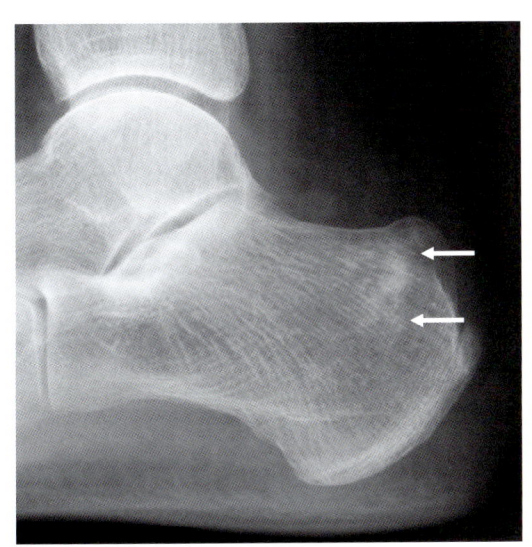
a．踵骨単純X線側面像

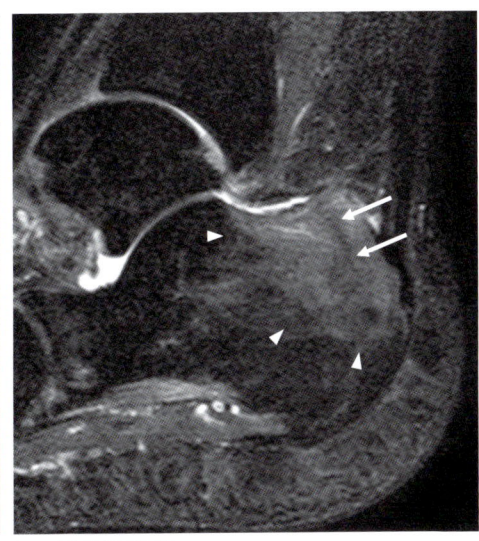
b．MRI STIR 法

▶図13　踵骨疲労骨折（20歳代，女性）
　a．後部に骨梁に直交する帯状の高吸収域を認める（矢印）．
　b．低信号の骨折線（矢印）の周囲に広範な骨髄浮腫が広がっている（矢頭）．

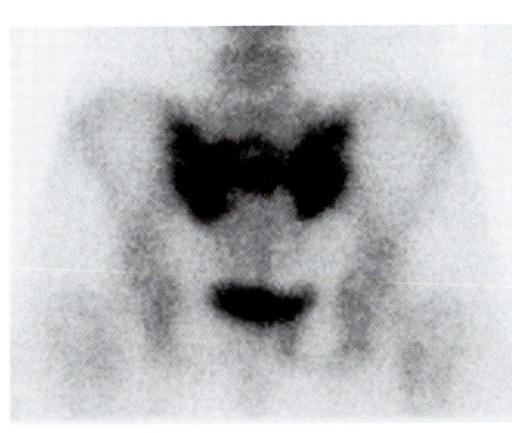
a．骨シンチグラフィ

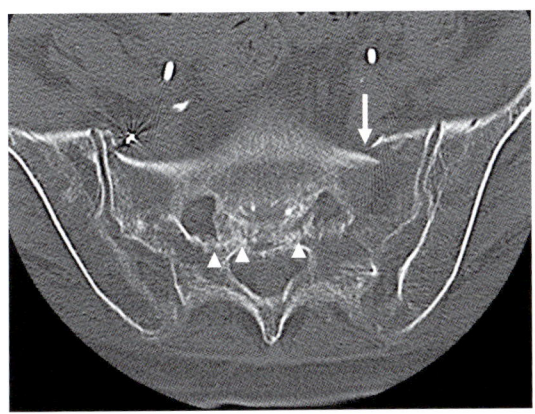
b．CT 横断像

▶図14　仙骨脆弱性骨折（70歳代，女性）
　a．仙骨にH型の異常集積を認める（Honda sign）．
　b．左前方で仙骨翼の皮質が断裂し（矢印），仙骨を横走する骨折（帯状高吸収域：矢頭）がみられる．

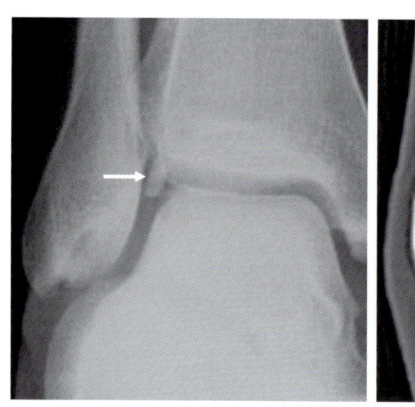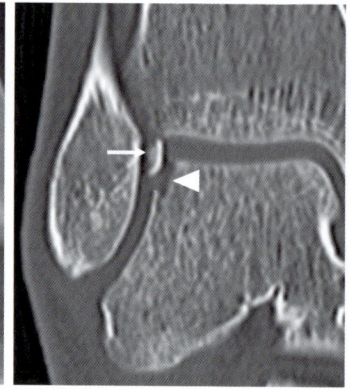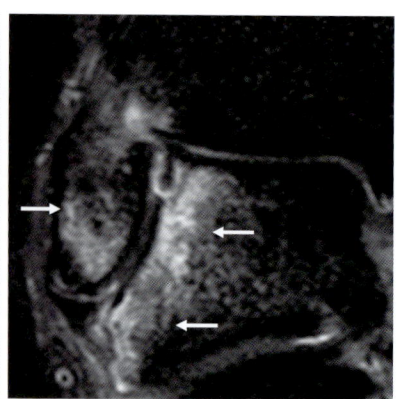

a．足関節単純X線前後像　　　b．CT冠状断再構成画像　　　c．MRI STIR法冠状断像

▶図15　距骨骨軟骨骨折（20歳代，男性）
a．足関節外側の関節裂隙に骨片を認める（矢印）．
b．距骨滑車外側に骨欠損がみられる（矢頭）．軟骨下骨に骨折が起こり，骨片は転位して骨皮質が内側を向くように回転している（矢印）．
c．骨折部を中心として距骨外側部，腓骨外果に骨髄浮腫を認め，急性期骨折の所見である（矢印）．

脆弱性骨折では骨シンチグラフィにて特徴的なHonda signをみる（図14）．

2 骨軟骨骨折 osteochondral fracture

　関節面に剪断力，圧迫力がかかり軟骨から軟骨下骨に起こる骨折をいう．膝関節，肘関節，足関節に多い．不安定な骨軟骨片から関節内遊離体が発生することがある（図15）．

3 小児に特有な骨折

　幼弱な骨は弾力性があり，外力によく抵抗するため不完全骨折を起こしやすい．損傷時の反応も速やかで，骨折治癒や修復が速い．骨端線損傷ではその後成長障害をきたす可能性があり，臨床的に重要である．

❶ 不完全骨折 (incomplete fracture)

　塑性彎曲骨折（plastic bowing fracture）は骨折を起こさない程度の外力により彎曲が生じた状態である．膨隆骨折（torus fracture）では長軸方向の圧迫により骨折部分の骨の突出を認める．若木骨折（greenstick fracture）では外力により屈曲を生じ張力の加わる骨皮質の凸の部分に骨折線がみられ，凹の部分の骨皮質は断裂していない（図16）．

❷ 骨端線損傷

　小児の長管骨には骨端線（成長板）が存在する．骨端線に及ぶ骨折にはSalter-Harris分類が通常使用される（図17，18）．Ⅰ型は骨端線に沿って走る骨折．Ⅱ型は骨端線の剪断損傷で一部骨幹端の骨折もみられ，骨端線損傷の70％を占める．Ⅲ型は関節内骨端部骨折で骨端線の部分離開を伴う．成長障害をきたす可能性があり，観血的整復が必要である．Ⅳ型は関節面から骨端線と骨幹端部を通過する骨折で，整復と固定が必要である．Ⅴ型は関節面と骨端線に圧挫があり，成長停止が起こる．Ⅰ，Ⅱ型では成長障害はほとんど起こらないが，骨端線の顆粒層が損傷されるⅢ～Ⅴ型は

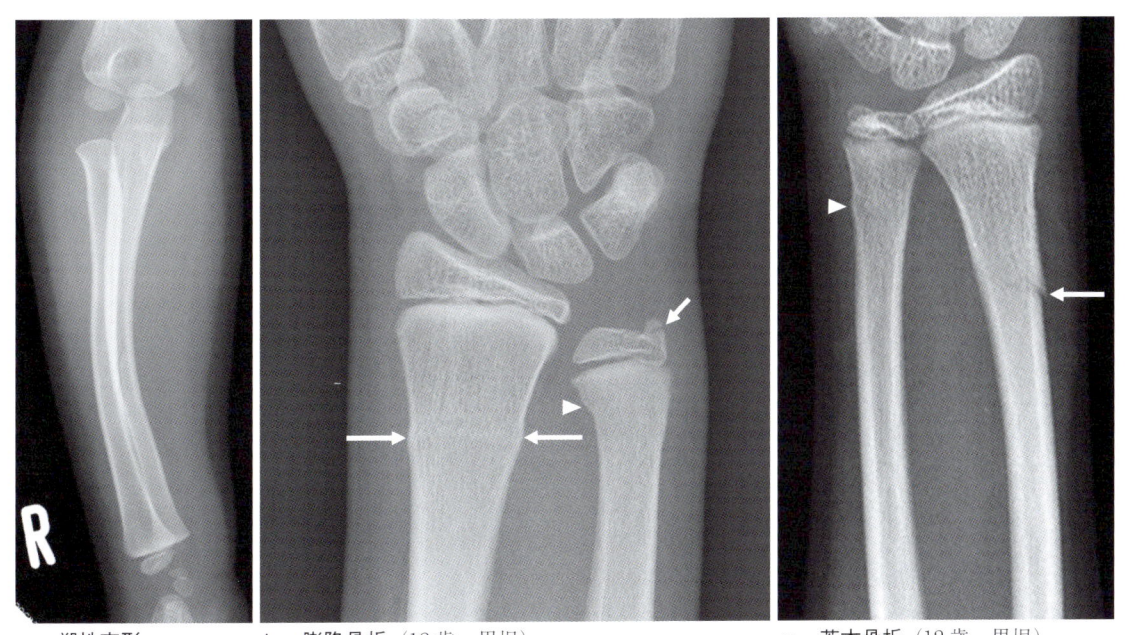

a．塑性変形　　　b．膨隆骨折（12歳，男児）　　　c．若木骨折（12歳，男児）
　（5歳，女児）

○図16　小児の骨折　単純X線撮影

a．橈骨および尺骨骨幹部が屈曲しているが，骨折線はみられない．
b．橈骨遠位骨幹端（矢印），尺骨遠位骨幹端（矢頭）に骨皮質の膨隆を認める．尺骨茎状突起骨折（小矢印）を認める．
c．橈骨遠位骨幹端橈側に骨皮質の断裂を認める（矢印）．尺骨遠位骨幹端には小さな膨隆骨折がみられる（矢頭）．

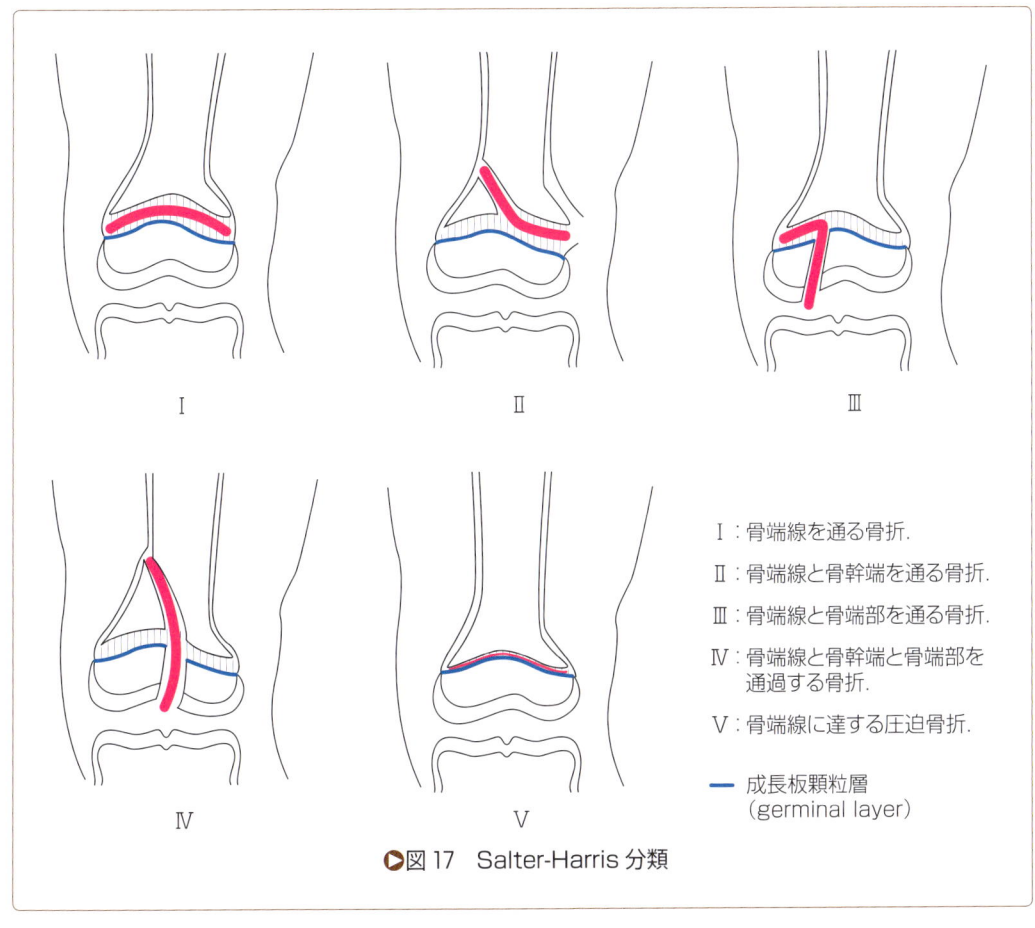

Ⅰ：骨端線を通る骨折．
Ⅱ：骨端線と骨幹端を通る骨折．
Ⅲ：骨端線と骨端部を通る骨折．
Ⅳ：骨端線と骨幹端と骨端部を通過する骨折．
Ⅴ：骨端線に達する圧迫骨折．
──　成長板顆粒層（germinal layer）

○図17　Salter-Harris分類

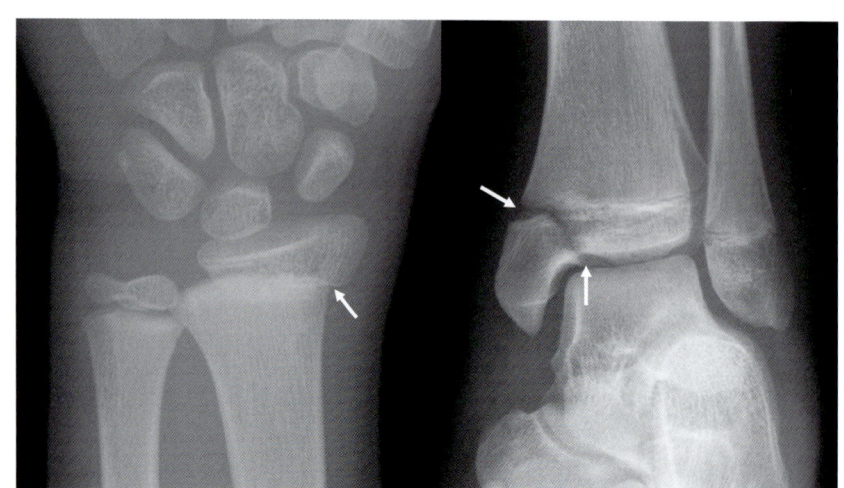

a．橈骨遠位 Salter-Harris I 型骨折（10歳，男児）
b．脛骨遠位 Salter-Harris III 型骨折（13歳，男児）

◯図18 小児骨端線損傷 単純X線撮影
　a．骨端線離開（矢印）により骨端部が橈側に転位している．
　b．骨折線は遠位骨幹端内側より骨端線を通過し骨端に達している（矢印）．

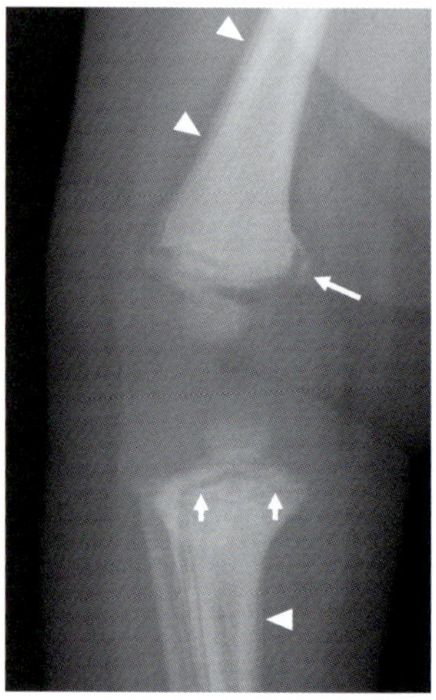

◯図19 小児虐待 単純X線前後像（3か月，女児）

大腿骨遠位に corner fracture（矢印），脛骨近位に bucket handle fracture（小矢印），大腿骨および脛骨骨幹部には骨膜反応（矢頭）を認める．

予後が不良である．

❸ **被虐待児症候群・小児虐待**（battered child syndrome・child abuse）

　保護者などにより繰り返し加えられた外力により，頭部や腹部臓器，骨格系の損傷を認める状態である．両側性の縫合を超える多発頭蓋骨骨折，骨幹部や骨幹端の発生時期の異なる骨折，胸骨・鎖骨外側・肩甲骨・椎体などの非典型的骨折は虐待を考慮に入れる所見である．長管骨骨幹端に認められる corner fracture，bucket handle fracture は特異性の高い所見である（図19）．

文 献

1）江原茂：外傷，骨・関節のX線診断．金原出版，pp 3-13，1995．
2）Rüedi TP, et al, 糸満盛憲（編集）：AO法骨折治療．医学書院，2010．
3）Resnick D, et al：Physical injury, Bone and Joint imaging. Elsevier, pp 799-830, 2005.
4）Greenspan A, et al：外傷におけるX線学的評価．北原宏監訳：整形外科放射線診断学　原著第3版．南江堂，pp 51-97，2003．
5）福田国彦，他編：骨折の画像診断．羊土社，2009．
6）日本整形外科学会編：整形外科学用語集　第7版．南江堂，2011．

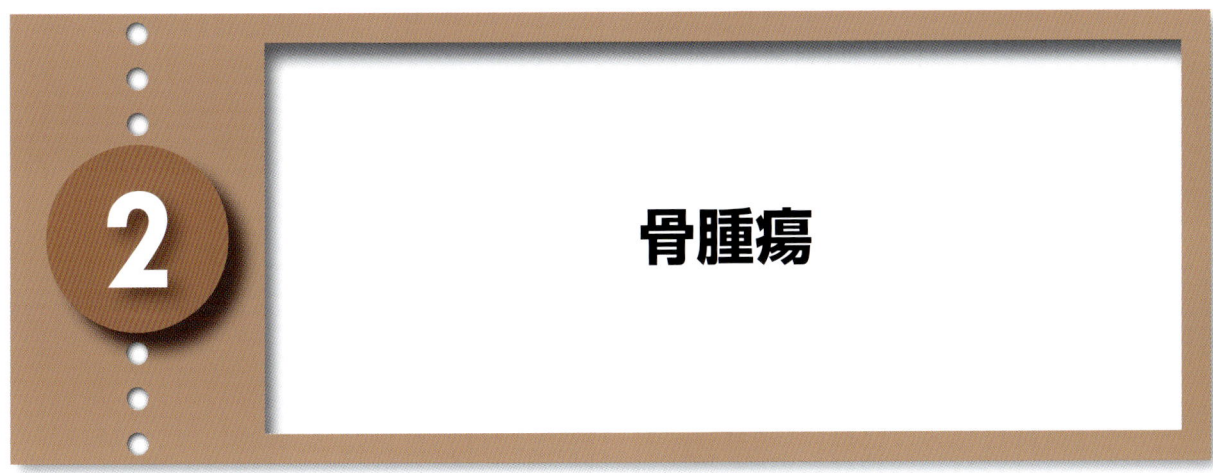

骨腫瘍

section 1 | 診断の原則

❶ 骨腫瘍は骨や軟骨のような間葉系組織由来の腫瘍に造血髄由来の腫瘍および上皮性腫瘍の骨転移も含む.

❷ 骨腫瘍は年齢と発生部位により鑑別診断を絞ることができる.

❸ 骨腫瘍の診断において，単純X線写真はきわめて重要な役割を担う．病変の分布，部位，内部性状，辺縁性状，石灰化した基質の解析，骨膜反応，軟部組織の変化を評価する.

❹ 単純X線写真の内部性状より病変は溶骨型，造骨型，および両者の混合型に分類される.

❺ 溶骨性病変のパターンは，地図状（geographic），蚕食状（moth-eaten），浸潤性（permeative）に分類される．地図状骨病変はさらに境界明瞭か不明瞭かに分類する．境界明瞭で辺縁に硬化縁を伴う病変は浸潤性に乏しい病変と考えられ，蚕食状や浸潤状の破壊はいずれも明らかな浸潤性病変であることを反映している.

❻ 骨膜反応も病変の浸潤性と相関する．浸潤性に乏しい病変では骨髄側からの骨吸収と骨膜下の骨新生により，病変部の膨隆と皮質に沿ったシェル状の骨膜反応がみられる．浸潤性の強い病変では多層状や放射状ないしスピキュラ状の骨膜反応がみられる．Codman三角は，病変の増大が急速なため骨膜反応を破壊して骨膜反応の途絶が認められる所見で，増殖活性の高さの指標となる.

❼ 基質 matrix は間葉系細胞が作る細胞外成分である．石灰化した基質の解析は組織学的性状を知るうえで重要である．骨基質の骨化・石灰化*は比較的均一で無構造であり，象牙様，雲状などと表現される．軟骨基質を示す骨化・石灰化*は軟骨性腫瘍の分葉状構造を反映して輪状・弧状・点状を示す.

❽ CTは単純X線に比べて腫瘍内の骨化・石灰化の状態，骨皮質の変化，軟部組織腫瘍をより詳細に評価できる．脊椎のような複雑な骨や肩甲骨のような扁平骨の病変の評価に有用である.

---

* 骨化・石灰化は mineralization 鉱化と同じ．画像上は石灰沈着と骨化はふつう鑑別できないためこの語を使う．層板骨の性状が明かな場合のみ骨化と特定できる.

❾ MRIは腫瘍の骨髄や軟部への進展範囲の評価にすぐれ，スキップ病変の検出や神経・血管浸潤の有無の判定に役立つ．治療効果判定にはダイナミック造影検査が有用で，治療後の腫瘍壊死の評価に役立つ．

❿ 骨腫瘍は単純X線のみで大部分が診断可能である．時に代謝性疾患との鑑別が必要なことがある（副甲状腺機能亢進症の brown tumor と骨巨細胞腫との鑑別）．

section 2 主な疾患

1 骨軟骨腫 osteochondroma

骨軟骨腫は良性骨腫瘍の中で最も頻度の高い疾患である．長管骨では骨幹端に好発し，膝関節周囲や上腕骨近位骨幹端に生じることが多い．腸骨や肩甲骨など扁平骨にも生じる．15％は多発性である．骨軟骨腫より軟骨肉腫が発生することはきわめて稀であるが，多発性骨軟骨腫では悪性化の頻度がより高い．骨表面から突出する軟骨帽を伴った骨性隆起として認められ，基部では骨髄腔との連続が認められる（図1）．有茎性と広基性のものがあり，有茎性では関節から遠ざかる方向に成長する．MRIで骨髄腔の連続が良好に描出され，軟骨帽は T2 強調像や short tau inversion recovery（STIR）像で高信号となる．通常，軟骨帽は薄く表面平滑であるが，軟骨肉腫では表面の軟骨組織が厚く（2 cm 以上），分葉状となる．

2 内軟骨腫 enchondroma

骨髄内に発生する良性軟骨性腫瘍で，手足の管状骨や長管骨の骨幹端に好発する．幅広い年齢層に生じ，症状には乏しく偶然発見されることも多い．多発性内軟骨腫症は Ollier 病と呼ばれ，さらに軟部の血管腫を伴うものを Maffucci 症候群と呼ぶ．単純X線写真では中心性の境界明瞭な溶骨性病変を示す（図2）．しばしば膨張性でシェル状の骨膜反応がみられる．また，類軟骨基質を示す点状や弧状（rings and arcs）の骨化・石灰化や骨皮質内側からの侵食像（endosteal scalloping）が認められる．Endosteal scalloping は手指のような小さな骨ではみられるが，大腿骨や脛骨のような厚い皮質をもつ管状骨で，皮質の 2/3 以上の侵食を起こすことは稀である．あれば悪性を疑う．MRI では T2 強調像で高信号を示し，造影では辺縁ないし分葉状の軟骨増殖の辺縁に沿って輪状あるいは弧状の濃染像が認められる．

3 非骨化性線維腫 non-ossifying fibroma・線維性骨皮質欠損 fibrous cortical defect

骨化成分をほとんど有しない線維組織を主成分とする良性骨腫瘍である．長管骨の骨幹端に発生し，5～20歳で発見されることが多い．皮質に限局するものを線維性骨皮質欠損，骨髄に進展するものを非骨化性線維腫という．単純X線では皮質骨下の偏心性の溶骨性病変を示し，境界明瞭で薄い硬化縁を伴う（図3）．非典型例を除き画像所見のみで診断すべき疾患であり，診断のための不必要な観血

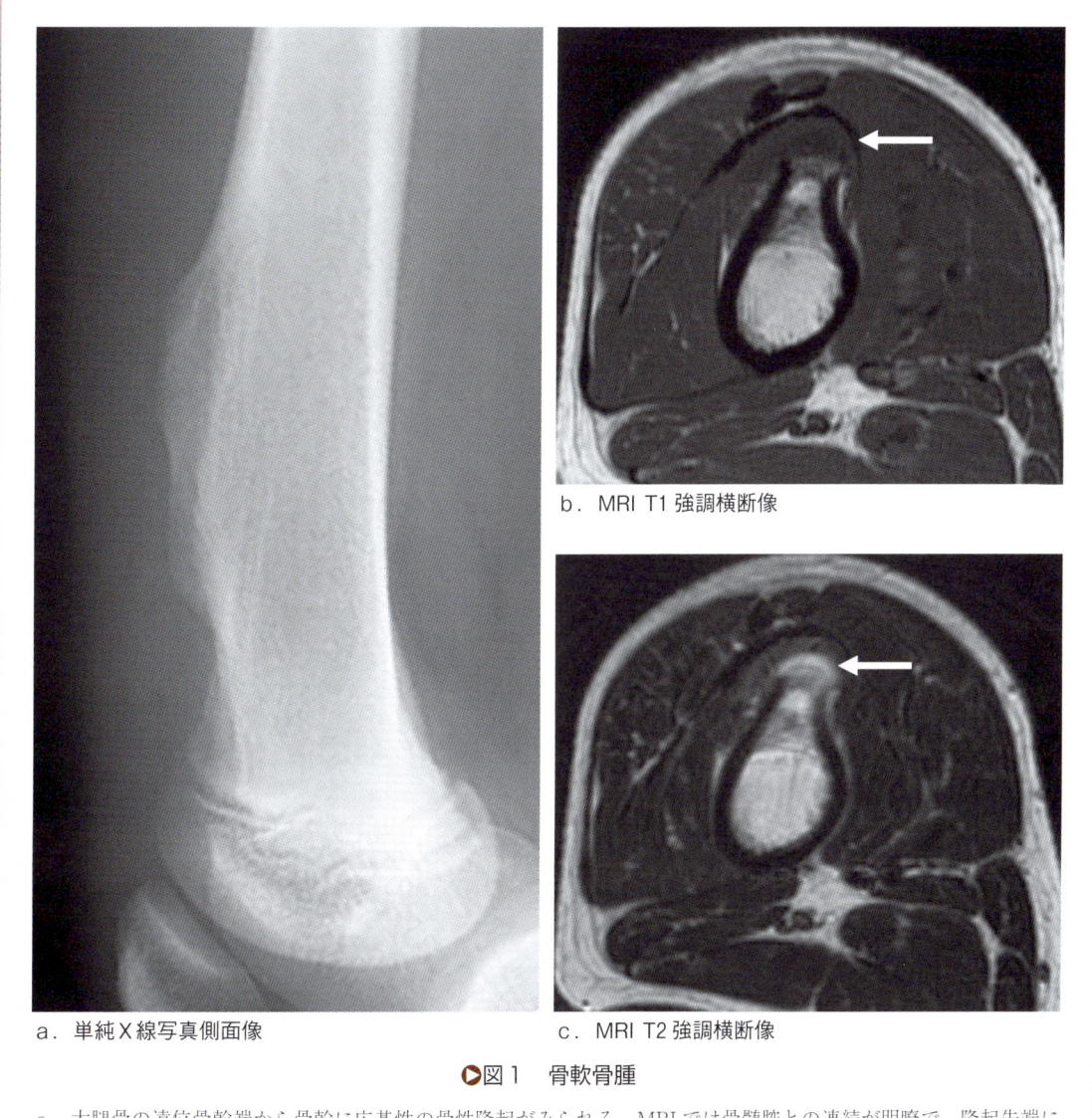

◯図1　骨軟骨腫
a．大腿骨の遠位骨幹端から骨幹に広基性の骨性隆起がみられる．MRIでは骨髄腔との連続が明瞭で，隆起先端にはT1強調像（b）で低信号，T2強調像で高信号の軟骨帽（矢印）が認められる（c）．

的侵襲は避けなければならない．自然治癒の過程では，しだいに硬化性変化が強くなり縮小する．合併症は稀であるが骨皮質の50％以上が病変にかかると病的骨折のリスクが上昇する．MRIでは膠原線維に富む病変はT1強調像，T2強調像ともに低信号を示すが，泡沫細胞や線維芽細胞に富むためT2強調像で高信号を示す領域や，ヘモジデリン沈着による磁化率アーチファクトの低信号領域を含むこともある．

4　類骨骨腫　osteoid osteoma

良性の骨形成性腫瘍で，好発年齢は5〜25歳である．長管骨骨幹の皮質骨内に生じることが多く，大腿骨と脛骨が好発部位だが，脊椎や手足の骨などさまざまな部位に生じる．主な症状は進行する痛みで，骨端に生じた場合は関節炎に類似した症状や画像所見を呈す．夜間痛と消炎鎮痛剤が著効することがよく知られているが，特異的所見ではない．毛細血管が豊富な線維性組織と類骨形成を伴う骨

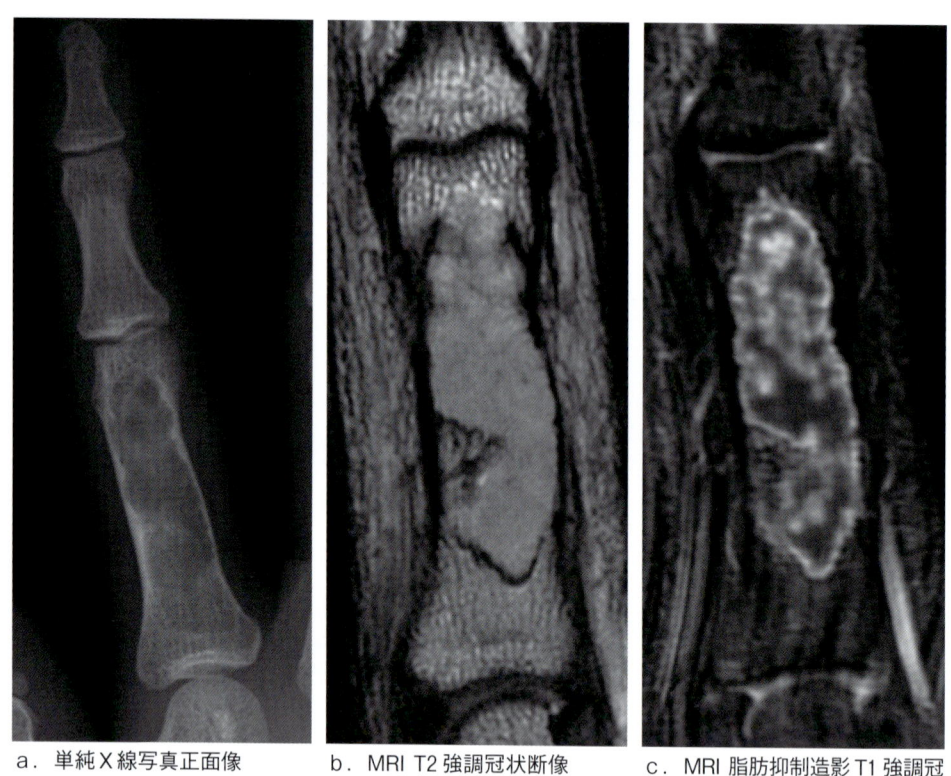

a．単純X線写真正面像　　b．MRI T2強調冠状断像　　c．MRI 脂肪抑制造影T1強調冠状断像

○図2　内軟骨腫

a．示指の基節骨に境界明瞭な溶骨性病変がみられ，骨皮質内側からの侵食像（endosteal scalloping）を伴っている．MRI T2強調像（b）で高信号を示し，造影（c）では辺縁部を主体に増強効果がみられ，中心部にも小さな輪状，円弧状の濃染域が認められる．

芽細胞の増殖からなる腫瘍部分（nidus）は小さく，通常2cm以下である．単純X線写真ではnidusを示す類円形透亮像とその周囲の反応性骨硬化像がみられ，nidus内部にはしばしば石灰化が認められる．小さなnidusの同定は単純X線では困難であり，薄い撮像スライス厚のCTを必要とする（図4）．骨シンチグラフィはnidusに強い集積を示し，検出感度が高い．MRIでnidusはT1強調像で低信号を示し，造影にて濃染される．病変周囲の骨髄や軟部組織には浮腫性変化が認められる．

良性骨芽細胞腫は同一の組織像をもつが，増殖活性が高く概して大きい．画像所見も半数程度で浸潤傾向がみられる．良性骨芽細胞腫と類骨骨腫との鑑別は概して大きさによるのではなく，全周性硬化があり増大傾向のない病変を類骨骨腫とする．増殖傾向の強い良性骨芽細胞腫では低分化型骨肉腫との鑑別が困難である．

5　線維性骨異形成 fibrous dysplasia

線維性骨異形成は成長とともに明らかとなる骨形成異常であり，単骨性と多骨性がある．約20%は多骨性で，一部は内分泌異常と皮膚病変を伴い，McCune-Albright症候群と呼ばれる．5〜30歳で発見されることが多いが，それ自体無症状なことが多く幅広い年齢層で考慮すべき疾患である．中心性発生を示し，大きくなると膨張性変化や変形を伴う．単純X線写真で純粋な溶骨性変化や密な骨化を

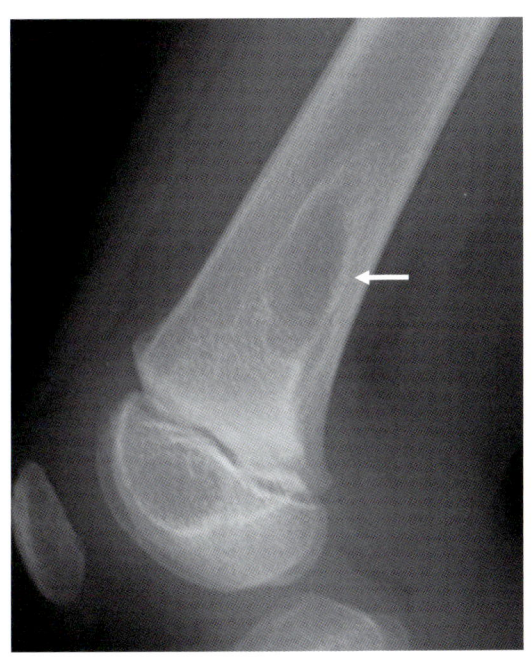

▶図3 非骨化性線維腫（単純X線写真側面像）

大腿骨遠位骨幹端背側に偏心性の溶骨性病変がみられ，薄い硬化縁を伴っている（矢印）．

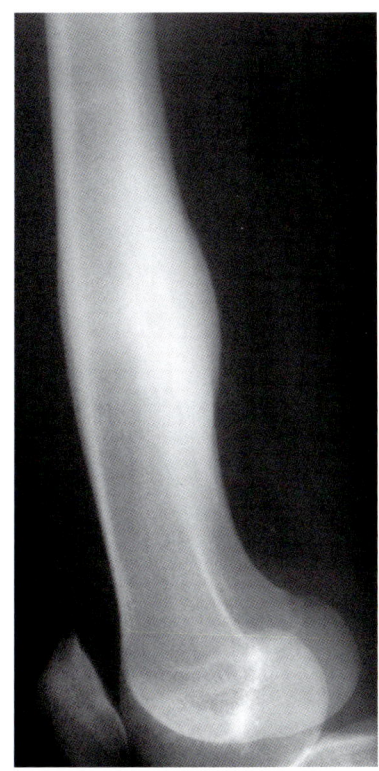

a．単純X線写真正面像

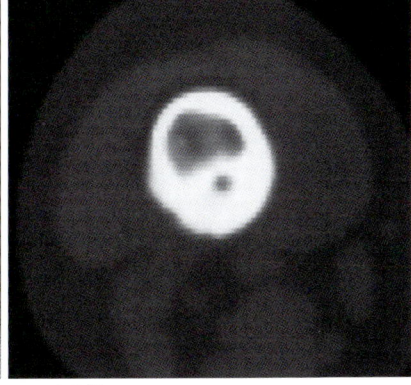

b．CT像

▶図4 類骨骨腫

a．大腿骨背側の骨幹から遠位骨幹端に骨皮質の肥厚と骨膜反応がみられる．
b．CTでは肥厚した骨皮質内の類円形透亮像（nidus）が明瞭である．

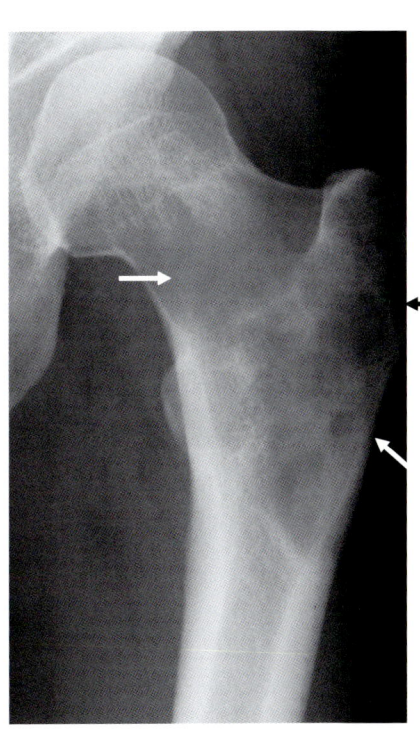

▶図5 線維性骨異形成（単純X線写真正面像）

大腿骨頸部から転子間部に溶骨性病変を認める．内部はすりガラス状で一部に骨化を伴っている（矢印）．

示すこともあるが，すりガラス状の硬化が特徴的とされる（図5）．また，病変の辺縁にはさまざまな厚さの反応性硬化像が認められる．CTはすりガラス状の硬化領域の描出にすぐれている．MRIではT1強調像で低信号を示し，T2強調像の信号は内部の線維性結合織と骨形成の程度により異なる．囊胞変性や出血などの二次性変化を伴って多彩な信号を示すこともある．骨シンチグラフィは多骨性病変の病変分布の把握に役立つ．

6 軟骨芽細胞腫 chondroblastoma

稀な軟骨形成性の良性骨腫瘍で，多くは10～25歳に発症し，男性に多い．大腿骨遠位，脛骨近位，上腕骨近位の骨端線閉鎖前の骨端を好発部位とするが，大転子など二次骨化が起こる部位にはどこにでも発生し，膝蓋骨，足根骨や骨盤臼蓋部にも認められる．長管骨の場合，骨端に限局するものは半数以下であり，しばしば骨端線を越えて骨幹端に進展する．単純X線写真では限局した境界明瞭な骨透亮像を示し，しばしば薄い硬化縁を伴う．骨化・石灰化は25～50％に認められるが，単純X線写真では骨化・石灰化を検出できないことが多く，CTでの評価を要する．また，病変近傍の骨幹端や骨幹に骨膜反応を認めることもある．MRIではT1強調像で低信号を示し，T2強調像で低信号から高信号が不均一に混在する．腫瘍内に囊胞や出血をきたすことも多く，病変内にはしばしば液面形成（fluid-fluid level）が認められる．造影では腫瘍の充実性部分が増強される．周囲の軟部組織や骨髄に広範な浮腫を伴い（図6），滑膜肥厚や関節液貯留が認められることもある．近傍の骨幹端に線状の骨膜反応をきたすことも特徴的である．

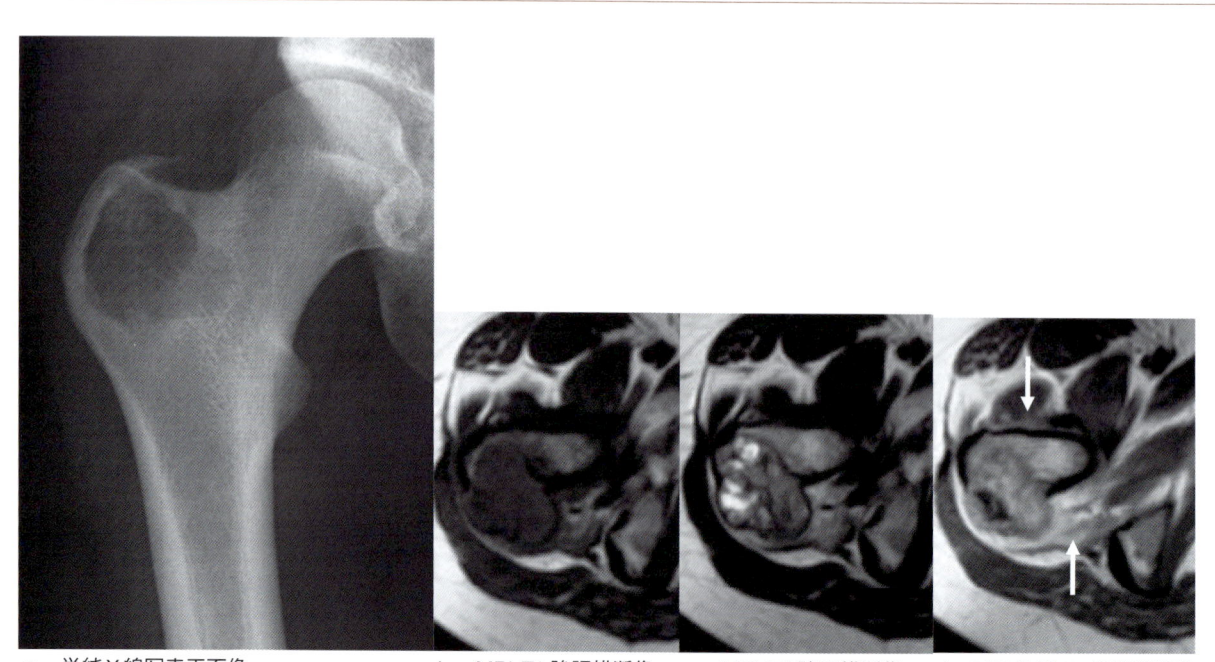

a．単純X線写真正面像　　b．MRI T1強調横断像　　c．MRI T2強調横断像　　d．MRI造影T1強調横断像

●図6　軟骨芽細胞腫

a．大腿骨大転子から転子間部に境界明瞭な溶骨性病変を認める．MRIではT1強調像（b）で低信号，T2強調像（c）では低信号から高信号が不均一に混在している．T2強調像の高信号は出血成分を疑う．
d．造影にて病変は造影され，周囲軟部組織（矢印）にも増強効果が認められる．

7 骨巨細胞腫 giant cell tumor of bone

　組織学的に破骨細胞型巨細胞と類円形ないし短紡錘形の単核細胞からなる腫瘍である．20～45歳に好発し，15歳以下に生じることは少ない．病変は長管骨の骨端～骨幹端にかけて存在し，大腿骨遠位部，脛骨近位部，橈骨遠位部，上腕骨近位部が好発部位である．椎体や骨盤骨にも生じる．単純X線写真では地図状の溶骨性変化を示し，病変は関節面直下まで及んでいることが多い（図7）．偏心性に存在する傾向があり，しばしば皮質の膨隆を伴う．MRIではT2強調像で低信号から高信号が入り交じった不均一な信号を示す．腫瘍内のヘモジデリン沈着がT2強調像で低信号領域として描出されることが特徴的所見の一つであり，gradient echo像にてこの低信号は強調される．また，病変内にはしばしば液面形成（fluid-fluid level）が認められる．血流が豊富で，造影にて充実性部分は濃染する．大きくなると周囲軟部組織や関節腔に進展することがあり，腫瘍の進展範囲を評価することもMRIの重要な役割である．組織診断を確定するには副甲状腺機能亢進症を否定する必要がある．

8 ランゲルハンス細胞組織球症 Langerhans cell histiocytosis

　特有な切れ込みを有する核と比較的豊富な弱好酸性の胞体をもった組織球の病的増生からなる炎症の性格を有する増殖性疾患である．急速に増大し，自然退縮する傾向を有する．臓器と病変数で分類される．好発年齢は10歳以下で，過半数は5歳以下で発症する．小児では約10％が脊椎に発生する．単発のことが多いが，多発することも稀ではない．単純X線写真では多くが境界明瞭な溶骨性病変を示すが，浸潤性の強い所見をきたすものから活動性に乏しい所見のものまでさまざまである．浸潤性から限局性へ時とともに変化する．著明な骨膜反応や軟部組織への進展を伴って悪性腫瘍の鑑別が難しいこともある．頭蓋骨では内板と外板が不均一に破壊され，二重辺縁（beveled edge徴候）を示す．椎体では扁平椎（vertebra plana）をきたすことがよく知られている．MRIの信号は非特異的だが，単純X線写真では指摘が難しい病変の検出や進展範囲の把握にはMRIが有用である．

9 骨肉腫 osteosarcoma

　腫瘍性の骨・軟骨形成もしくは類骨形成を示す悪性腫瘍と定義される．約80％を占める通常型骨肉腫のほか，血管拡張型骨肉腫，小細胞型骨肉腫，二次性骨肉腫，低悪性中心性骨肉腫など亜型は多いが，特に傍骨性骨肉腫，骨膜性骨肉腫は広く認められた亜型である．10～25歳に好発し，時に高齢者にも生じる．大腿骨遠位と脛骨近位の骨幹端が好発部位である．疼痛や局所の腫脹が主症状で，血清アルカリホスファターゼが高値を示すこともある．通常型は単純X線写真で境界不明瞭であり，類骨を形成した領域は象牙様，雲様の硬化を示す．Codman三角やスピキュラなどの周囲への浸潤を示す骨膜反応を伴うことも多い．骨外へ進展すると軟部腫瘤を形成し，しばしば軟部腫瘤内に骨化が認められる（図8）．血管拡張型骨肉腫は純粋な溶骨性病変を呈し，傍骨性骨肉腫は骨皮質と密着した硬化性軟部腫瘤を形成し，腫瘍の皮質側や中心部が密な骨化を示す傾向にある．MRIではT1強調像で低信号から等信号，T2強調像で不均一な高信号を呈する．骨化・石灰化の強い領域はいずれの撮像でも低信号を示し，血管拡張性変化（telangiectasia）は液面形成を伴う囊胞状構造として認められる．MRIは切除範囲の決定や化学療法の効果判定に重要な役割を果たす．

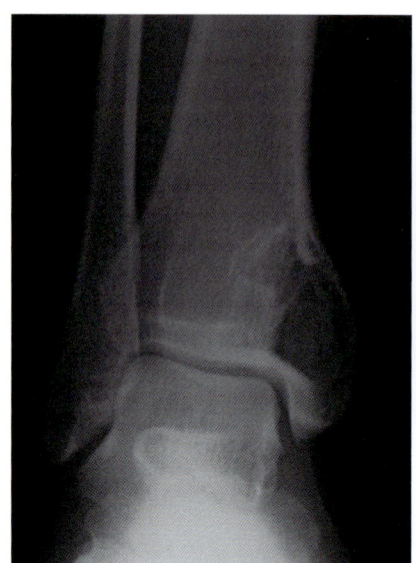
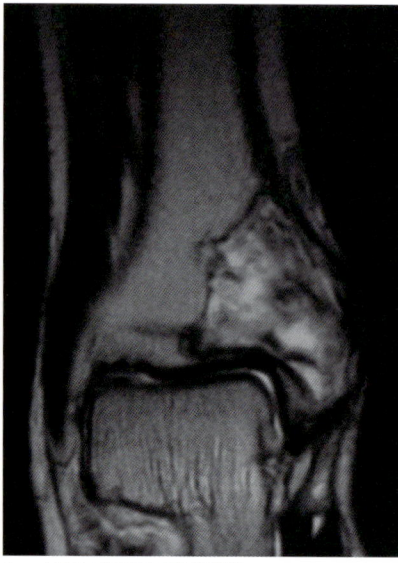
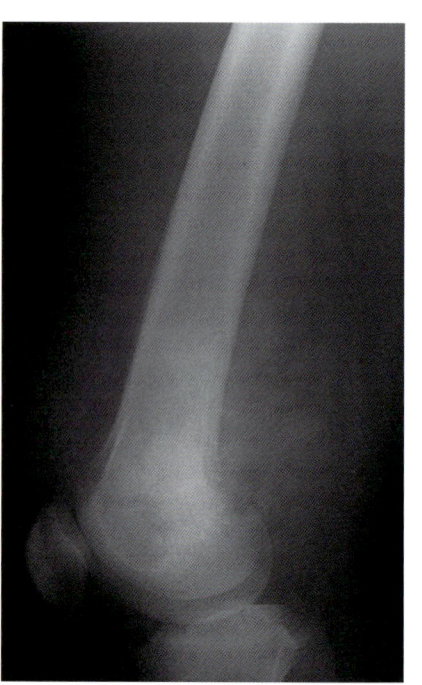

a．単純X線写真正面像　　　b．MRI T2強調冠状断像　　　●図8　通常型骨肉腫（単純X線写真側面像）

●図7　骨巨細胞腫

a．脛骨遠位骨端から骨幹端に偏心性の溶骨性病変がみられ，膨隆を伴う．
b．MRI T2強調像では不均一な信号を示し，ヘモジデリン沈着による著しい低信号が混在する．

大腿骨遠位骨幹端に境界不明瞭な雲様の硬化像がみられる．背側には骨膜反応や石灰化を伴う軟部腫瘤を認める．

10　軟骨肉腫 chondrosarcoma

　腫瘍性の軟骨を形成するが，腫瘍性骨・類骨形成を示さない悪性腫瘍と定義される．de novo に発生する一次性軟骨肉腫のほかに，多発性骨軟骨腫症や多発性内軟骨腫症などの良性軟骨性病変に続発する二次性軟骨肉腫がある．また，発生部位からは骨内発生の中心型軟骨肉腫と骨表面発生の外骨腫型（exostotic）軟骨肉腫に分けられる．30〜60歳に多く，好発部位は骨盤骨，大腿骨，上腕骨，肋骨である．疼痛や局所の腫脹が主症状で，数か月から数年に及ぶことがある．二次性では既存の良性病変が悪性化して急激に増大する．通常型軟骨肉腫は単純X線写真にて膨張性の溶骨性病変として認められる．骨皮質の内側からの侵食像（endosteal scalloping）や軟骨性基質を反映した石灰化を伴う．しばしば骨皮質を破壊して軟部組織への進展も認められる．MRIでは，T1強調像で低信号から等信号を示し，T2強調像では硝子軟骨や粘液様軟骨に水親和性の高いプロテオグリカンが多く含まれるため高信号を呈する（図9）．分葉状発育を示すことが多く，造影では分葉の辺縁や隔壁部分の線維血管束が増強され，辺縁あるいは分葉状発育の末梢に沿った染まりが認められる．

11　Ewing 肉腫 Ewing sarcoma

　小型円形細胞腫瘍によって構成される高悪性度肉腫の代表であり，細胞起源は明らかでない．20歳未満の若年者に好発し，30歳以上は稀である．長管骨，骨盤，肋骨に好発し，長管骨では骨幹に発生

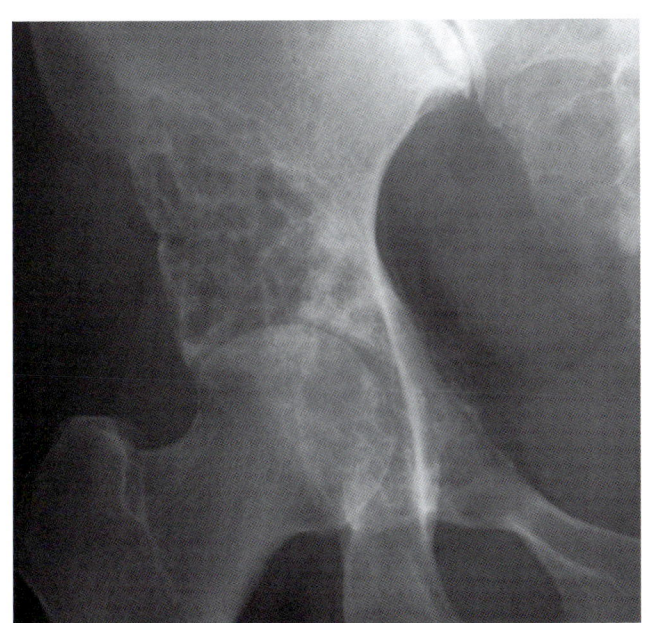

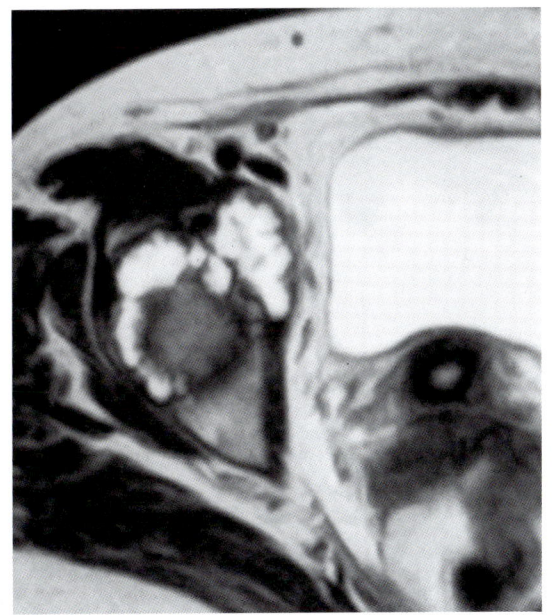

a．単純X線写真正面像　　　　　　　　　　　　　　　b．MRI T2強調横断像

◯図9　軟骨肉腫

a．右腸骨から恥骨にかけて軽度の膨隆を伴った溶骨性病変がみられ，病変内には円弧状，点状（rings and arcs）の骨化・石灰化が認められる．
b．MRI T2強調像にて病変は分葉状で著しい高信号を示し，低信号の隔壁構造で分画されている．

することが多い．初発症状は疼痛や局所の腫脹で，発熱，白血球増多，赤沈亢進など全身的な炎症所見をしばしば伴う．急速に増大するため，初診時に大きな骨外軟部腫瘤を形成していることが多い．単純X線写真では浸潤性ないし蚕食状の骨破壊像を示す．著明な骨膜反応を伴うことが多く，典型的には多層状・sunburst状の骨膜反応を呈する．骨皮質は内側からの破壊像のみでなく，骨皮質を表面から圧排侵食する皿状侵食像（saucerization）を認めることもある．MRIではT1強調像で等信号から軽度高信号，T2強調像で高信号を示し，造影では不均一に濃染される．腫瘍の進展範囲の評価には脂肪抑制併用T2強調像，STIR像，脂肪抑制併用造影T1強調像などが役立つ．

12) 悪性リンパ腫 malignant lymphoma（☞10章）

　骨内におけるリンパ腫細胞の腫瘤状増殖を示し，MRIやPETを含めた今日的な画像診断により単一の骨病変もしくは多発骨病変で骨以外の臓器やリンパ節に病変がない場合を骨原発とする．骨に及んだ悪性リンパ腫の多くは他臓器病変から二次性に進展したもので悪性リンパ腫の5〜10％であり，骨原発はさらに稀である．20歳以上が多く，50〜70歳の比較的高齢者に好発する．初発症状は骨痛や造血髄に好発し，長管骨の骨幹〜骨幹端のほか，腸骨や脊椎に多い．単純X線写真では浸潤性あるいは蚕食状と表現される浸潤性の高い溶骨性変化を示すことが多い．しばしば骨外軟部腫瘤を伴うが，浸潤性が強いため骨皮質の変化が軽度なことや，皮質の破壊が指摘できないこともある．MRIではT1強調像では腫瘍部分が正常骨髄（脂肪髄）より低信号，T2強調像では等信号から高信号を示し，内部信号は比較的均一なことが多い．STIR像で病変は高信号を示し，低信号を示す正常骨髄とのコントラストが高く検出感度がよい．悪性リンパ腫にはGaシンチグラフィが高率に集積することが知

られているが，骨病変の検出能は骨シンチグラフィより劣り，骨シンチグラフィあるいは今日ではFDG-PETが全身骨格の検索に用いられる．

13 脊索腫 chordoma

　胎生期の脊索 notochord に類似した組織像を示す悪性骨腫瘍である．好発年齢は30歳以上で，男性に多い．約60%は仙尾骨に生じ，次いで脳底部の斜台が25〜30%で，残りは他の脊椎に発生する．緩徐に発育することが多く，発症から診断までに数年の経過を要すこともある．主な症状は病変部の鈍痛で，大きくなると神経障害をきたす．単純X線では正中部より発生する溶骨性病変，膨隆性病変として認められ，しばしば軟部腫瘤を伴う．CTは骨破壊の程度を評価するのに有用で，軟部組織への進展評価にも役立つ．MRIでは，腫瘍内の粘液状基質を反映してT2強調像で高信号を示すことを特徴とする．分葉状の形態を示し，腫瘤内には低信号の隔壁様構造が認められることもある（図10）．その点で軟骨肉腫に類似する．T1強調像では骨髄と比較して低信号から等信号を示し，造影では病変内部が不均一に増強される．

14 転移性骨腫瘍 metastatic bone tumor

　全悪性骨腫瘍の中で最も頻度が高い．原発巣として頻度が高いのは乳癌，前立腺癌，肺癌であり，そのほか腎細胞癌，甲状腺癌，消化器癌，肝癌で大部分を占める．60歳以上に多く，脊椎，骨盤，胸骨，肋骨，上腕骨，大腿骨など造血髄の多い部分に好発する．既知の悪性腫瘍の経過中に出現することが多いが，痛みや神経症状を伴う骨転移を初発症状とし，後に原発巣が同定されることも稀ではない．単純X線所見は造骨型，溶骨型，混合型に分けられる．男性では前立腺癌，女性では乳癌が造骨型の骨転移をきたしやすい（図11）．甲状腺癌，腎細胞癌，肝細胞癌のほとんどは溶骨型の転移を示す（図12）．脊椎正面像で片側の椎弓根陰影が消失する所見を pedicle sign と呼び，転移性脊椎腫瘍を疑わせる所見として知られているが，これは脊椎椎体後部に好発することを反映している．CTは骨皮質の破壊を詳細に評価でき，骨梁の微細な変化の観察にも適している．MRIではT1強調像で低信号，T2強調像で高信号に描出されることが多く，造骨型で骨硬化が強い場合はいずれの撮像でも低信号を示す．脊椎では椎体に生じることが多いが，しばしば椎弓や棘突起などの後方要素まで及び，後方要素のみに病巣を形成することもある．骨梁間に浸潤し，MRIの信号異常でしか捉えられない所見は初期像として知られるが（骨梁間転移）ときに広範囲な進展をみることがある．また血行性に四肢管状骨の骨皮質や指尖部に転移することもある（acrometastasis）．

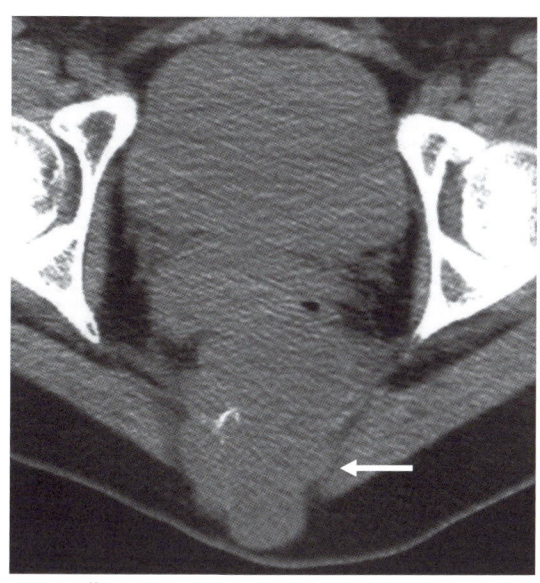

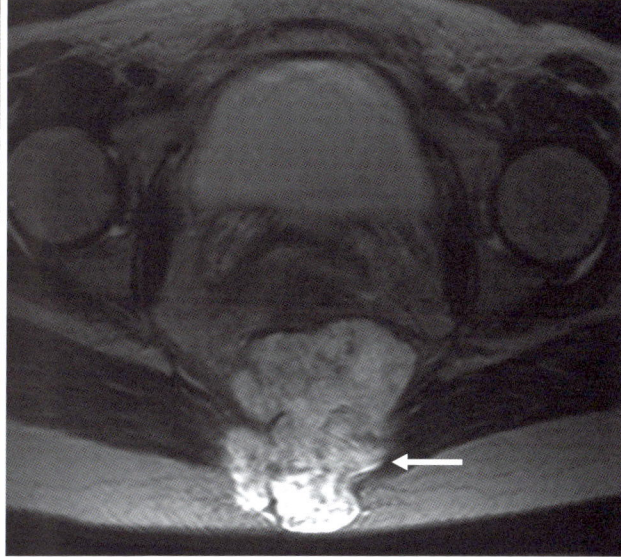

a．CT 像　　　　　　　　　　　　　　　　b．MRI T2 強調横断像

▶図 10　脊索腫

a．CT では仙骨を破壊して軟部組織へ進展した分葉状腫瘍が認められる．
b．MRI T2 強調像にて腫瘍は脂肪より高い不均一な信号を示す．

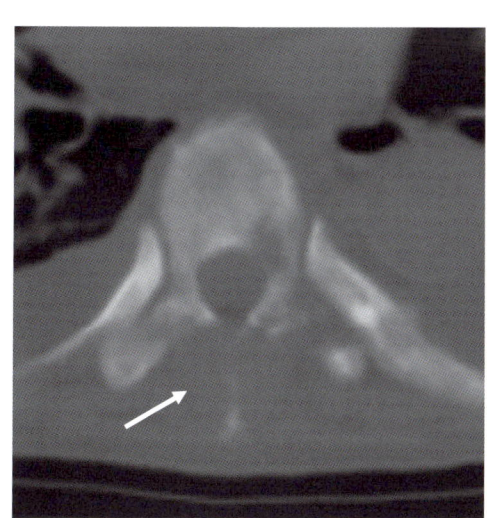

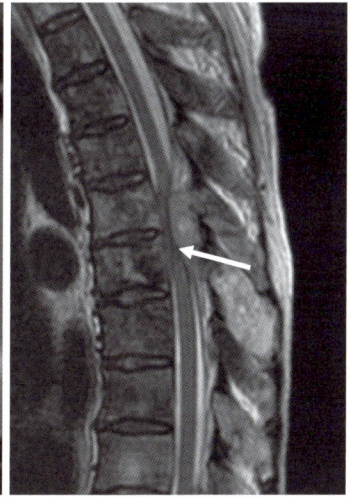

a．CT 像　　　　　　　　b．MRI T2 強調矢状断像　　　　▶図 12　溶骨型骨転移，腎細胞癌（単純 X 線写真正面像）

▶図 11　造骨型骨転移，前立腺癌

a．胸椎や肋骨にびまん性の骨硬化がみられ，棘突起や左椎弓根には骨破壊像も認められる（矢印）．
b．胸椎椎体の骨髄信号は不均一に低下し，後方要素から脊柱管内へ進展する病変により脊髄圧排所見が認められる（矢印）．

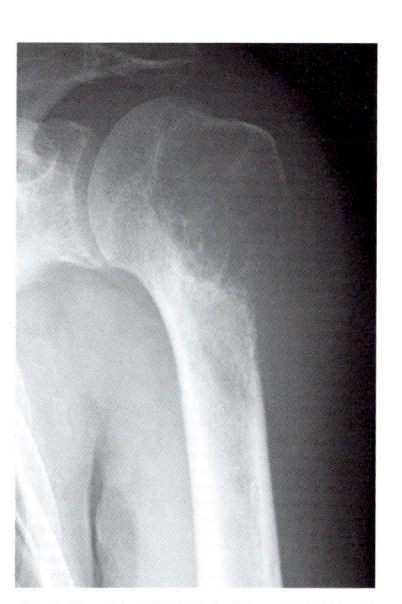

上腕骨近位骨端から骨幹端に溶骨性病変がみられ，軽度の膨隆を伴っている．病変の遠位側は境界不明瞭で，骨皮質の破壊も認められる．

文 献

1) Madewell JE, et al: Radiologic and pathologic analysis of solitary bone lesions. Part I: internal margins. Bone disease. Radiol Clin North Am 19: 715-748, 1981.
2) Cohen EK, et al: Hyaline cartilage-origin bone and soft tissue neoplasms: MR appearance and histologic correlation. Radiology 167: 477-481, 1988.
3) Jee WH, et al: Nonossifying fibroma: characteristics at MR imaging with pathologic correlation. Radiology 209: 197-202, 1998.
4) Kransdorf MJ, et al: Fibrous dysplasia. Radiographics 10: 519-537, 1990.
5) Davies M, et al: The diagnostic accuracy of MR imaging in osteoid osteoma. Skeletal Radiol 10: 559-569, 2002.
6) Weatherall PT, et al: Chondroblastoma: classic and confusing appearance at MR imaging. Radiology 190: 467-474, 1994.
7) Aoki J, et al: MR findings indicative of hemosiderin in giant-cell tumor of bone: frequency, cause, and diagnostic significance. AJR 166: 145-148, 1996.
8) Murphy MD, et al: The many faces of osteosarcoma. Radiographics 17: 1705-1731, 1997.
9) Sze G, et al: Chordomas: MR imaging. Radiology 166: 187-191, 1988.

3 軟部腫瘍

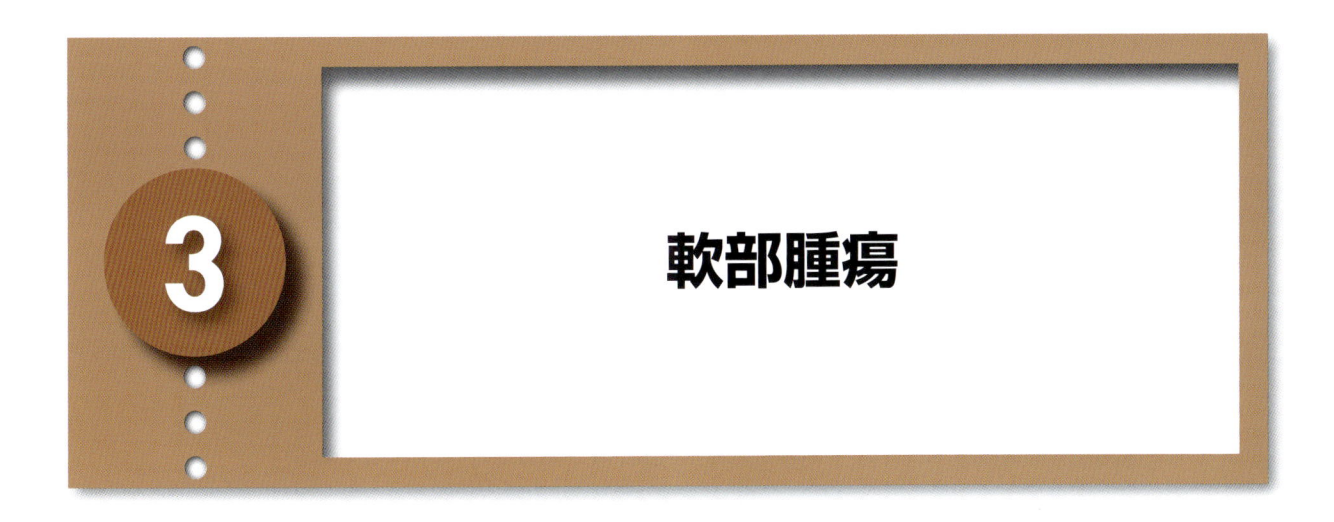

section 1 診断の原則

❶ 軟部腫瘍とは間葉系結合組織と末梢神経に由来する腫瘍である．

❷ 軟部腫瘍は数も種類も多く，日常臨床で遭遇することの少ない疾患もたくさんある．

❸ 良性軟部腫瘍は悪性腫瘍よりも圧倒的に多く，画像診断が施行される症例に限定しても大部分は良性疾患である．

❹ 良性軟部腫瘍は発育が緩徐で，病歴が長いことが多い．ただし，良性腫瘍でも出血などの二次的変化を伴い，急速に増大することもあり，外傷の有無を含めた病歴の採取が必要である．

❺ サイズが大きく（5 cm が目安）深部に発生する病変は，特定の良性疾患を示唆するような特徴的所見がないかぎり，悪性腫瘍を疑って診断を進める必要がある．

❻ 疾患によっては部位特異性が高く，画像所見のみで十分に診断可能なものがある（例：肩甲骨下部に発生する弾性線維腫，図1）．

❼ MRIはコントラスト分解能にすぐれ，軟部腫瘍における存在診断・質的診断の中心的役割を担う．特に腫瘍の進展範囲の評価には適している．いずれの撮像法でも内部均一であれば良性の可能性が高いが，良性でも内部不均一な信号を示す疾患は多い．

❽ 単純X線写真やCTは石灰化・骨化を含む腫瘍の鑑別診断に有用で，隣接骨の評価にも役立つ．単純X線写真で骨との関係を評価するのが困難な場合や，鑑別診断に石灰化・骨化の詳細なパターン解析を要する場合はCTを用いる．圧排性骨吸収（pressure erosion）や反応性骨硬化は発育の遅い腫瘍を示唆する所見であり（図2），浸潤性骨破壊は発育の速い悪性腫瘍で認められることが多い．

❾ 石灰化は非特異的所見が多いが，脂肪の存在はしばしば鑑別診断に用いられる．

❿ 血管性腫瘍には組織像によるWHO分類と血行動態によるISSVA分類があり，後者では血流が退縮しない病変を血管奇形としている．

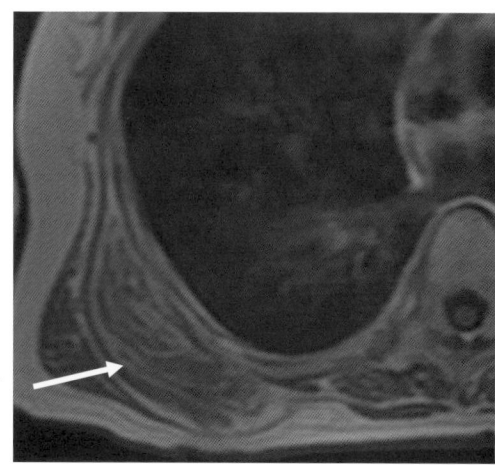

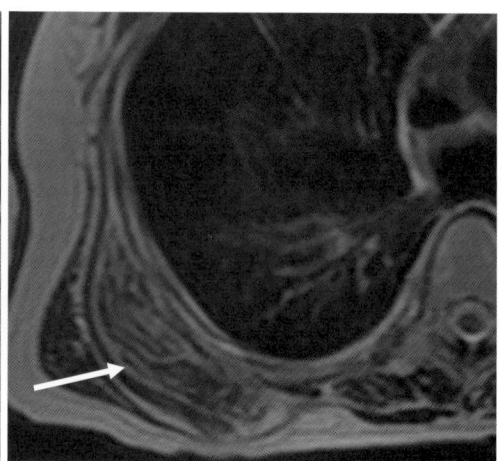

a. MRI T1強調横断像　　　　　　　　　　　b. MRI T2強調横断像

▶図1　弾性線維腫

右肋骨と肩甲骨下部の広背筋との間に，半球状でT1強調像（a），T2強調像（b）ともに筋肉と同等の信号を示す腫瘤を認める（矢印）．腫瘤内部には脂肪を示すスリット状の高信号域が認められる．

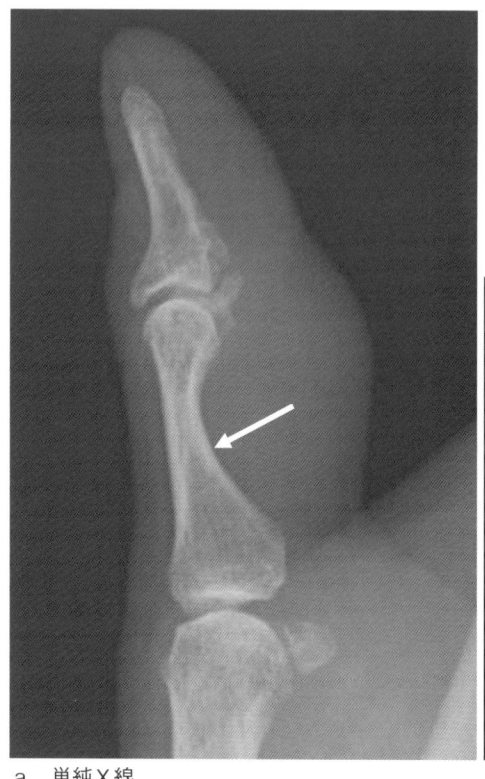

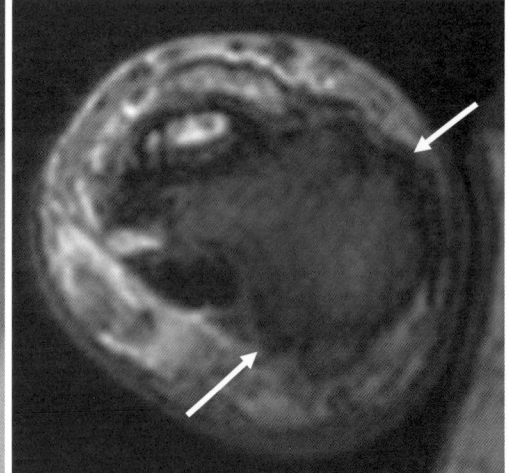

a. 単純X線　　　　　　　　　　　b. MRI T2強調横断像

▶図2　腱鞘巨細胞腫

a．左環指の基節骨に圧排性骨吸収像が認められる（矢印）．bでは低から中等度の信号を示す軟部腫瘤がみられ（矢印），基節骨を圧排している．

section 2 | 主な疾患

1 脂肪腫 lipoma

　脂肪腫は良性軟部腫瘍の中で最も頻度の高い疾患である．脂肪腫の多くは多量の成熟脂肪成分からなり，CTではマイナスのCT値を示す低吸収腫瘤として認められ，MRIでは腫瘍の大部分がT1強調像にて高信号で脂肪抑制法では信号低下を示す．脂肪以外の間葉系組織も含まれ，その主体は線維性結合組織であり，MRIにて線状・帯状の低信号構造を示すことが多い（図3）．被膜を有することが多いが，明らかでないことも稀ではない．隔壁構造は薄く2mm以下のことが多く，成人で脂肪性腫瘍の中に脂肪以外の結節状部分や複数の厚い隔壁構造を認める場合は高分化型脂肪肉腫を疑う必要がある．病変の辺縁は平滑なことが多いが，筋肉内脂肪腫はしばしば不整な辺縁を示し，筋肉と脂肪組織が入り混じった病変として認められることがある．

2 血管腫 hemangioma

　日常診療で遭遇することの多い良性腫瘍であり，乳幼児では最も多い．表在性病変は皮膚の色調の変化からも診断できるが，深部病変は臨床像だけ診断することはむずかしく画像診断が必要である．

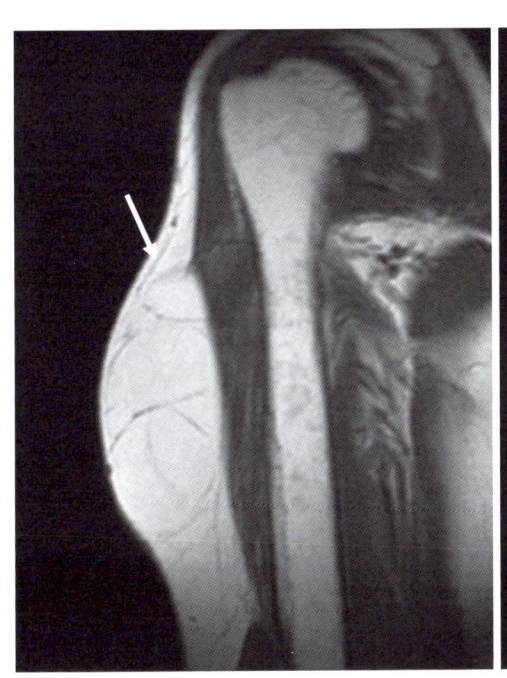

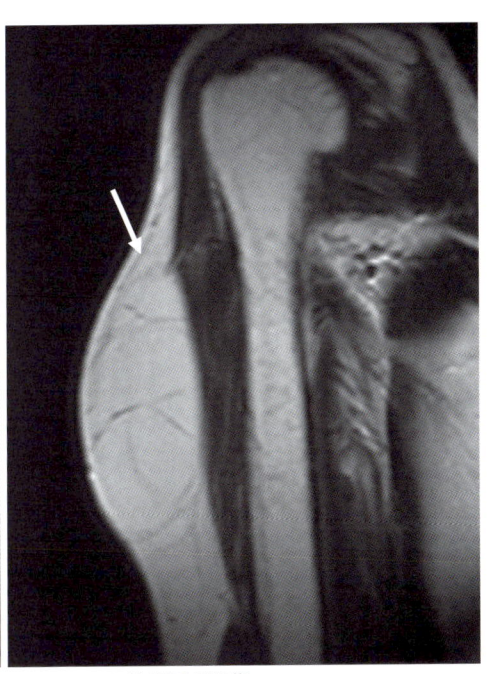

a．MRI T1強調冠状断像　　　　b．MRI T2強調冠状断像

▶図3　脂肪腫

右上腕の皮下にT1強調像（a），T2強調像（b）ともに高信号を示す腫瘤がみられ，腫瘍内部には薄い低信号隔壁構造が認められる．

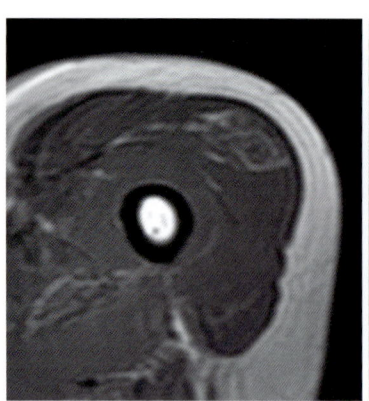

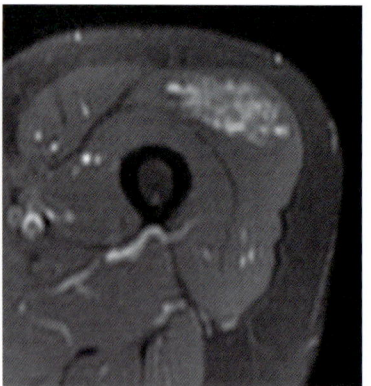

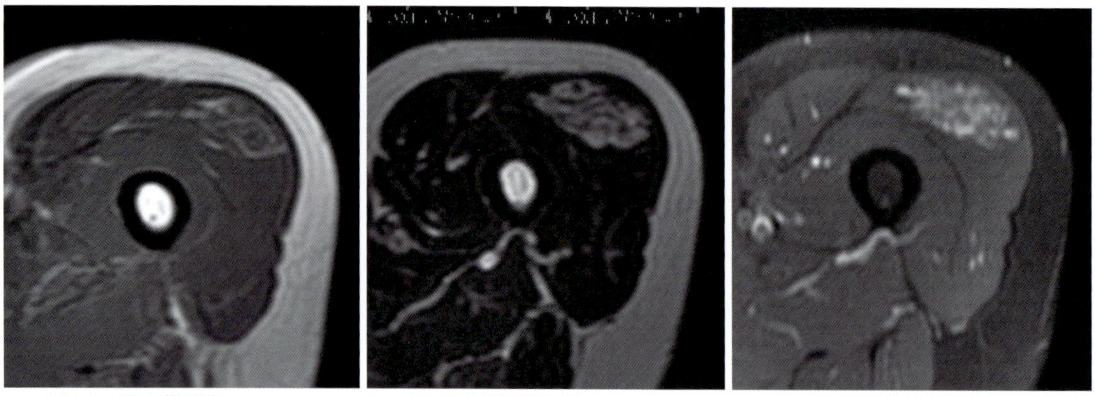

a．MRI T1 強調横断像　　　　b．MRI T2 強調横断像　　　　c．MRI 脂肪抑制併用造影 T1 強調横断像

○図4　筋肉内血管腫

a．左大腿の筋肉内に T1 強調像で筋肉と同等の信号を示す腫瘤がみられ，腫瘤内や辺縁部には脂肪を示唆する高信号域が混在している．
b．T2 強調像で腫瘤は高信号を示し，内部に線状もしくは小円形の低信号を伴っている．
c．造影後に腫瘤は不均一な増強効果を示す．

　毛細血管を主体とするものや，大きな血管腔を含む海綿状血管腫など形態は多様である．血管腫の境界は不鮮明なことが多く，病変の広がりを知るには MRI を必要とする．MRI 所見は構成される組織成分，血流速度などによって異なるが，T2 強調像では多くの症例が脂肪より高い信号を示す．血管成分の周囲には脂肪が増生するため，しばしば T1 強調像で病変内に脂肪を反映した高信号が混在し，診断に役立つ（図4）．T2 強調像で病変内に静脈石，血栓，速い血流，線維組織などを反映した小円形低信号が混在する所見（dots sign）や，血管成分を示す蛇行した管状構造の存在も鑑別の一助となる．病変内の液面形成は海綿状血管腫に多く認められる．また，病変内の石灰化血栓を示す静脈石は約 30％に認められ，CT や単純 X 線写真で特異的な診断に結びつく．隣接骨の erosion や骨硬化，骨梁の粗造化，骨膜反応などの骨変化を認めることもあり，これらの検出にも CT や単純 X 線写真が有用である．

3　神経鞘腫・神経線維腫 neurilemoma・neurofibroma

　神経鞘腫と神経線維腫は良性神経原性腫瘍の代表的疾患であり，共に軟部腫瘍の約 5％を占めている．神経鞘腫は神経と連続し，線維性被膜を有する単発性結節であることが多いが，多結節状ないし数珠状に認められることもある．神経線維腫も孤立性が約 90％を占める．多発性は約 10％で，この場合は神経線維腫症 I 型 von Recklinghausen を伴うことがほとんどである．両疾患は皮下や筋間に発生することが多く，組織学的には紡錘形細胞が密に増殖する領域と細胞成分に乏しく粘液腫状基質が目立つ領域が混在して認められることを特徴とする．腫瘍細胞に富む部分（Antoni A 型）は線維成分も多く，MRI T2 強調像で低信号となる．粘液腫状基質が目立つ領域（Antoni B 型）は水分含量が多いため MRI T2 強調像で高信号となる（図5）．MRI T2 強調像にて辺縁部が高信号，中心部が低信号の同心円状パターンを target sign と呼び，良性神経原性腫瘍でしばしば認められる所見である．経過が長く大きくなるにつれて囊胞変性，出血などの二次性変化を伴って不均一な信号を示すよ

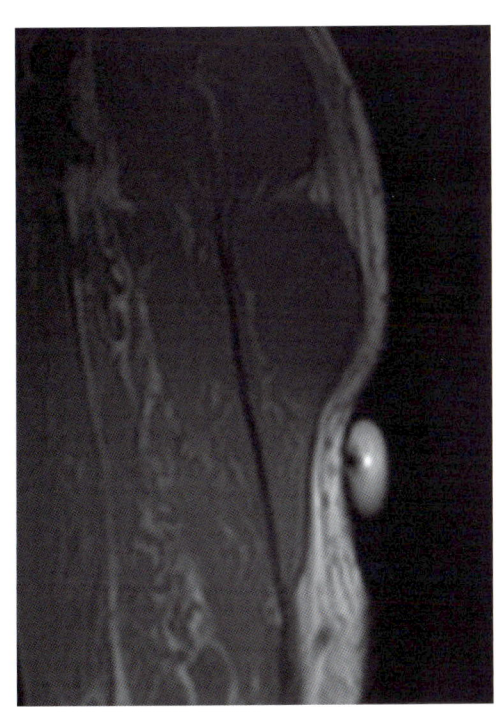

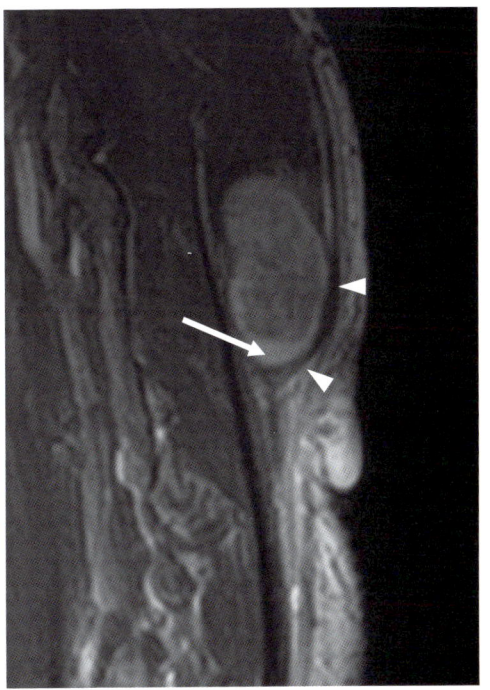

a. MRI T1強調矢状断像
b. T2強調矢状断像

●図5　神経鞘腫
a. 下腿背側にT1強調像で筋肉と同様の信号を示す腫瘤がみられる．
b. T2強調像で腫瘤辺縁部は高信号を示し（矢印），中心部の大部分は相対的に低信号を示す．腫瘤を取り囲む低信号の被膜構造も認められる（矢頭）．

うになる（いわゆる ancient schwannoma）．神経鞘腫では線維性被膜を示す辺縁低信号帯や神経との連続性が認められることがあり診断の一助となるが，基本的に神経線維腫は被膜形成がみられず，MRI で神経との連続性が認められる頻度も神経鞘腫に比べて低い．

4 ガングリオン ganglion

単房性あるいは多房性の囊胞性病変で，関節周囲の関節包，腱や靱帯，腱鞘に接して発生することが多い．滑膜囊腫とともに遭遇する機会の多い囊胞性軟部腫瘤である．ゼリー状の粘稠な液体を含み，硬い腫瘤として触れる．MRI では腱に接する境界明瞭な腫瘤として認められ，T1強調像で低信号，T2強調像で著明な高信号を呈す．しばしば分葉状で隔壁を有し，造影では病変の辺縁や隔壁のみが増強される（図6）．滑膜囊腫は関節腔や滑液包との交通のあるものである．滑膜囊腫の代表的疾患である Baker 囊胞では腓腹筋内側頭と半膜様筋の間を抜ける突起状部分を有する滑液包が認められ，横断像で涙滴状を呈する（図7）．

5 線維腫症 fibromatosis

良性の線維性増殖病変であり，周囲組織に対して浸潤性で局所再発が多い．成人性線維腫症と若年性線維腫症があり，成人性は Dupuytren 型（浅在性）とデスモイド型に分けられる．Dupuytren 型

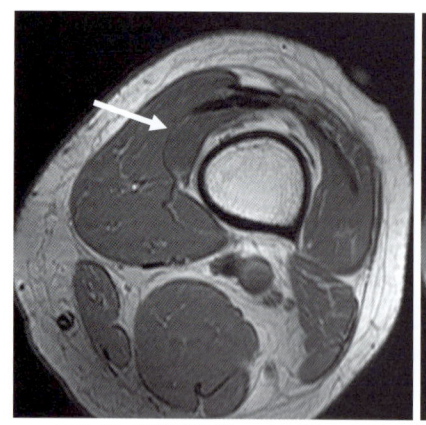

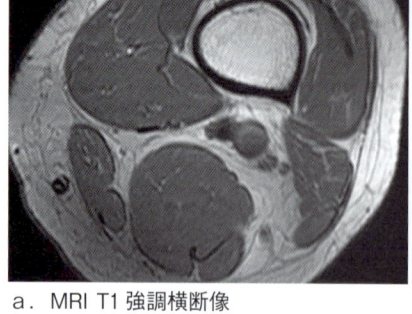

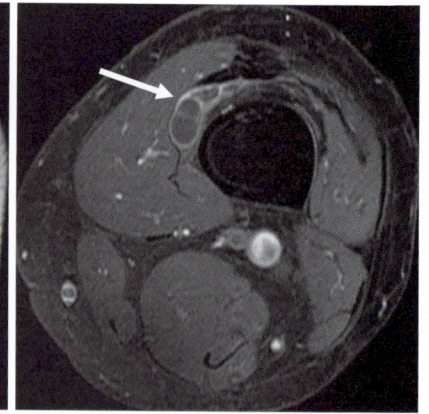

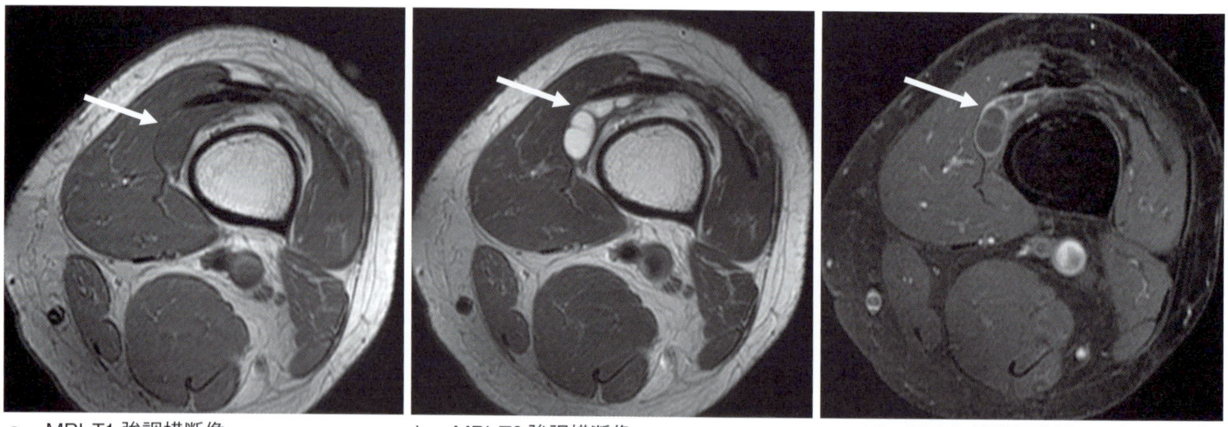

a．MRI T1 強調横断像　　　　b．MRI T2 強調横断像　　　　c．MRI 脂肪抑制併用造影 T1 強調横断像

●図6　ガングリオン

大腿に腱と接する多房状腫瘤が認められる（矢印）．腫瘤は T1 強調像（a）で筋肉より低信号，T2 強調像（b）で著明な高信号を示し，内部には低信号の隔壁がみられる．造影（c）では辺縁や隔壁のみが増強されている．

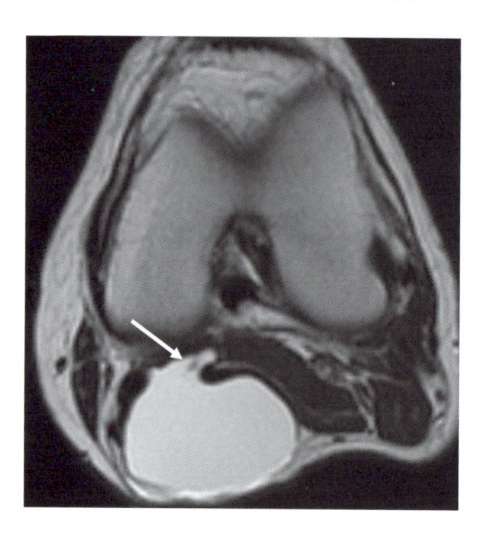

●図7　Baker 嚢胞（MRI T2 強調横断像）

膝窩部内側に均一な高信号を示す腫瘤が認められる．腫瘤と連続して腓腹筋内側頭と半膜様筋の間を抜ける突起状部分が認められる（矢印）．

（浅在性）は筋膜や腱膜から発生し，足底線維腫症は足底腱膜の内側部に好発する（図8）．MRI の信号強度は病変の活動性を反映し，幼弱な紡錘形線維芽細胞が増生する部分は T2 強調像で高信号を示し（増殖期），膠原線維に富む部分は T2 強調像で低信号を呈する（退行期）．造影では T2 強調像で高信号を示す部分を主体に増強効果を認める．デスモイド型は大きく，悪性腫瘍に類似した所見を呈する．時に Gardner 症候群で術後に急速に増大する．

6 骨化性筋炎 myositis ossificans

　筋肉内に異所性骨化をきたす良性の腫瘍状病変である．2/3 は外傷後に発症，10〜20 歳代に好発する．発症から数週の間に急速に発育するため，悪性腫瘍との鑑別が問題となる．MRI では深部軟部組織の腫瘤として認められることが多く，腫瘤周囲には浮腫などを反映した広範な異常信号を伴う．腫瘤辺縁部に向かうほど明瞭な骨化を示す所見はゾーン現象と呼ばれる（図9）．診断にはこのゾーン現象を捉えることが重要であるが，MRI のみでは十分に捉えられないことがあり，単純 X 線写真や CT が鑑別診断に有用である．骨化は外傷後 2 週間ほどで出現し，3 か月以降で退縮傾向が明らかに

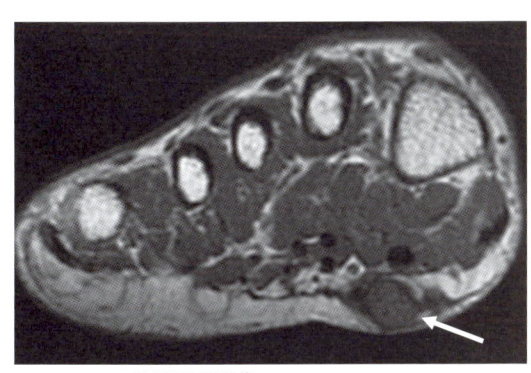

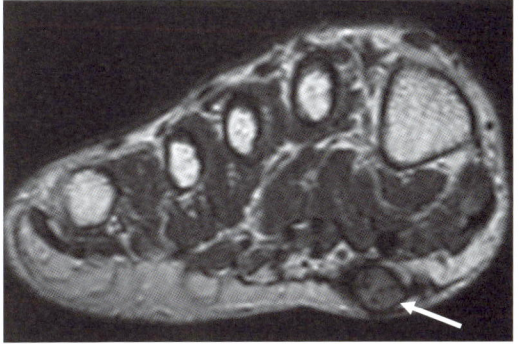

a. MRI T1強調冠状断像　　　　　　　　b. MRI T2強調冠状断像

▶図8　足底線維腫症

足底部内側に足底腱膜と連続する楕円状の腫瘤が認められる（矢印）．T1強調像（a）で筋肉と同等の信号を呈し，T2強調像（b）では筋肉より高信号で，腫瘤内部には足底腱膜と同等の低信号域が混在している．

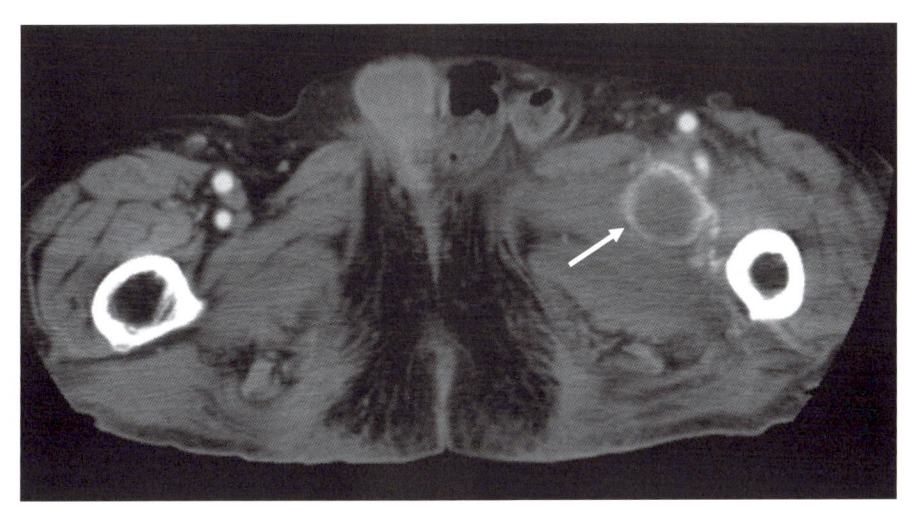

▶図9　骨化性筋炎（CT像）

左大腿骨内側の腫瘤には辺縁部ほど強い骨化を示す層状構造（ゾーン現象）が認められる（矢印）．

なる．

7　腱鞘巨細胞腫　giant cell tumor of tendon sheath, nodular tenosynovitis

　腱鞘または滑膜より生じる良性の線維組織球性腫瘍で，結節性腱滑膜炎とも呼ばれる．手，特に指の腱鞘に好発する．MRIでは腱に沿った境界明瞭な腫瘤として認められ，ヘモジデリン含有量が多いとT1強調像やT2強調像で低信号を示す（☞図2）．造影では早期より強い増強効果を認めることが多い．PETでのFDGの集積が多いことが知られている．

8　脂肪肉腫　liposarcoma

　頻度の高い軟部肉腫の一つであり，中高年に生じ，小児では稀である．亜型によりさまざまな画像所見を示し，代表的な亜型は高分化型と粘液型である．高分化型脂肪肉腫は豊富な脂肪組織を含有し，

脂肪腫との鑑別が問題となるが，脂肪腫よりも脂肪以外の間葉系組織を多く含む傾向にあり，脂肪性腫瘍内部の結節状や斑状の非脂肪性領域や複数の厚い（2 mm 以上）隔壁構造の存在は高分化型脂肪肉腫を疑わせる所見である．また，ガドリニウム造影にて高分化型脂肪肉腫の隔壁構造は強く増強される傾向にある（図10）．粘液型脂肪肉腫は腫瘍内の豊富な粘液状基質を反映してMRI T1 強調像で低信号，T2 強調像では著明な高信号を示す．繊細な毛細血管網が発達していることが病理学的特徴であり，造影にて腫瘍内部は比較的広範囲が濃染されることが多い．円形細胞を主体とする低分化肉腫をさまざまな割合で含有していることがあり，予後に影響する．腫瘍全体に対する脂肪成分の占める割合は少ないが，MRIで粘液状基質を反映した信号を示す腫瘍内に成熟脂肪成分を検出できれば特異的な診断に結びつく．脱分化型脂肪肉腫は稀な亜型で，1つの腫瘤内に高分化型脂肪肉腫と脂肪増生を示さない高悪性度の肉腫が境界明瞭に存在する．MRIでは脂肪信号領域と脂肪以外の非特異的な信号から成る領域が1つの腫瘤内に境界明瞭に認められるという特徴的所見を示す．

9 未分化多形性肉腫（悪性線維性組織球腫）

Undifferentiated pleomorphic sarcoma の名称が malignant fibrous histiocytoma に代わってWHO2002分類で用いられている．未分化で多形性のある細胞の増殖を特徴とする肉腫である．50〜70歳の中高年者に多く，四肢に好発するが，臀部，背部，後腹膜にも生じる．以前は最も頻度の高い

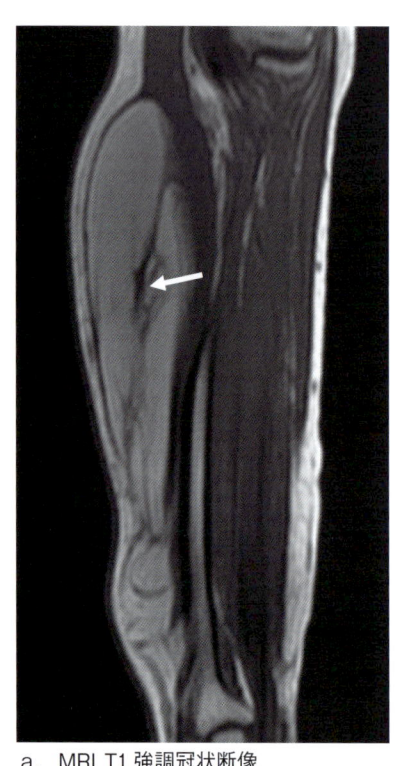

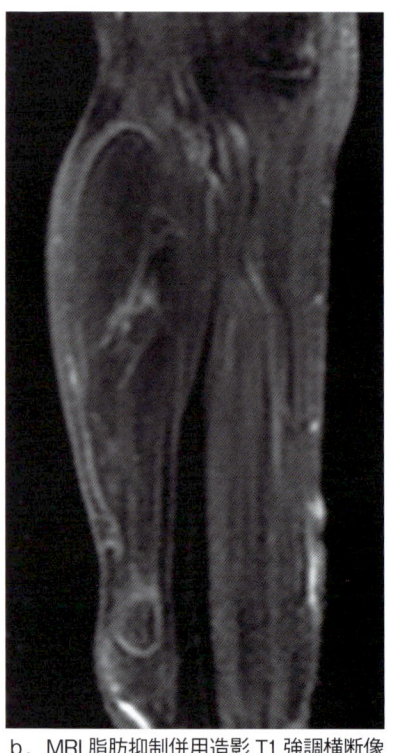

a．MRI T1 強調冠状断像　　　　b．MRI 脂肪抑制併用造影 T1 強調横断像

▶図10　高分化型脂肪肉腫

前腕の筋肉内にT1強調像（a）で高信号を示す腫瘤がみられ，腫瘍内部には低信号の厚い隔壁構造が認められる（矢印）．造影後（b）に低信号隔壁構造は筋肉よりも高信号を示している．

軟部肉腫であったが，免疫染色や遺伝子解析の進歩によって他の肉腫と診断される症例が増加したため減少してきている．MRI では各組織亜型によって異なる所見を呈し，最も頻度の高い多形型は T1 強調像で筋と同程度の低信号，T2 強調像で高信号を示すことが多いが，出血，壊死，囊胞形成など多彩な組織像を反映して内部信号は不均一となる．しばしば分葉状で低信号の被膜様，隔壁様構造が認められる．

10 粘液線維肉腫 myxofibrosarcoma

粘液型悪性線維性組織球腫の名称が変わり，粘液線維肉腫（myxofibrosarcoma）と呼ばれる新たなカテゴリーとなった．腫瘍は不完全な線維性隔壁で分画された多結節状の形態を示すことが多い．結節ごとに粘液の含有量や細胞成分の多寡などによって MRI の信号強度が異なるが，T2 強調像では基本的に粘液状基質を反映した高信号を示し，腫瘍内の線維性隔壁を示す低信号の線状・帯状構造を伴う（図 11）．粘液線維肉腫の皮下発生例は周囲組織への浸潤傾向が強く，進展範囲の評価には注意を要する．

11 平滑筋肉腫 leiomyosarcoma

脂肪肉腫とともに頻度の高い軟部肉腫の一つであり，中高年に好発する．後腹膜・腹腔内発生，深部軟部組織発生，真皮発生，血管壁発生に大別される．男性にやや多いが，後腹膜や下大静脈発生は女性に多い．未分化多形性肉腫（MFH）と類似する画像所見を示し，両者の画像上の鑑別は困難な場合が多い．

12 横紋筋肉腫 rhabdomyosarcoma

横紋筋芽細胞への分化を示す悪性腫瘍で，小児の軟部肉腫では最も多く，悪性度の高い肉腫である．胎児型（embryonal type）と胞巣型（alveolar type）が代表的亜型であり，胎児型は泌尿生殖器に，胞巣型は四肢に好発する．画像所見は非特異的で，年齢や部位などをあわせて総合的に診断する．MRI は進展範囲の評価に有用である．腫瘍は比較的均一な信号を示すが，部分的に腫瘍内出血を反映した信号を伴うことが多い．

13 滑膜肉腫 synovial sarocoma

青年期に好発する悪性軟部腫瘍で，軟部肉腫の約 5〜10％ を占める．四肢の大関節近傍の軟部組織に発生することが多いが，滑膜の存在する関節腔内の発生は稀である．比較的緩徐に増大し，境界明瞭で囊腫成分を含んだり，良性疾患と類似する経過をとるため注意を要する．CT では関節近傍の分葉状形態を示す腫瘤として認められることが多く，石灰化は約 30％ に認められる．5 cm を超える腫瘤では MRI T2 強調像では腫瘍内部は不均一な信号を示すことが多く（図 12），脂肪と比べて低信号，等信号，高信号の triple signal intensity を示すことが特徴とされている．5 cm 以下の小さな病変では内部信号が比較的均一なことが多い．

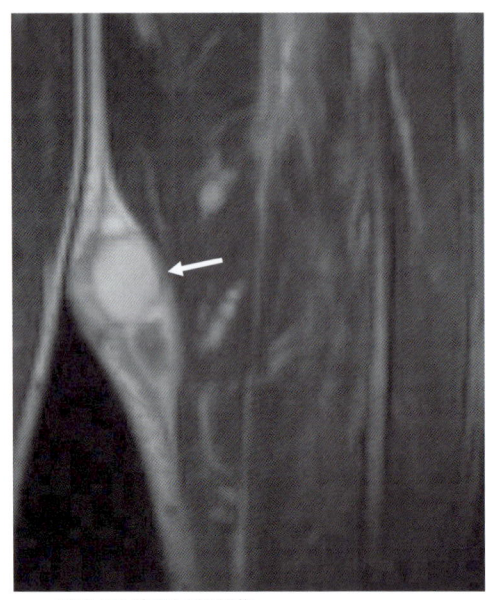

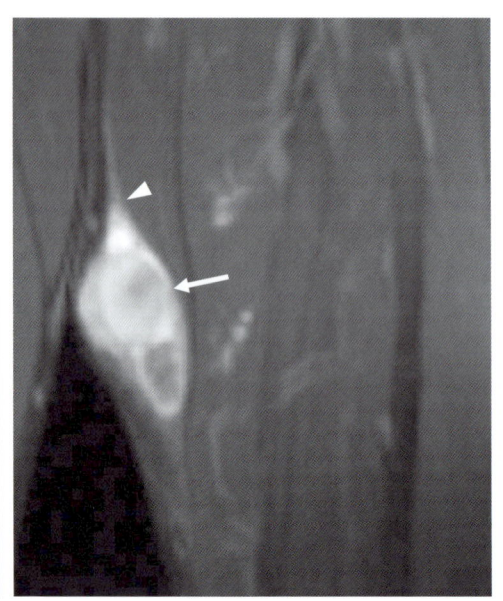

a．MRI T2強調冠状断像　　　　　　　　　　b．MRI 脂肪抑制併用造影 T1強調冠状断像

◯図11　粘液線維肉腫

左大腿内側に皮下腫瘤がみられ（矢印），T2強調像（a）では腫瘍の大部分が高信号を示し，内部に低信号の隔壁構造が認められる．造影（b）にて腫瘍は不均一に増強され，腫瘍周囲の脂肪織内には腫瘍浸潤を示す索状の濃染像が認められる（矢頭）．

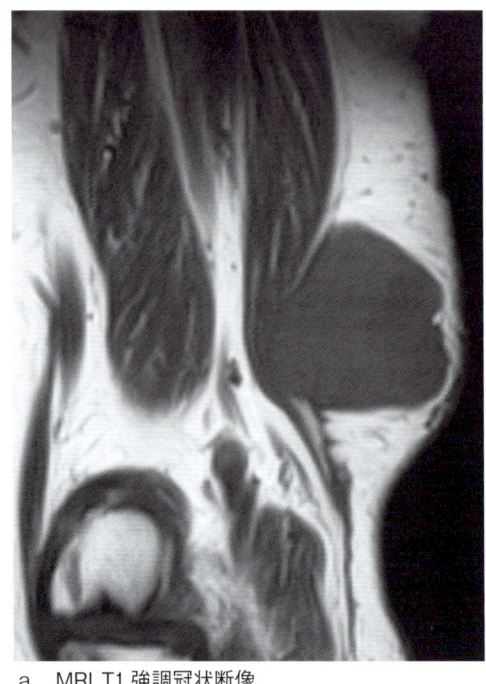

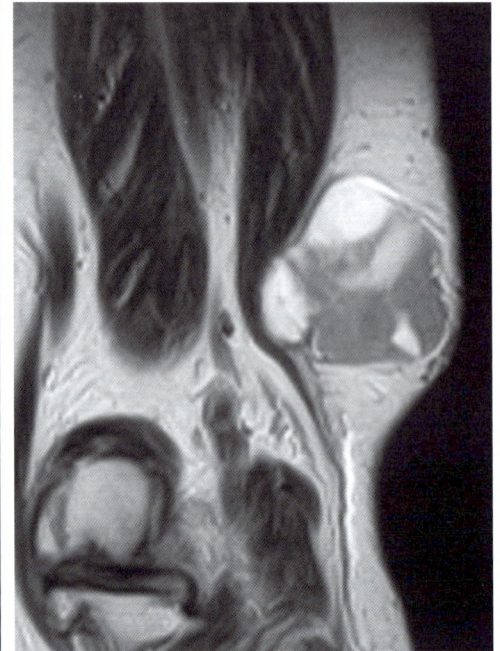

a．MRI T1強調冠状断像　　　　　　　　　　b．MRI T2強調冠状断像

◯図12　滑膜肉腫

a．左膝関節外側上方の皮下に分葉状形態を示す腫瘤がみられる．
b．MRI T2強調像で腫瘍内部には脂肪と比べて低信号，等信号，高信号の信号が混在して認められる．

14 悪性リンパ腫 malignant lymphoma（☞10章）

　軟部悪性リンパ腫のほとんどは非Hodgkinリンパ腫で，びまん性大細胞型，B細胞型が多い．肉眼的に境界は比較的明瞭だが，顕微鏡的には病変周囲の神経線維，筋線維束間に分け入るように浸潤する．単純X線写真では大きな病変が軟部腫瘤影として描出されることや，隣接骨への浸潤を認めることもある．CTでも筋肉と等吸収を示すことが多いため，筋悪性リンパ腫の検出には筋腫大や筋内脂肪組織の消失の有無に注目する必要がある．MRIではT1強調像で筋肉とほぼ等信号，T2強調像やSTIR像で高信号を示し，ガドリニウム造影にて増強される．腫瘤形成に乏しく筋内に浸潤性増殖を呈する場合は特徴的である．圧排性増殖を示す他の軟部腫瘍との鑑別点であるが，MRの信号強度は非特異的であり，MR所見のみでは外傷や筋炎との鑑別はむずかしい．

15 胞巣状軟部肉腫 alveolar soft part sarcoma

　若年成人に発生することが多く，特に女性に多い．小児例もみられる．成人では大腿を主とする下肢に好発し，筋や筋膜に生じることが多い．小児では頭頸部が好発部位である．比較的緩徐な発育を示すが，遠隔転移をきたしやすく，予後は不良である．T1強調像，T2強調像ともに高信号を示し，造影にて腫瘍内部は強く増強される．拡張した栄養血管を示すflow voidが腫瘍周辺や内部に多数認められることを特徴とする．

文　献

1）青木隆敏：軟部腫瘍．断層映像研究会誌 29：190-196，2003．
2）Ma LD, et al：Differentiation of benign and malignant musculoskeletal tumors：Potential pitfalls with MR imaging. Radiographics 15：349-366, 1995.
3）Kransdorf MJ, et al：Soft tissue tumors 2nd ed. Lippincott Williams & Wilkins, 2006.
4）Ohguri T, et al. Differential diagnosis of benign lipoma from well-differentiated liposarcoma on MRI：Is comparison of their margins and internal characteristics usuful? AJR 180：1689-1694, 2003.
5）Suh JS, et al：Peripheral（extracranial）nerve tumors：correlation of MR imaging and histologic findings. Radiology 183：341-346, 1992.
6）Amendola MA, et al：Myositis ossificans circumscripta：computed tomographic diagnosis. Radiology 149：775-779, 1983.
7）Jelinek JS, et al：Liposarcoma of the extremities：MR and CT findings in the histologic subtypes. Radiology 186：455-459, 1993.
8）Mentzel T, et al：Myxofibrosarcoma. In：World health Organization Classification of Tumors. Pathology and Genetics of Tumours of Soft Tissue and Bone. IARC Press, Lyon, pp 102-103, 2002.

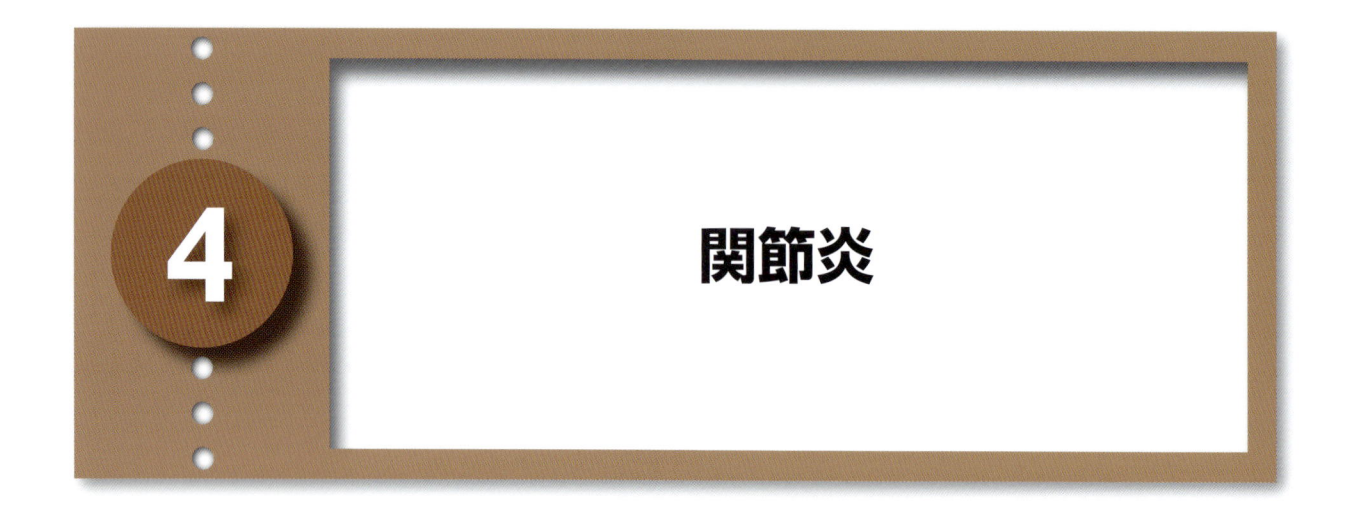

4 関節炎

section 1 関節炎の画像診断

　広義の関節炎には分類上，非常に多岐にわたる疾患が含まれる．この項では滑膜の炎症性変化を本態とする関節リウマチ（rheumatoid arthritis：RA）とその関連疾患のほかに，変性性関節疾患，神経障害性関節症，その他を含めて解説する．

　画像の役割として，初期診断だけではなく，疾患活動性評価，構造破壊程度の定量的評価とその経過観察，関節破壊に関する予後予測，そして術前情報の提供など多面的である．

section 2 関節リウマチ rheumatoid arthritis（RA）

　RAは主に関節滑膜を侵す全身性の慢性疾患である．RAに罹患した患者では滑膜が増殖し，炎症性細胞が浸潤し滑液が増加する．パンヌスは局所浸潤性のある増殖滑膜であり，関節軟骨と軟骨下骨に進行性の侵食を示す．したがって滑膜増殖，関節液，骨侵食はRA発症を示す最も重要な所見である．RAの病変はついには骨の破壊や変形をきたすが，骨病変は最初の2年ほどで著明に進行するので，病初期に速やかに診断を確定して治療を開始することが大切である．特に最近は生物学的製剤の開発により，windows of opportunity（長期間にわたり効果が持続し，治癒の可能性が期待できる，治療に対する反応性が際立って良好な時間的枠組みが存在する）仮説が現実的なものとなったことから，病初期における診断精度の向上が期待されている．アメリカリウマチ学会（ACR）・ヨーロッパリウマチ学会（EULAR）によりRA分類・診断基準が2010年に共同改訂されたのも，病初期における確実なRA診断確定の必要性を受けてのことである（表1）．他方で，RA診療における画像診断の役割は，診断確定のほかに，関節破壊に関する予後の評価，合併症の診断，治療効果判定にもある．

　RAの画像診断法として古典的には単純X線写真が用いられてきた．単純写真で捉えられる所見は，骨侵食，関節裂隙狭小化，関節周囲の骨粗鬆症，軟骨下嚢胞，関節脱臼，骨性強直などであり，進行

●表1 アメリカリウマチ学会・ヨーロッパリウマチ学会による関節リウマチ分類新基準（The 2010 ACR-EULAR classification criteria for rheumatoid arthritis）

A	罹患関節	
	大関節1ヶ所	0
	大関節2～10ヶ所	1
	小関節1～3ヶ所	2
	小関節4～10ヶ所	3
	11ヶ所以上（1ヶ所以上の小関節）	5
B	血清学的検査	
	RF（-）かつ抗CCP抗体（-）	0
	いずれかが低値陽性	2
	いずれかが高値陽性	3
C	急性期反応物質	
	CRP正常かつESR正常	0
	CRP，ESRのいずれかが異常	1
D	症状の持続	
	6週未満	0
	6週以上	1

✓ 10点満点中，6点以上でRAの診断確定とする．
✓ 診察上のあらゆる腫脹・疼痛関節（画像で滑膜炎が証明される場合もある）を対象とする．
✓ DIP関節，ⅠCM関節，ⅠMP関節は除外する．
✓ 大関節は肩，肘，股，膝，足首の各関節である．
✓ 小関節はMP関節，PIP関節，Ⅱ-Ⅴ MP関節，拇指IP関節，手首の関節である．

したRAに認められる病変や経年的な変化の結果である（図1）．このような単純写真での陽性所見がACR分類基準（1987）の項目に含まれている（表2）．また，単純写真による関節破壊の定量的評価法も確立しており，臨床試験における評価指標として利用されることが多い．たとえば，Sharpスコア（van der Heijde変法）では，骨侵食と関節裂隙狭小化につき決められた手足の関節を段階評価する．手の最大点数は280点（骨侵食：160点，関節裂隙狭小化：120点），足の最大点数は168点（骨侵食：120点，関節裂隙狭小化：48点）であり，総Sharpスコアの最大点数は448点となる．

ただし，進行した骨病変の抽出に優れる一方で，単純写真は滑膜炎を中心とした早期病変の描出には不向きである．

超音波検査によりRAの早期の特徴を検出できることがある．たとえば関節液，滑膜増殖，腱鞘滑膜炎，軟骨非被覆部（bare area）を主とする骨侵食がある．腱鞘滑膜炎はRAでしばしばみられ，屈筋腱と伸筋腱のいずれも侵されうる．Bモード法により骨侵食も評価できるが，これは骨の虫食い状の欠損により特徴づけられる（図2a）．また，パワードプラ法で活動性滑膜増殖に関連する血管増生を関節腔の辺縁部や中心部に局在する病的な血流信号増多として描出される（図2b）．

MRIにより体内のすべての関節の撮像が可能であるがRA患者で最も頻繁に検査されるのは手根部・手指である．MRIはこれらの病的な変化を明確に示すことができる．関節内の液体貯留はT2強調画像で高信号であり，増強効果を示さない．滑膜肥厚も液体貯留ほどではないがT2強調画像で高信号に描出され，造影剤により著明な増強効果を示す．滑膜炎から関節軟骨への炎症波及は緩徐に進行する．軟骨下骨への病変進展を高感度に捉えるにはT1強調画像が有用である．正常の骨髄は骨髄

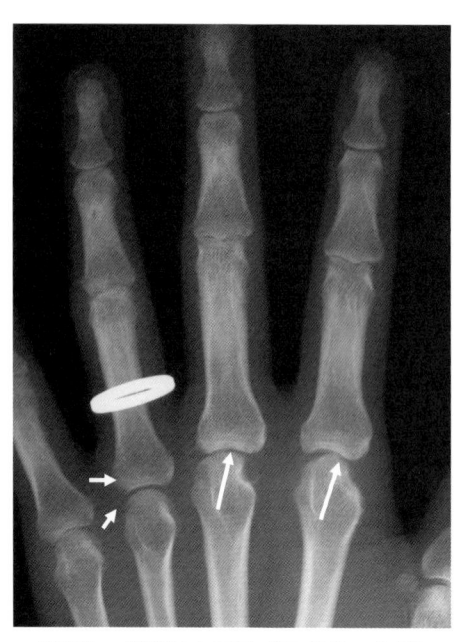

○図1　関節リウマチ（30歳代，女性）
示指，中指の MP 関節に関節裂隙の狭小化と軟骨下骨の侵食を認める（長矢印）．また，環指尺側には辺縁の骨侵食をみる（短矢印）．

○表2　アメリカリウマチ学会（ACR）による RA 分類基準（1987年）

（1）朝のこわばりが，少なくとも1時間以上にわたってみられる
（2）3つ以上の関節に炎症による腫れがみられる
（3）手首や手指のつけ根の関節，手指の第2関節に炎症による腫れがみられる
（4）左右対称の関節に炎症による腫れがみられる
（5）皮下結節（リウマトイド結節）が肘や膝などにみられる
（6）血液検査でリウマトイド因子が陽性である
（7）X 線検査で手の関節に骨の萎縮などの変化がみられる

✓（1）〜（4）までの症状は6週間以上続くこと．
✓上記の7項目のうち，4項目以上にあてはまる場合を関節リウマチとする．

脂肪により T1 強調画像で高信号であるから，病変部分は低信号に抜き出されたように描出される（図3a，b）．STIR 法では逆に正常骨髄脂肪の信号は抑制され，病変部が高信号に認められる．さらに病変が進行すると関節裂隙が進行性に消失し線維組織が産生され，時として部分的に骨化し，相対する骨端が連結することになる（強直）．MRI はこのような骨の形態的な変化も捉えることができる．滑液包や腱鞘を裏打ちする関節外の滑膜への炎症波及も MRI で良好に描出される．実際の画像では腱鞘に沿って液体貯留や滑膜増生を示唆する T2 強調画像での高信号が出現，増殖した腱鞘滑膜には増強効果が認められる．

　RA の初期病変は関節液の貯留や関節裂隙の増強効果として MRI で描出されるが，発症2年以内の早期 RA でも滑膜炎のみならず，骨への炎症波及（骨髄浮腫）や骨侵食が始まっている症例を経験することがある．骨髄浮腫は骨炎を反映し，骨侵食の前兆であると考えられている．腱鞘炎も伸側，屈側ともよくみられる所見である．

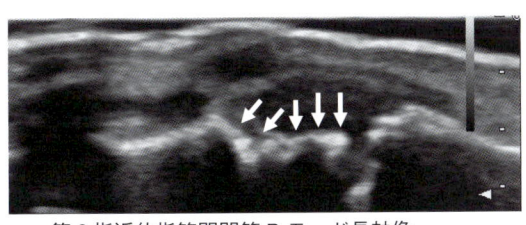

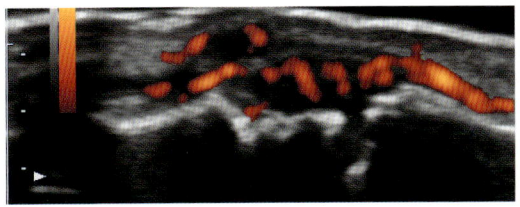

a．第2指近位指節間関節Bモード長軸像　　b．同部位のパワードプラ像

▶図2　関節リウマチ（80歳代，女性）
a．関節腫脹があり，基節骨遠位端に骨侵食を認める（矢印）．
b．腫脹した関節内に著明な血流信号が観察される．

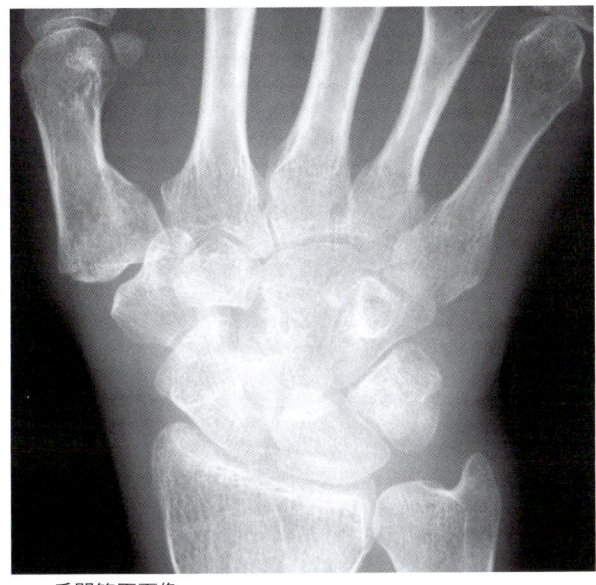

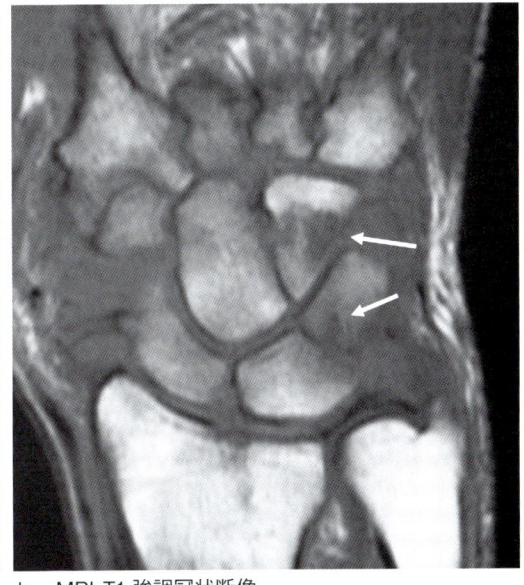

a．手関節正面像　　b．MRI T1強調冠状断像

▶図3　関節リウマチ（30歳代，女性）
a．手関節に著しい軟部腫脹を認める．有頭骨橈側に骨侵食，手根中央関節に狭小化を認める．
b．広汎な滑膜肥厚と手根骨骨髄内への炎症の波及，有鉤骨と三角骨に骨侵食を認める（矢印）．

section 3　血清反応陰性関節炎 seronegative arthritis

　血清反応陰性関節炎は，感染によらずに亜急性に滑膜炎を発症し，リウマチ因子が陰性である疾患群である．欧米人の患者では共通の遺伝的背景（HLA-B27）をもつことが多いことからHLA-B27関連関節炎とも呼ばれる．一般的に診断確定のための客観的所見がそろうのに時間がかかり，診断が遅延しやすい．

1　強直性脊椎炎 ankylosing spondylitis

　頑固な臀部痛，腰痛，背部痛など不定愁訴的な症状が多い．症状は朝に強く，動き始めると軽快することが特徴である．強直性脊椎炎の症状は非特異的であるので，画像診断の果たす役割は大きく，

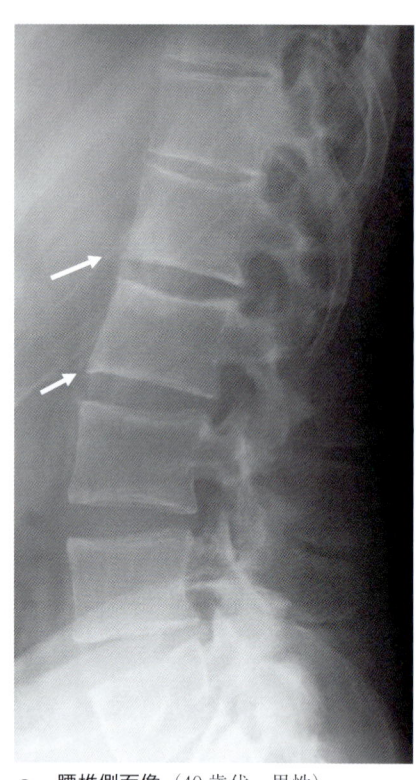

●図4 強直性脊椎炎
a. 脊椎のsquaringがみられ，脊椎周囲に淡い骨化がみられる．syndesmophyte形成の初期であり，椎体前方の上下にある辺縁硬化はshiny cornerである（矢印）．
b. 両側の仙腸関節の骨辺縁の不明瞭化は骨性強直の始まりの所見である．

a．腰椎側面像（40歳代，男性）
b．仙腸関節部CT（骨条件）（30歳代，男性）

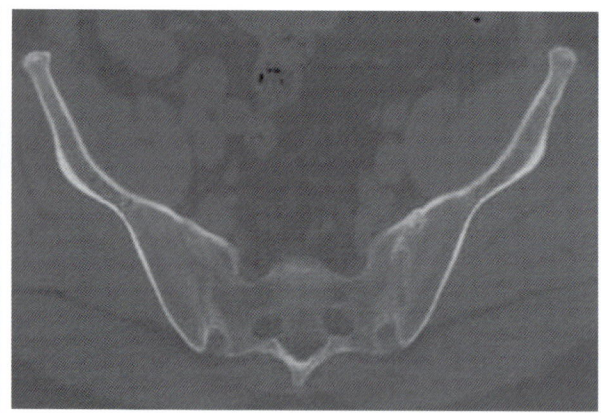

これまで単純写真がその目的で主に用いられていた．比較的早期の病変の代表的なものとして，環軸不安定，腰椎前弯強調，marginal syndesmophytosis，椎体角びらん（Romanus lesion），椎体角硬化（shiny corner sign），椎体方形化（squaring）（図4a），椎間関節びらん，強直（図4b）などがある．しかしながら，単純写真で特徴的な所見が出現するには症状出現から数年の時間を要することが問題であり，最近は超音波やMRIが用いられている．高周波探触子を用いると超音波検査で特徴的な腱付着部の浮腫や炎症（腱靱帯付着部症；enthesopathy），骨棘形成が評価可能である．また，非特異的所見ではあるが，関節炎や腱鞘炎も評価可能である．MRIでは仙腸関節付近の骨髄浮腫性変化が非常に特異度の高い所見である．ただし，健常人でも軽度の信号変化が仙腸関節付近にみられることがあり注意を要する．

2 乾癬性関節炎 psoriatic arthritis

乾癬性関節症は尋常性乾癬の5〜10%に発症し，好発年齢はRAと類似している．大半の症例では，長期に渡る皮膚病変により診断は容易である．ただし，関節病変が皮膚病変に先行する症例もわずかながら存在する．関節病変の存在は皮膚病変の重症度や爪病変と関連がある．乾癬性関節症では関節や靱帯付着部が侵される．両側非対称，あるいは片側性の病変分布を示すことが特徴的で，手足の指節間関節に病変が認められるのが典型的である．RAと異なりDIPにも発症する．仙腸関節や椎間関節も好発部位である（図5）．骨侵食や強直のほか，末節骨尖端破壊も特徴的である．Pencil-and-cap型の変形は骨侵食と近接する骨の増殖性変化による．乾癬性関節炎のMRI評価はRAのそれと比べるとあまり知られていない．炎症の程度よりも分布に特徴がある．典型的には関節包外の異常増強効

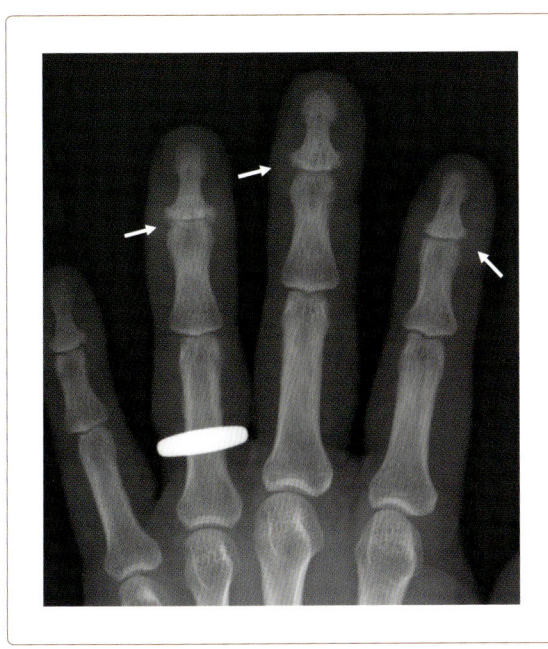

○図5　乾癬性関節炎（40歳代，男性）
示指，中指，環指に広汎な軟部腫脹があり，DIP関節辺縁に mouse-ear type の骨侵食をみる（矢印）．

果や付着部炎に特徴づけられる．RAと比較すると骨侵食は少なく，進行性ではない．RAと異なり骨髄浮腫は骨侵食出現の予兆ではない．また，定量的評価法は定まっていない．

3 反応性関節炎 reactive arthritis（Reiter 症候群）

Reiter 症候群は，関節炎，非淋菌性尿道炎，結膜炎を三徴とする疾患で，感染が契機となり主にHLA-B27陽性者に起きる無菌性関節炎である．今日このような三徴の揃わない非典型例が多い．関節内に菌体成分が確認され，HLA-B27抗原と菌体成分との交差反応性や分子相同性が証明されている．病変は，膝，足底部，アキレス腱，仙腸関節など下半身に多く，手指はソーセージ状に腫脹する．脊椎炎も起こることがある．MRIは滑膜炎や滑液包炎の診断に適する．画像上は乾癬性関節炎と鑑別できない．

4 全身性エリテマトーデス systemic lupus erythematosus（SLE）

SLEは全身の臓器に原因不明の炎症が起こる自己免疫疾患の一種である．一過性の関節痛や関節炎も高頻度に認められ，MR所見は関節包の腫脹，関節液貯留，腱鞘炎，滑膜肥厚，造影剤による滑膜の増強効果，骨囊胞，骨浮腫である．骨侵食合併例の報告もある．単純写真では，関節周囲の骨萎縮と軟部組織腫脹，骨侵食を伴わない関節の位置異常（Jaccoud関節），軟部組織石灰化，指尖部骨融解である．Jaccoud関節炎はSLE患者の5％程度に認められる．非侵食性の亜脱臼による関節変形で，中手指節間関節に好発するが，足，膝，肩関節に生じることもある．関節周囲の慢性炎症性変化の結果として筋力不均衡を伴った靱帯の緩みにより生じると考えられている．

5 RS3PE (remitting seronegative symmetrical synovitis with pitting edema) 症候群

寛解性，対称性疾患で，血清や抗核抗体は陰性，関節痛部位に強い圧痕性浮腫を伴う．患者は通常高齢者であり，急性の発症経過で短期間に完成する多発関節炎が診断の糸口となる．一部の患者では関節リウマチへと移行する．時に腫瘍随伴症候群として出現することもある．単純写真上は軟部組織のびまん性浮腫であり，MRIでは浮腫のほかに滑膜炎や骨への炎症波及を伴うことがある．

6 サルコイドーシス sarcoidosis

原因不明の類上皮非乾酪性肉芽腫を認める疾患である．多発・多臓器にわたることがある．

サルコイドーシスの臨床像はリウマチ性疾患に類似することがあり，15〜25％で多関節炎を呈する．関節炎には急性型と慢性型があり，急性型が多い．好発部位は膝と足で，アキレス腱の付着部炎を起こすこともある．手では手関節，近位指節間関節や中手指節間関節が好発部位である．関節炎は画像上，非特異的であるが，RAのような骨侵食を伴うことがある．骨サルコイドーシスでは，単純写真上，関節腫脹とともに骨にレース状の透亮像を認める．

7 Behçet病 Behçet disease

目，口，皮膚，外陰部の他，中枢・末梢神経，消化管，関節，血管を侵す全身性の疾患である．関節症状は最も多い副症状で，一般に四肢の大小関節の発赤と疼痛が非対称性に生じ，1〜2週で消失する．関節変形や強直をきたすことは稀である．単純X線写真は軽微で骨粗鬆症や軟部組織腫脹がある程度であるが，稀にRAに似た関節裂隙狭小化や骨侵食が起きる．

8 変形性関節症 osteoarthrosis（OA）

変形性関節症は一次性と二次性に分類される．一次性は変形性関節症を起こす原因疾患が特にない場合で，二次性はそれを引き起こすような先行する原因疾患を基盤として生じるものである．外傷に続発することが多いといわれる．いずれにしても関節構造とそれにかかる荷重のバランスが崩れることにより生じる関節疾患である．高齢者に多く，加齢とともに増加する．股関節，膝関節，脊椎に多く，手指・足趾関節にもみられる（図6）．初期には無症状であるが，進行すると疼痛，運動制限がみられる．

画像上は関節裂隙狭小化，軟骨下骨硬化，軟骨下囊胞をしばしば伴う．関節液はよく認められるが，量はさほど多くない．骨増殖は変形性関節症を特徴づける基本的な所見で進行すると関節変形が起こる．膝などでは磨耗する軟骨の部位により内反，外反変形が生じる．滑膜増殖の程度は多様である．

9 血友病性関節症 hemophilic arthropathy

血友病は凝固因子欠損や機能不全による凝固能異常により特徴づけられる一群の疾患で，関節症は血友病患者の75〜90％程度に生じる．膝，肘，足首などストレスや外傷にさらされやすい関節での，幼少期から関節内出血を繰り返すことで発症するが，成長に伴い出血は減少する．関節内に出血が繰

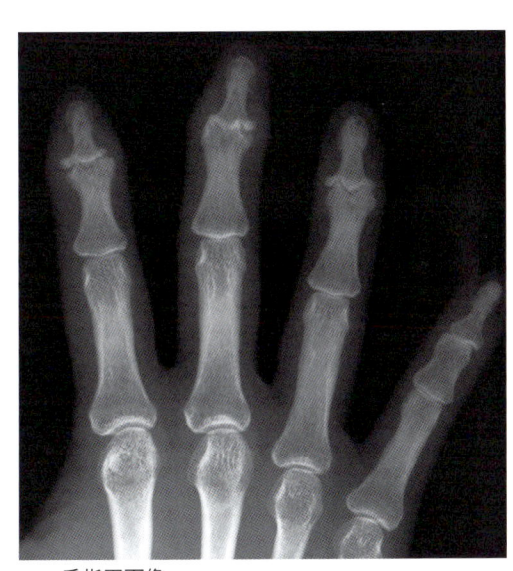

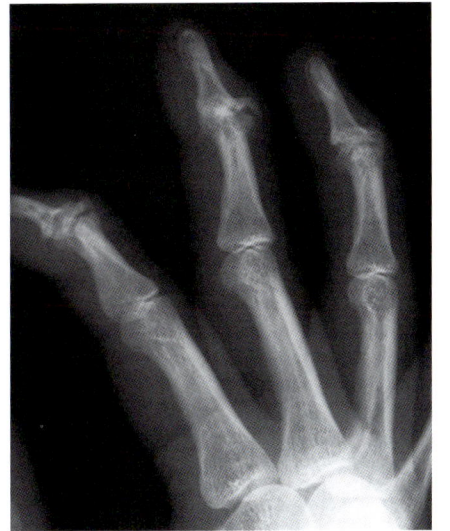

a．手指正面像　　　　　　　　　　　b．手指側面像

●図6　変形性関節症（炎症性変形性関節症）（40歳代，女性）
DIP関節の関節裂隙の狭小化とgull-wing型の軟骨下骨の侵食を認める．骨棘は特に示指と中指で著しい．

り返されると，ヘモジデリン吸収により，滑膜は肥厚，過形成性変化をきたし，滑膜への血流は増加する．やがて増殖した滑膜は全体が絨毛状になり，滑膜下の組織や関節内組織や筋肉に線維性変化が生じる．増殖した滑膜は浸潤性に軟骨を破壊し，骨侵食，軟骨下骨囊胞が形成される．

単純写真上の変化は，関節腫脹（液体貯留），骨粗鬆症，関節形態変化（骨端過形成，膝顆間窩開大，膝蓋骨方形化，肘滑車開大），二次性変形性関節症，強直，線維性偽関節ないしこれらの組み合わせで，MRIではヘモジデリンや線維化を反映してT1強調像およびT2強調像で信号が低下する．

10 神経障害性関節症 neuropathic arthropathy

感覚性神経障害をきたすさまざまな疾患（糖尿病，脊髄空洞症，梅毒，らい病など）をもつ患者の関節に外傷性変化が繰り返されることにより関連する破壊性関節症である．臨床的には40歳以上の男性に好発する．膝関節に最も多く，足，股関節，脊椎に好発する．病初期は関節液貯留が持続し症状は徐々に進行する関節腫脹や関節不安定性で，可動域制限は少ない．疼痛は最も頻度の高い訴えであるが，画像所見の重症度に比較して疼痛の程度は軽い．

単純写真では上肢に多い骨融解性変化主体のcharcot関節では「外科手術的」辺縁を有する境界明瞭な骨融解像を呈し，増殖性変化や骨修復像は認められない．骨密度は正常である．下肢に多い骨増殖性変化主体のCharcot関節では，関節裂隙狭小化，骨棘形成，骨新生，骨断片化などを示す．

11 痛　風 gout（☞6章）

痛風による慢性関節症では軟骨，軟骨下骨，滑膜，関節包，関節周囲軟部組織に尿酸ナトリウム結晶が沈着する．痛風結節は関節包，腱，靱帯，滑液包などの関節周囲組織にも生じる．サイズが増大すると石灰化や骨化をきたすこともある．

画像上，著明な骨塩の減少は認められない．痛風結節は関節内，関節近傍，あるいは関節から今日ではdual-energy CTにより結晶沈着を証明できる．関節内病変の骨侵食は通常関節辺縁部に始まり，中央部に進展する．関節近傍の結節による侵食は結節近傍の骨に生じる．痛風による骨侵食は一般に硬化縁を伴う．Overhanging marginは特異的とはいえないが，痛風を強く示唆するものである．

12 ピロリン酸カルシウム結晶沈着症 calcium pyrophosphate dihydrate (CPPD) 結晶沈着症（☞6章）

CPPD結晶沈着症は中年から高年の男女に等しく認められる．臨床像はさまざまであり，急性関節炎症状により特徴づけられる偽痛風型，慢性的な関節症状を有する偽リウマチ型，急性と慢性の両者の性格を有する偽変形性関節症型，さらに症状を有さないものもある．石灰沈着は軟骨，滑膜，関節包，腱，滑液包，靱帯，軟部組織，血管に生じうる．単純写真では膝，恥骨結合，手関節，肘関節，股関節によく認められる．

13 アミロイド関節症 amyloid arthropathy（☞6章）

関節内や周囲へのアミロイド沈着は，慢性透析患者で最もよくみられるが，RAや慢性骨髄炎などの慢性炎症性疾患に合併することもある．アミロイド関節症の関節病変は両側性で肩関節，股関節，手根部をしばしば侵す．肩など大関節周囲への沈着は腫瘤を形成することがあり，手根管への沈着は手根管症候群を惹起することがある．アミロイド関節症の単純写真とCT所見は関節内あるいは関節付近の腫瘤形成，骨塩減少，軟骨下囊胞，関節液貯留，骨侵食で，関節裂隙は保たれる．

14 増殖性性格をもつ関節症

❶ 色素性絨毛結節性滑膜炎（pigmented villonodular synovitis：PVNS）

滑膜の増殖性疾患でびまん性と局在性がある．局在型は結節性滑膜炎nodular synovitisとも呼ばれる．単関節疾患で，若年者に好発する．どの関節にも起こるが，膝のような大きな関節に好発する．出血によるヘモジデリン沈着をきたすことが特徴的であるが，診断に必須の所見ではない．

❷ 滑膜骨軟骨腫症（synovial osteochondromatosis）

増殖滑膜の軟骨化生により関節内に多くの軟骨結節を形成する疾患で，所見や好発年齢や部位は色素性絨毛結節性滑膜炎と共通する．画像上，石灰化や骨化をみる場合には鑑別が可能である．

文 献

1) Van Der Heijde DM: Radiographic imaging: the 'gold standard' for assessment of disease progression in rheumatoid arthritis. Rheumatology (Oxford) 39 (Suppl 1): 9-16, 2000.
2) 杉本英治，他：関節炎．福田国彦，他：関節のMRI．メディカルサイエンスインターナショナル，pp 113-182，2007.
3) Martino F, et al: Musculoskeletal Sonography: Technique, Anatomy, Semeiotics and Pathological Findings in Rheumatic Diseases. Springer, 2007.
4) Morrison WB, et al: Arthritis, Theodore Miller, et al: Diagnostic Musculoskeletal Radiology. McGraw-Hill Professional, 2004.
5) Cimmino MA, et al: Magnetic resonance imaging of the hand in psoriatic arthritis. J Rheumatol 83 (Suppl l): 39-41, 2009.

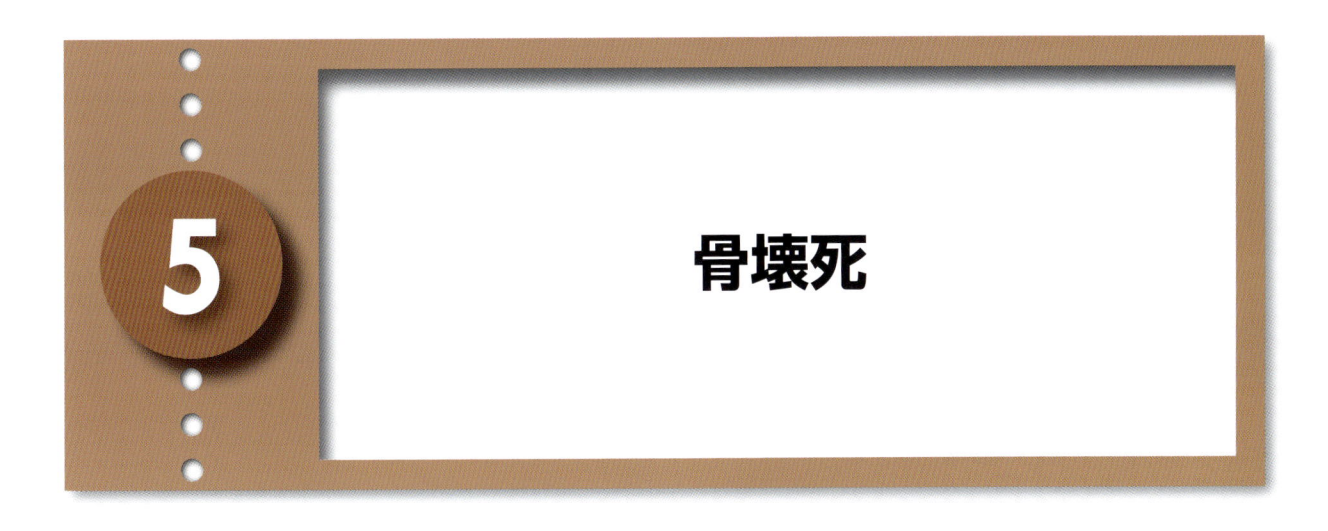

5 骨壊死

section 1 骨壊死

　一般に骨壊死（osteonecrosis）は非感染性の阻血性壊死性病変を意味する．感染性ではないことを強調したい場合，無腐性壊死（aseptic necrosis），病因としての血行障害を強調したい場合に阻血性壊死（avascular necrosis）といった診断名が用いられる．骨幹や骨幹端に発生した骨壊死を骨梗塞ないし骨髄梗塞として別に扱う．組織学的に阻血壊死部では造血細胞，脂肪細胞とともに骨細胞の核は消失し，骨細胞の死滅により骨組織のミネラル化不全を生じ骨壊死に至る．

　多くの骨壊死は原因や発症機転が不明であり，真の原因を特定できない骨壊死を特発性骨壊死（idiopathic osteonecrosis）と称する．これに対し，骨壊死との関連性が確実な物理的障害（表1）が先行する場合，続発性ないし症候性骨壊死（symptomatic osteonecrosis）と呼ぶ．他の病態との関連性が強く疑われるが，現時点において骨壊死発生との間に直接的な因果関係が確認されない基礎疾患に合併した骨壊死は広義の特発性骨壊死に分類される（表2）．SLEやステロイド使用者は全身の骨関節に骨壊死が生じるリスクがある．

　「骨端症」は小児の骨端に生じる単純X線撮影でみられる骨の不整，硬化を主

●表1　症候性骨壊死の原因

1．外傷性	a．骨折 b．脱臼
2．塞栓性	a．減圧病（潜函病） b．先天性疾患 　（鎌状赤血球症，Gaucher病）
3．放射線照射	
4．術後	

●表2　特発性骨壊死の誘因

1．副腎ステロイド	a．膠原病（SLE，PSS，DM，抗リン脂質抗体症候群など） b．移植後（特に腎移植後） c．ネフローゼ症候群 d．血液疾患（再生不良性貧血，ITPなど） e．炎症性腸疾患（Crohn病，潰瘍性大腸炎など） f．脳脊髄術後 g．Cushing病
2．アルコール	
3．妊娠	
4．慢性肝障害	
5．膵炎	
6．痛風	
7．HIV感染	

体とする病態の総称で，過去にはいずれも骨壊死と認識されていた．しかし，これらの病態には正常の発育過程における正常変異が多数含まれており，誤解を生じやすく，医学用語として積極的に使用しないことが推奨される．

section 2 　大腿骨頭壊死症と Perthes 病およびその鑑別診断

1　特発性大腿骨頭壊死症

　外傷後も含めて大腿骨頭壊死は症例数が多いが，荷重関節障害である点において臨床的重要性が高い．阻血性障害が生じた時点では無症候であるが，骨頭圧潰や軟骨下骨骨折の発生により高度な疼痛を生じる．しばしば同時性，異時性に両側発生を認める．組織学的には軟骨下から骨壊死層，修復反応層，健常層の三層構造を呈し，時間の経過とともに骨壊死層に圧潰，軟骨下骨骨折（crescent sign として認められる），骨硬化，分節化が，修復反応層に血管豊富な肉芽形成，線維組織形成および漸次置換（creeping substitution）が生じる．MRI では修復層を示す T1 強調像で低信号，T2 強調像で高信号の帯状構造（バンド像）が特徴的で，一般に T1 強調像で，骨壊死発生後 4 ～ 6 週後に認識可能となる（図 1）．骨頭の圧潰に伴い骨髄にびまん性の骨髄浮腫（T1 強調像で低信号，T2 強調像で高信号）を生じ，バンド像は不明瞭となっていく（図 2，3）．単純 X 線写真では早期には病的所見を認めないが，骨壊死発生後数か月の経過で反応性充血による骨吸収，反応層の骨硬化，軟骨下骨骨折（図 2，3）などが観察可能となる．壊死部が広範な例では変形性関節症に進行する（図 4）．

　特発性大腿骨頭壊死の診断基準では，外傷（大腿骨頸部骨折，外傷性股関節脱臼），大腿骨頭すべり症，骨盤部放射線照射，減圧症などに合併する大腿骨頭壊死，および小児に発生する Perthes 病は除

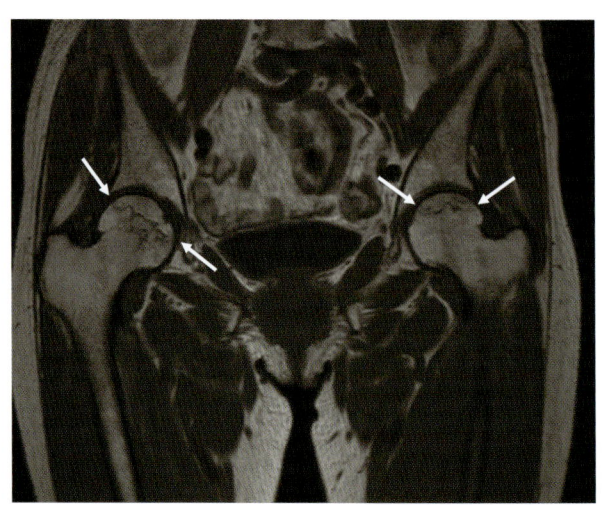

T1 強調冠状断像

◯図 1　特発性大腿骨頭壊死（68 歳，女性）

骨壊死巣を取り囲む reactive interface が帯状円弧状低信号として描出されている（矢印）．壊死巣と正常骨髄組織は等信号を呈し，比較的早期の病変であることが示唆される．

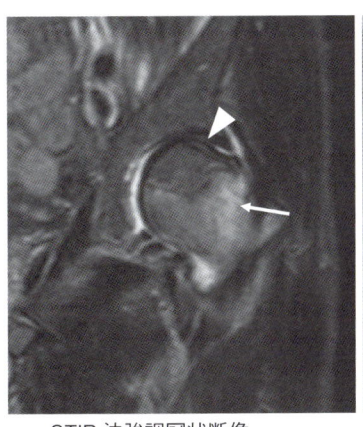

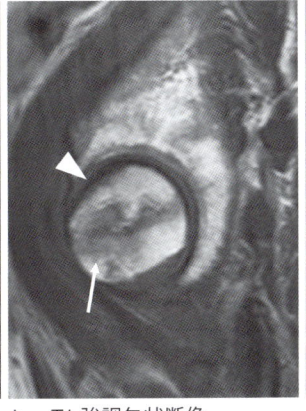

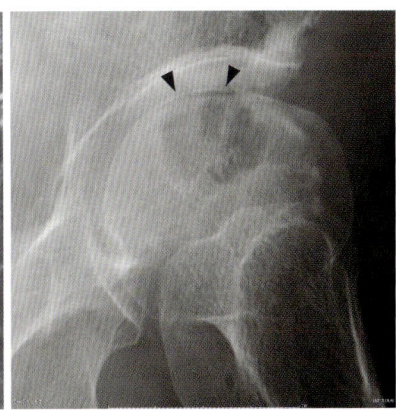

a．STIR法強調冠状断像　　　b．T1強調矢状断像　　　c．単純X線写真正面像

●図2　特発性大腿骨頭壊死（64歳，男性）

MRI（a, b）で壊死巣は正常骨髄とおおむね等信号を示す．低信号のreactive interfaceより遠位の骨髄組織に浮腫性変化が生じている（矢印）．b．荷重部外前部の骨頭圧潰（軟骨下骨折）（白矢頭）が描出されており，単純X線写真のcrescent sign（黒矢頭）に一致する．

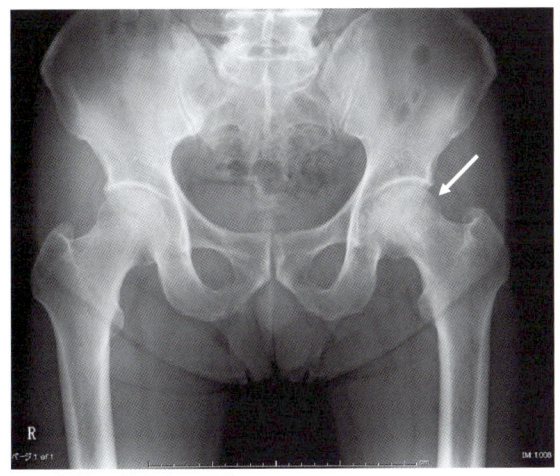

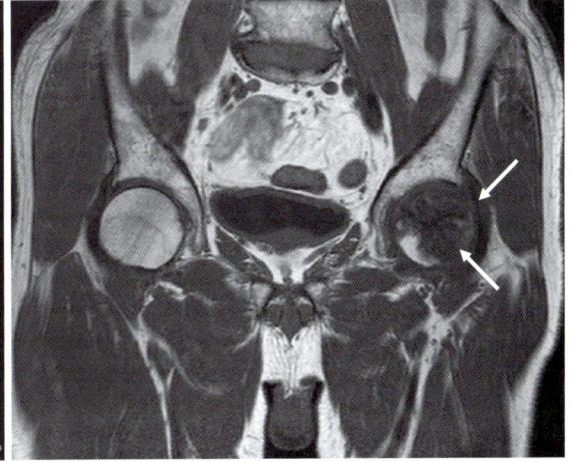

a．単純X線写真正面像　　　b．T1強調冠状断像

●図3　特発性大腿骨頭壊死（67歳，男性）

壊死組織には血管に富む肉芽組織の進入，線維組織増生が生じる．単純X線写真（a）で硬化性変化が認められ（矢印），T1強調像（b）上，骨壊死巣部の信号低下が著しい（矢印）．

外する．大腿骨頭壊死の診断基準（表3），病型分類（表4），病期分類（表5）には高い正診率と信頼性があり，これに従って画像所見を記載し診断する必要がある．

【骨壊死と鑑別すべき病態】

❶ 大腿骨頭軟骨下脆弱性骨折

　骨粗鬆症や肥満を基礎疾患として発生した骨頭軟骨下の骨折とこれに対する反応性変化（仮骨や肉芽形成）を主体とする病態である．単純X線写真で病初期には異常を認めず，骨折部がcrescent signを呈し，一見大腿骨頭壊死に似た像を呈する（図5）．MRIではT1強調像で低信号，T2強調像で高信号を呈する（骨髄浮腫像）ほか，T1強調像で修復性変化を示す骨頭軟骨下帯状低信号が認められる（図6）．大腿骨頭壊死で描出される帯状低信号と異なり，病変の広がりは滑らかではなく骨頭に平行の形態を呈するとされている．骨頭の圧潰が進行すると大腿骨頭壊死との鑑別が困

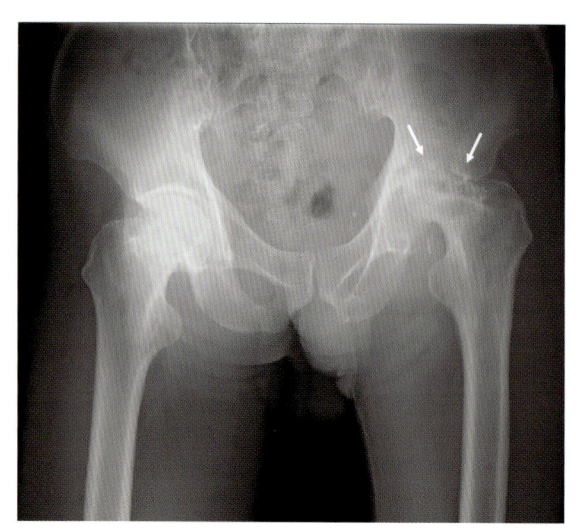

図4 特発性大腿骨頭壊死（58歳，男性）

骨頭の高度な圧潰を認める（矢印）．特発性大腿骨頭壊死の終末像．大腿骨頭壊死の治療の目的は圧潰と圧潰に続発する変形性股関節症の予防にある．

表3 特発性大腿骨頭壊死症の診断基準

1〜5のうち2項目以上を満たせば診断確定とする．
1. 単純X線写真で骨頭圧潰あるいは crescent sign（骨頭軟骨下骨折線像）
2. 骨頭内の帯状硬化像の形成
3. 骨シンチグラム：骨頭の cold in hot 像
4. MRI：骨頭内帯状低信号域（T1強調画像でのいずれかの断面で，骨髄組織の正常信号域を分界する像）
5. 骨生検標本での骨壊死像（連続した切片標本内に骨および骨髄組織の壊死が存在し，健常域との界面に線維性組織や漸次置換などの修復反応を認める像）

（厚生省特発性大腿骨頭壊死症調査研究班，2001より）

表4 特発性大腿骨頭壊死症の壊死域局在による病型分類

臼蓋縁と涙痕下縁を結ぶ線の垂直2等分線が臼蓋と交差した点から外側を臼蓋荷重面とする．

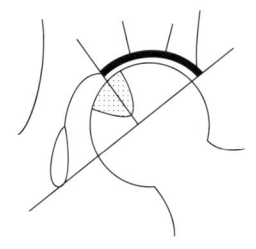

type a：壊死域が臼蓋荷重面の内側1/3未満にとどまるもの，または壊死域が非荷重部のみに存在するもの

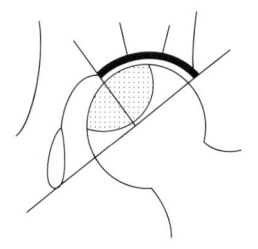

type b：壊死域が臼蓋荷重面の内側1/3以上2/3未満の範囲に存在するもの

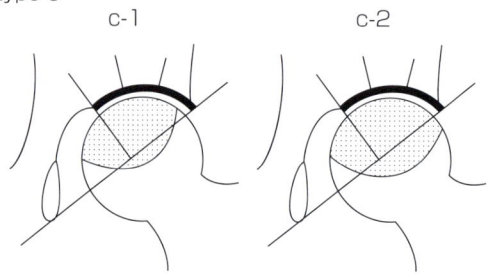

type c：壊死域が臼蓋荷重面の内側2/3以上に及ぶもの
　type c-1：壊死域の外側端が臼蓋縁内にあるもの
　type c-2：壊死域の外側端が臼蓋縁を越えるもの

（厚生省特発性大腿骨頭壊死症調査研究班，2001より）

表5　特発性大腿骨頭壊死症の病期分類

Stage 1：X線像の特異的異常所見はないが，MRI，骨シンチグラム，または病理組織像で特異的異常所見がある時期．
Stage 2：線像で帯状硬化像があるが，骨頭の圧潰がない時期．
Stage 3：骨頭の圧潰があるが，関節裂隙は保たれている時期（骨頭および臼蓋の軽度な骨棘形成はあってもよい）．
　Stage 3A：圧潰が3mm未満の時期．
　Stage 3B：圧潰が3mm以上の時期．
Stage 4：明らかな関節症性変化が出現する時期．

（厚生省特発性大腿骨頭壊死症調査研究班，2001より）

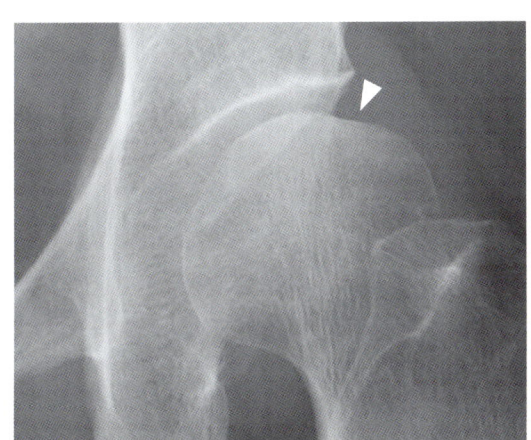

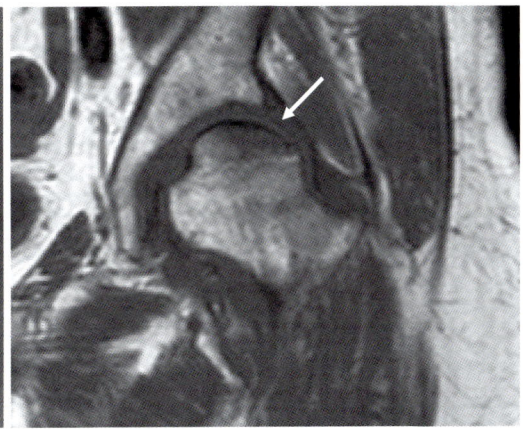

a．単純X線写真正面像　　　b．T1強調冠状断像

図5　大腿骨頭軟骨下脆弱性骨折（69歳，女性）

単純X線写真で大腿骨頭外側に陥凹とcrescent signが認められる（a矢頭）．T1強調像で同部に信号低下が描出されているが（b矢印），reactive interfaceは認められず，軟骨下脆弱性骨折がより疑われる．

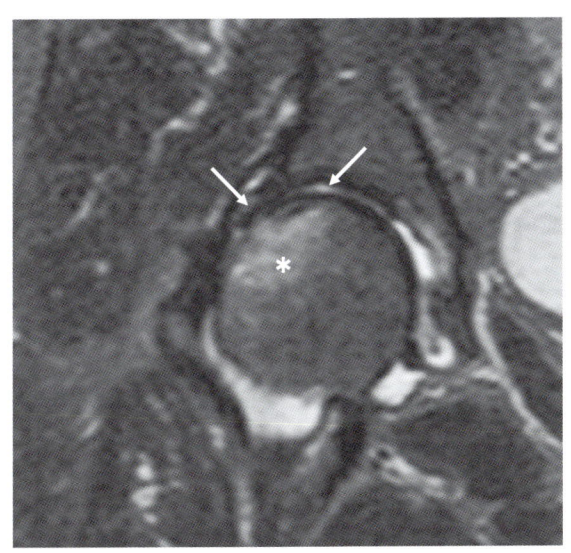

STIR法強調冠状断像

図6　大腿骨頭軟骨下脆弱性骨折（78歳，男性）

帯状低信号は骨折線を反映した所見であり，軟骨面に平行な形態を示している（矢印）．骨髄浮腫（＊）を伴う．

❷ **急速破壊型股関節症**（図7）

片側の股関節に1〜3年,多くは1年以内に高度な骨・軟骨破壊性変化を生じる原因不明の病態で,高齢女性に好発し多くは片側性である.疼痛は高度であるが関節の可動性は比較的保たれる.画像上,大腿骨頭壊死の所見は認められない.大腿骨頭下脆弱性骨折に起因との関連性が疑われている.

❸ **一過性大腿骨頭萎縮症**（transient osteoporosis of hip）

妊娠女性や中年男性に好発する原因不明の病態で,誘因なく股関節痛,歩行障害を生じる.単純X線写真で骨頭から頸部にかけて骨吸収を生じ,MRIで通常の大腿骨頭壊死に比べ広範な骨髄浮腫像を認める（図8）.症状が6〜12か月で自然寛解することが特徴で,画像もほぼ正常化する.

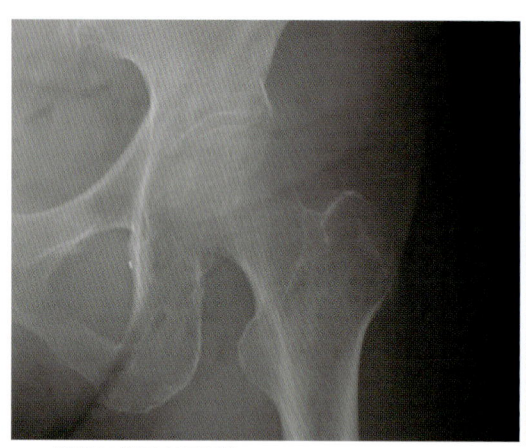

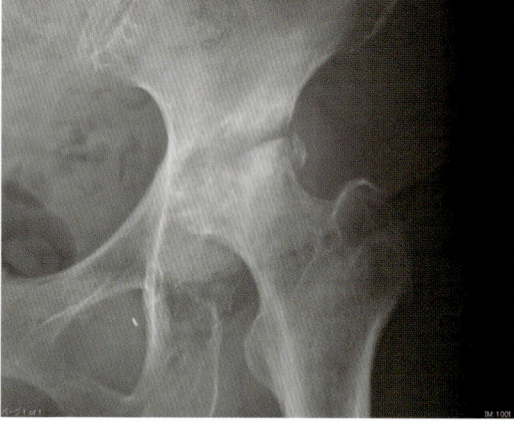

a. 単純X線写真正面像　　　　　　b. aの8か月後

▶図7　急速破壊型股関節症（83歳,男性）

左股関節痛を主訴として来院.初回の単純X線写真（a）で骨頭のびまん性骨萎縮が認められる.8か月の経過で急速に骨頭の破壊が進行し,骨頭は高度に扁平化している（b）.

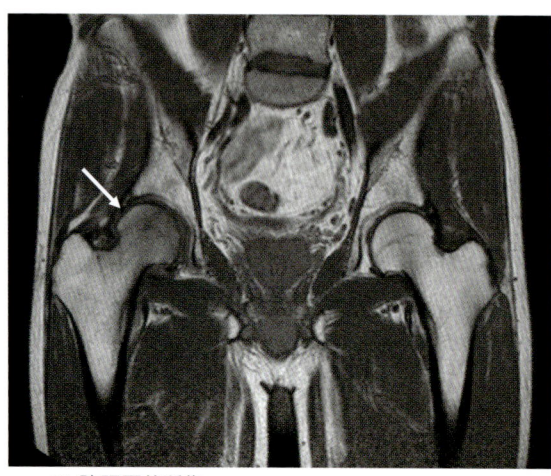

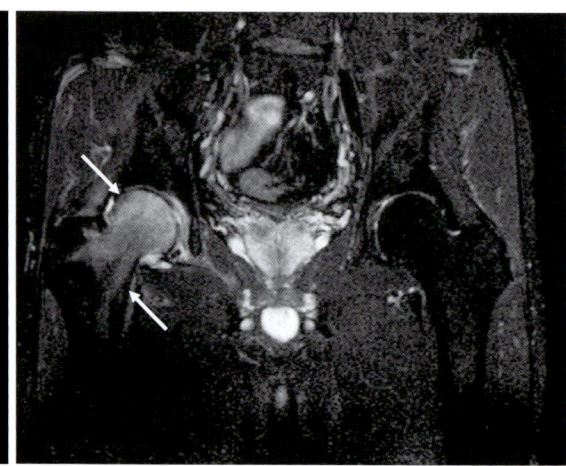

a. T1強調冠状断像　　　　　　b. STIR法冠状断像

▶図8　一過性大腿骨頭萎縮症（46歳,男性）

右大腿骨頭から頸部にかけて非特異的な信号異常が認められ（矢印）,骨髄浮腫に一致.reactive interfaceは認められない.

T1強調像で修復組織を示唆する帯状低信号がないことで大腿骨頭壊死と鑑別される．股関節以外にもみられ transient regional osteoporosis と呼ばれる．時に寛解後に他の関節に発症し，transient migratory osteoporosis と称される．

2 Legg-Calvé-Perthes 病（Perthes 病）

外傷によると推定されている小児の大腿骨頭壊死である．4～8歳の男児に好発し10～20％は両側性であるが，成人の大腿骨頭壊死とは異なり常に異時性で両側同時発生はみられない．骨壊死部の骨梁，骨髄の壊死から大腿骨頭の扁平化，陥没を生じる．その後，骨の吸収・新生を経て骨頭は修復されるが，さまざまな程度の変形を残す．単純X線写真は依然として重要な診断手技であり，股関節中間位正面像と開排位側面像を撮像する．大腿骨頭を前後方向で観察できる側面像が壊死範囲の診断に適する．経過中，軟骨下骨骨折である軟骨下透亮像（crescent sign）が認められるほか，骨幹端の嚢胞（metaphyseal cyst）も描出される．MRIで壊死部はT1強調像，T2強調像とも低信号を呈する（図9）．MRIは病変範囲の把握，臼蓋による大腿骨頭の被覆の状態を容易に観察できる点で優れる．Perhes病の病期分類として Catterall 分類（表6）が頻用されているが，MRIは単純X線写真で異常が出現する前から同分類を適応でき，治療方針の決定に役立つ．

a．T1強調冠状断像　　b．T1強調矢状断像

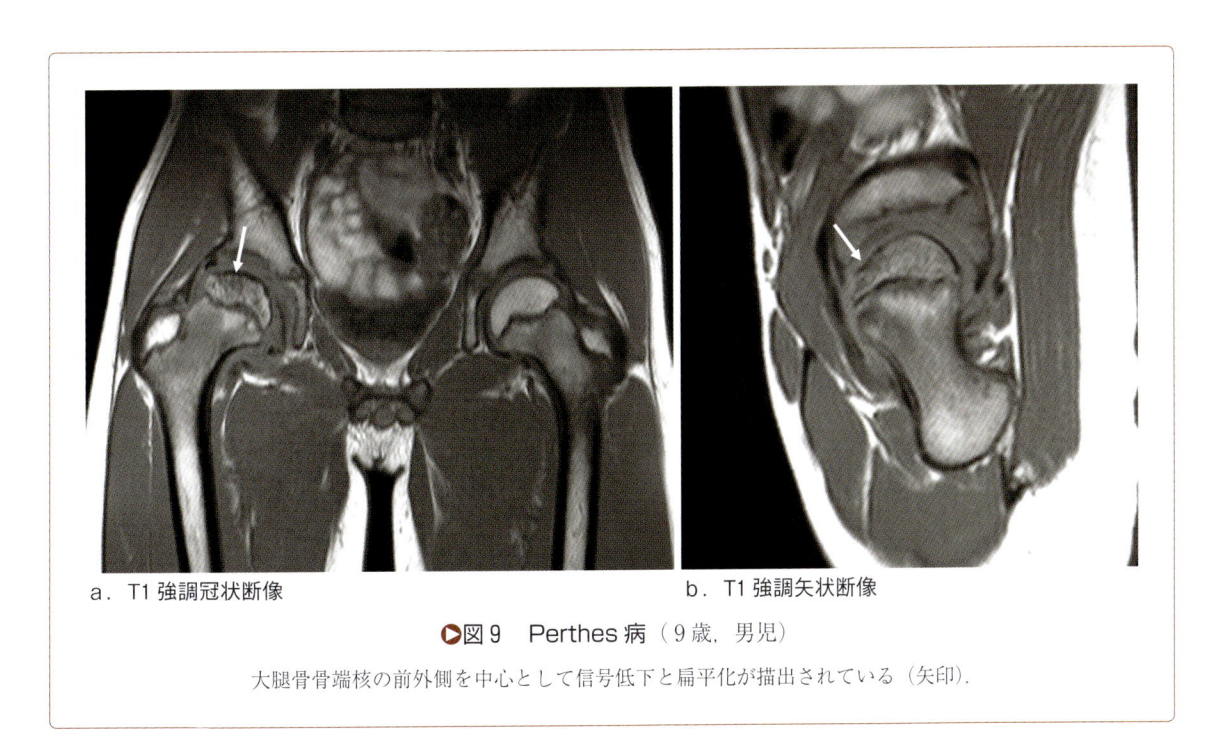

図9　Perthes 病（9歳，男児）
大腿骨骨端核の前外側を中心として信号低下と扁平化が描出されている（矢印）．

表6　Catterall 分類

Group I	壊死病巣は骨端核の前方中央部に限局．
Group II	壊死部が骨端前方1/2を占める．
Group III	壊死部が骨端前方1/2を超えるが健常部が後方に残存．
Group IV	骨端核のすべてが障害される．

Group I からIVの順に予後が悪い．Group I，IIは無治療で経過観察され，Group III，IVが治療の対象となる．実際にはGroup IIとIII，Group IIIとIVの識別が難しい．

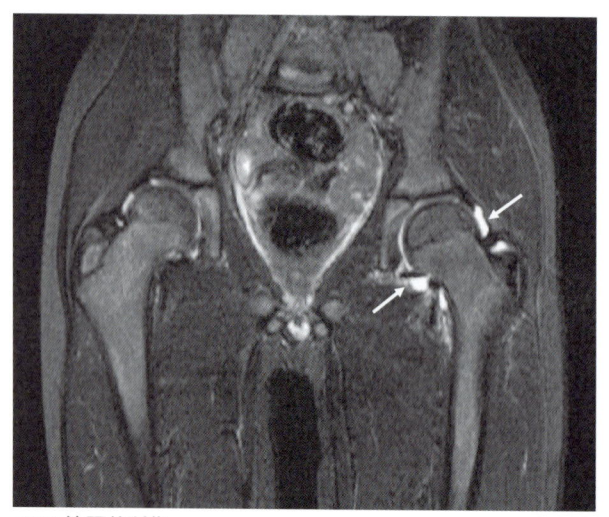

STIR法冠状断像

◯図10　単純性股関節炎（6歳，男児）
主訴は左股関節痛．左股関節腔に関節液増多（矢印）を認めるが，骨頭には異常を指摘できない．

❶ 単純性股関節炎（transient synovitis）

外傷などの誘因なく突然の高度な股関節痛，歩行障害で発症し，自然無治療で治癒する病態である．非特異的な滑膜炎である．好発年齢は5～6歳で，炎症反応はあっても軽度亢進にとどまる．MRIで関節液貯留がみられるが，臼蓋と大腿骨近位部の形態・骨髄信号は正常である（図10）．

❷ 化膿性股関節炎

乳児期から学童期前に後発する．治療の遅延によって関節の成長障害と変形を残すので，下肢の荷重関節では，早期（48時間以内）かつ確実に診断すべきである．炎症反応を確認し，関節液を採取し診断を確定することが重要である．MRIは単純X線撮影に先立って関節滑膜の異常を指摘できる点で有用であるが，MRIの撮像を待つために治療が遅れることは許されない．

section 3　大腿骨頭以外の骨壊死

❶ 膝関節特発性骨壊死

高齢女性の大腿骨内側顆の荷重部に突然の激痛で発症する「特発性骨壊死」は軟骨下骨の脆弱性骨折に起因することが報告され，MRIの経過とよく一致することが確認されている．発症早期には単純X線写真で病的所見を認めず，MRIで軟骨下骨に凸レンズ状の低信号線状構造に囲まれる．T1強調像で低信号，T2強調像で高信号の領域（図11）を認め，周囲骨髄に骨髄浮腫を伴う．時に半月板損傷に伴うことが知られている．時間経過に伴って，単純X線写真像上，これまで報告されてきた膝関節特発性骨壊死の所見が明らかとなる（図12）．時に離断性骨軟骨炎との鑑別が問題となるが，好発年齢が異なること，膝関節特発性壊死は荷重部に，離断性骨軟骨炎は顆間窩側に好発する点で異なる．

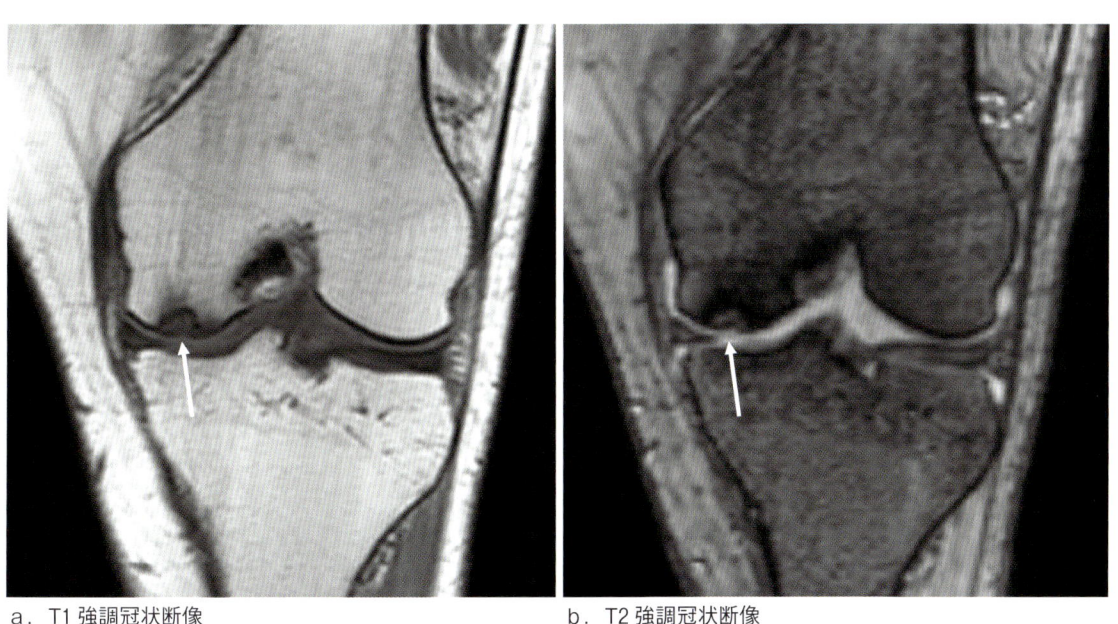

a. T1強調冠状断像　　　　　　　　　　　　　　b. T2強調冠状断像

●図11　特発性大腿骨骨壊死（軟骨下脆弱性骨折）（71歳，女性）

大腿骨内側顆荷重部に関節面の圧潰，関節軟骨欠損を認め，病変部（矢印）はT1強調像で低信号，T2強調像で軽度高信号を示し，周囲を低信号（骨硬化）で縁取られている．発症から8か月が経過しており骨髄浮腫は消退している．

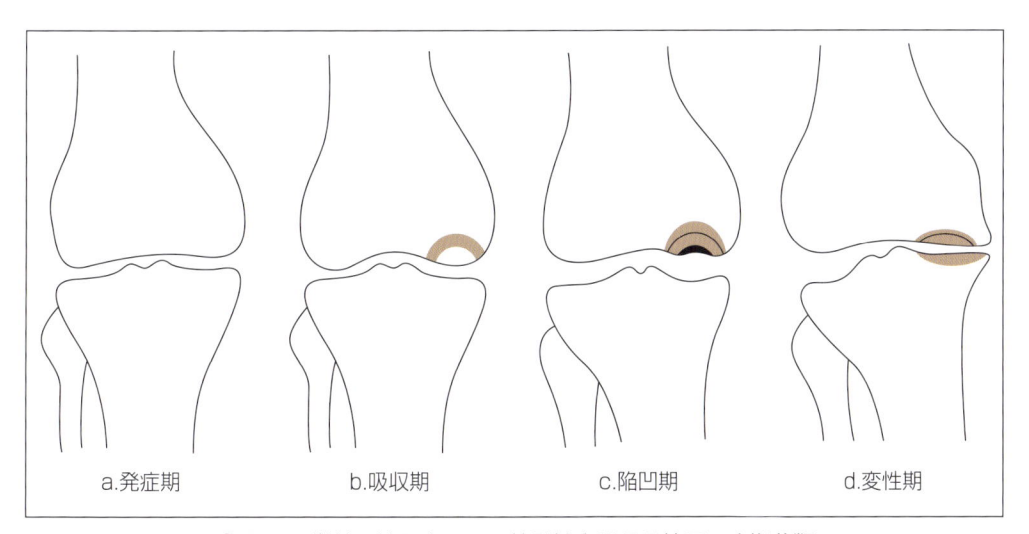

a.発症期　　　b.吸収期　　　c.陥凹期　　　d.変性期

●図12　単純X線写真による特発性大腿骨骨壊死の病期分類

a．異常所見はみられない．
b．発症2か月前後で壊死部（脆弱性骨折部）に骨吸収出現．
c．骨透亮像とその周囲の硬化縁が明瞭となり，その底部に石灰板（calcified plate）と呼ばれる板状石灰化を生じる．
d．石灰板は消失し骨吸収部に新生骨が添加されるが，関節裂隙は狭小化し二次性変形性膝関節症に進行する．
（津村弘：関節症と関連疾患．標準整形外科学，10版，p.588，2008，医学書院）

❷ **Kienböck病**：月状骨の無腐性壊死で，骨内または骨外の栄養血管不全や梗塞により生じる．誘因として骨折のほか，職業上の繰り返す微小外傷や尺骨の相対的短縮（ulnar minus variant）による月状骨への力学的負荷などが関与するとされている．よく手を使う青壮年に好発するが，女性や若年者，高齢者にも生じうる．症状は手関節部の運動痛，掌背屈制限，月状骨部の圧痛などで軽

度の腫脹を伴うことがある.

　骨折のない例では初期には単純X線写真で異常を認めないが，徐々に骨硬化像が出現し，月状骨の圧潰に進行する．月状骨の形態変化に伴い，手根骨間靱帯の弛緩，手根骨不安定症を経て変形性関節症に至る．MRIは他の骨壊死同様，Kienböck病の早期診断に有用であり，壊死部はT1強調像で低信号，T2強調像で中間信号を示す（図13）．

a．T1強調冠状断像　　　b．T2強調矢状断像

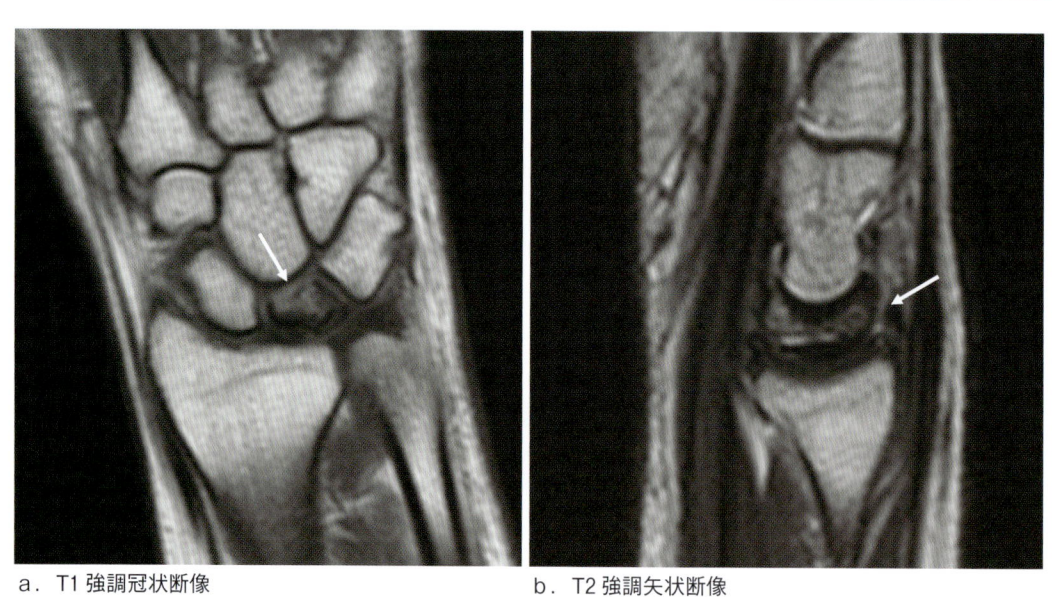

▶図13　Kienböck病（23歳，女性）
月状骨は圧潰し信号が低下している（矢印）．

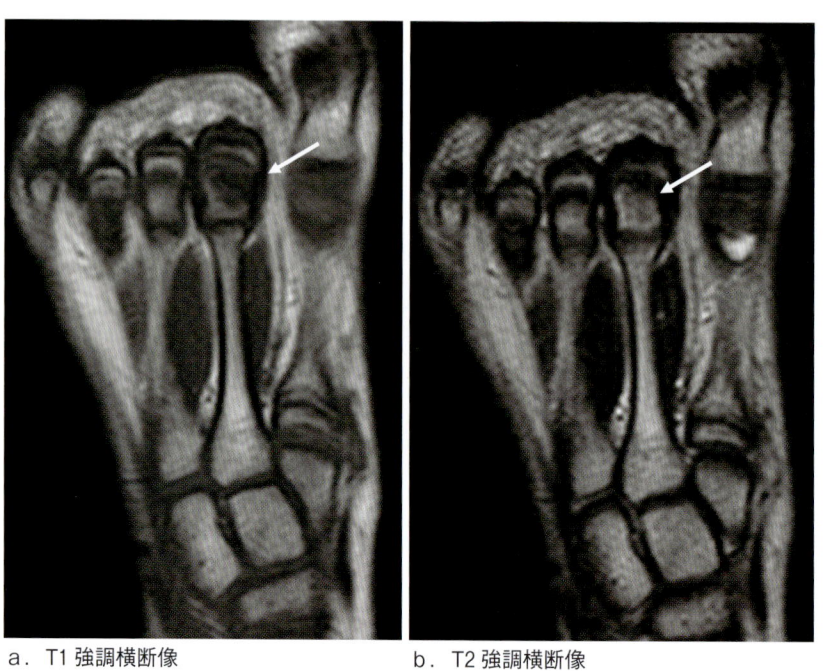

a．T1強調横断像　　　b．T2強調横断像

▶図14　Freiberg病（10歳，男児）
第2中足骨骨頭に正常骨髄との比較でT1強調像で低信号，T2強調像で等信号の領域を認める．同部の骨壊死に一致．

❸ **Freiberg 病**：中足骨頭に生じる外傷に続発する骨壊死で，第 2 中足骨頭に好発し，第 3 中足骨頭がこれに次ぐ．思春期女性に好発する．単純 X 線写真で骨頭の扁平化，硬化，辺縁不整が認められる．MRI 所見は他の部位と同様である（図 14）．

section 4　薬剤・放射線による骨壊死

1　ビスホスフォネート関連顎骨壊死 bisphosphonate related osteonecrosis of jaw（BRONJ）

　ビスホスフォネート製剤（以下，BP 製剤）は骨粗鬆症，転移性骨腫瘍，多発性骨髄腫の治療に広く用いられているが，近年，同薬剤に起因すると推定される難治性顎骨骨髄炎様疾患の存在が広く知られるようになった．主症状は顎骨の口腔内露出で，これに疼痛，腫脹，化膿性感染の合併，組織壊死，瘻孔形成を伴い標準的な歯科治療に反応しない．画像所見は歯周病で説明困難な歯槽骨吸収，歯槽硬線の肥厚と辺縁不明瞭，骨硬化，抜歯窩治癒遷延，腐骨形成などが認められる（図 15）．MRI は潜在性病変の検出に有用とされている．抜歯などの観血的処置が誘因とされており，BP 製剤関連顎骨壊死の予防における医科担当医から歯科担当医への確実な情報提供，適切な口腔衛生管理，患者教育の重要性が指摘されている．

2　放射線骨炎および骨壊死

　放射線照射に伴う骨芽細胞の機能障害，血管内膜炎によって骨基質の産生低下を生じる．骨の修復機転として骨梁に新生骨が添加され，単純 X 線写真で骨密度の低下と粗大な骨梁の混在として認められる．画像所見は Paget 病に似るが骨の膨隆を伴わない点で異なる．骨折を合併すると正常の骨修復が起こらず症状が遷延する．顎骨では感染が合併し複雑な像を呈しうる（図 16）．

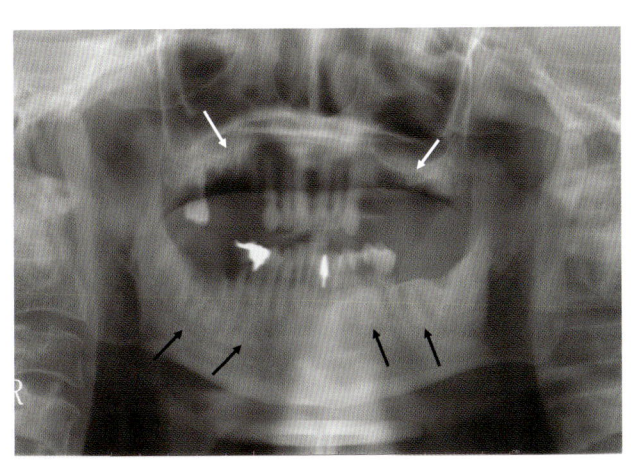

オルソパントモ撮影

▶図 15　ビスホスフォネート関連顎骨壊死（70 歳，男性）
歯槽骨吸収（白矢印），歯槽硬線の肥厚・不明瞭化（黒矢印）が認められる．

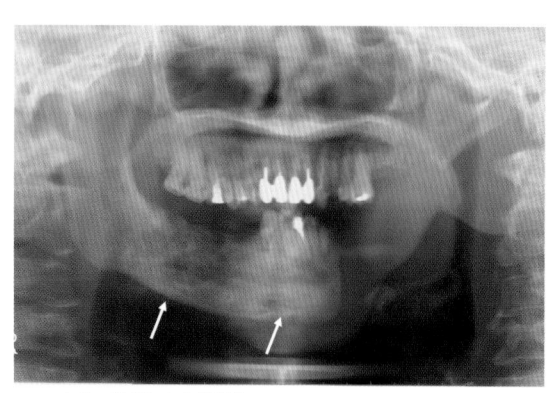

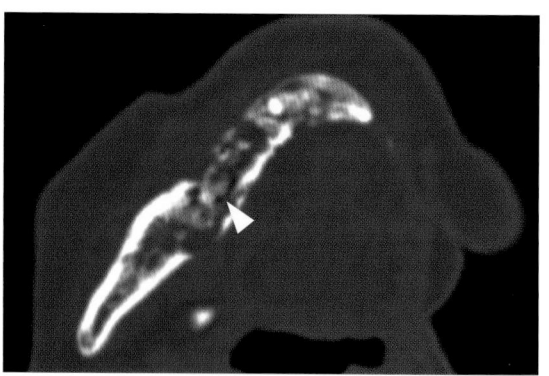

a. オルソパントモ撮影
b. 単純CT（骨条件）

◯図16 放射線骨壊死（62歳，女性）

左下顎歯肉癌術後再発に対する放射線治療後．a．前歯部から右下顎骨体部の境界不明瞭な骨破壊が描出されている（矢印）．b．CTで骨髄内にair densityが認められ感染の合併が示唆される（矢頭）．

文献

1) Carol LA：Evaluation of the marrow space in the adult hip. Radiographics 20：S27-S42, 2000.
2) 山本卓明：特発性大腿骨頭壊死の鑑別診断—特に軟骨下脆弱骨骨折，急速破壊型関節症について．リウマチ科44（4）：406-412, 2010.
3) 小熊栄二：小児の股関節疾患とPerthes病の画像診断．臨床画像22（5）：536-547, 2006.
4) 杉崎正志：ビスフォスフォネート関連顎骨壊死の臨床対応　慈大誌126（2）：59-70, 2011.
5) García-Ferrer L, et al：MRI of mandibular osteonecrosis secondary to bisphosphonates. AJR 190：949-955, 2008.

6 代謝性疾患

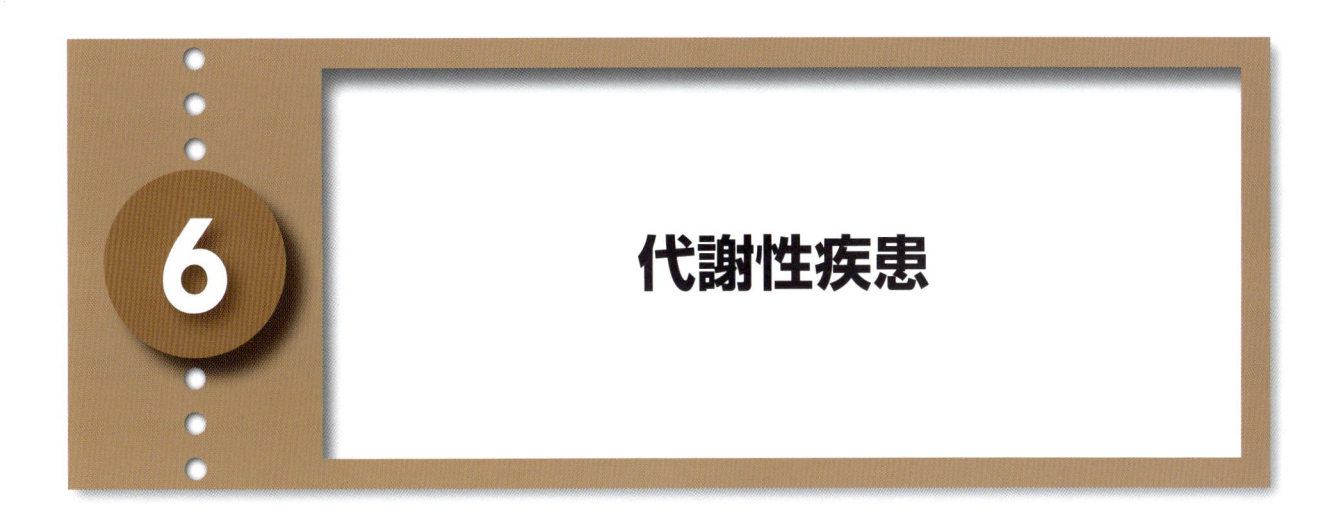

section 1　骨粗鬆症 osteoporosis

1 定義

1994年にWHO（世界保健機関）は骨粗鬆症を「骨量の減少と微細構造の劣化によって骨の脆弱化が悪化し，骨折の危険性が高まった全身性疾患」と定義した．その後，2001年にNIH（国立衛生研究所）が，「骨強度の低下によって，骨折のリスクが高くなる骨の障害で，骨強度は骨密度と骨質の両方が反映する」という，現在の定義を発表した．

骨粗鬆症は原発性と続発性に分類される（図1）．

2 診断基準

WHOの骨粗鬆症診断基準（表1）：骨密度のみによる判定，分類．
日本の原発性骨粗鬆症診断基準（表2）：骨密度に脆弱性骨折の既往，合併を加味した判定．
骨減少（osteopenia）は低骨量（T-score−1〜−2.5）と同義で用いられる．

● 表1　WHOの診断基準

正常	若年成人の平均値（YAM）の−1SD以上（T-score−1以上）
低骨量（骨量減少）	YAMの−1〜−2.5SD（T-score−1〜−2.5）
骨粗鬆症	YAMの−2.5未満（T-score−2.5未満）
重症骨粗鬆症	脆弱性骨折を合併する骨粗鬆症

YAM：young adult mean

● 表2　原発性骨粗鬆症の診断基準（2000年度改訂）

I．脆弱性骨折あり
II．脆弱性骨折なし

骨密度値		脊椎X線像での骨粗鬆化
正常	YAMの80%以上	なし
骨量減少	YAMの70%以上〜80%未満	疑いあり
骨粗鬆症	YAMの70%未満	あり

原発性骨粗鬆症	続発性骨粗鬆症	その他の疾患
①閉経後骨粗鬆症 ②老人性骨粗鬆症 ③特発性骨粗鬆症 （妊娠後骨粗鬆症など）	**内分泌性** 甲状腺機能亢進症／性腺機能不全／Cushing症候群 **栄養性** 壊血病／蛋白質欠乏症／ビタミンAまたはD過剰 **薬物** コルチコステロイド／メソトレキセート／ヘパリン **先天性** 骨形成不全症／Marfan症候群／ホモシスチン尿症 **その他** 関節リウマチ／糖尿病／肝疾患など	①各種の骨軟化症 ②原発性，続発性副甲状腺機能亢進症 ③悪性腫瘍の骨転移 ④多発性骨髄腫 ⑤脊椎血管腫 ⑥結核性脊椎炎 ⑦化膿性脊椎炎 ⑧その他

図1　骨粗鬆症の分類

3　骨量測定法

❶ 二重エネルギーX線吸収測定法（dual X-ray absorptiometry：DXA）

2種類のエネルギーレベルのX線を利用し，組織のX線吸収量の差を用いて骨量を測定する方法．

❷ 超音波骨密度測定法（QUS）

近年普及しつつある踵骨専用の骨密度測定装置を用いた方法．超音波が骨の中を通過する速度（超音波伝播速度 speed of sound：SOS）とその際に減衰する超音波の程度（超音波減衰率 broadband ultrasound attenuation：BUA）を測定し，この両者から骨の固さ stiffness を算出する．SOSは骨密度を，BUAは骨の硬度や骨量の3次元構造を反映するとされる．

❸ CT・MRIによる微細構造解析

骨梁構造は骨強度に関係する重要な因子である．骨強度は骨梁の直径の自乗に比例し，骨梁間距離の自乗に反比例する．骨梁構造の定量的な評価は，骨強度の把握や椎体骨折の危険度を知るのに有用である．

　a．**骨梁形状の評価**：骨梁の形状が棒状（rod様）であるか，板状（plate様）であるかを structure model index（SMI）という指数を用いて定量化する．ヒト椎体の骨梁構造は棒状構造が主体である．同じ骨量であれば，板状構造の方が強度的に強い．

　b．**異方性度の評価**：degree of anisotropy（DA）は骨梁の方向性を定量化したパラメータである．加齢に伴い骨梁は粗となり縦方向の骨梁が残り横方向の骨梁は細くなる．方向性の高い骨梁構造は，それに平行に作用する外力に対し高い強度を示すが，垂直方向の外力には強度が低い．

　c．**骨梁連結性の評価**：骨梁の接点（node）と接合部の分岐（branch）数を求め，Euler数（Euler's number）を算出する．Euler数＝node数－branch数．連結の位置や大きさは問題にしていない．

4 画像的評価方法

❶ 単純X線写真による椎体変形の計測法（図2）

椎体の前縁高をa，中央高をc，後縁高をpとし，a/pが75％以下，c/pが80％以下を骨折（変形）と診断する．楔状椎，魚椎，扁平椎に分類され，楔状椎は，a/pが75％以下の変形，魚椎は，c/aもしくはc/pが80％以下の変形，扁平椎は，a，c，pの各々が上位もしくは下位の椎体より20％以上減じている状態である．ただし，実際の骨折は変形が軽度でも生じていることがあるので注意する．

❷ 椎体変形の半定量評価法（semiquantitative [SQ] assessment）（図3）

椎体を視覚的に正常（grade 0），軽度変形（grade 1），中等度変形（grade 2），高度変形（grade 3）に分類する．

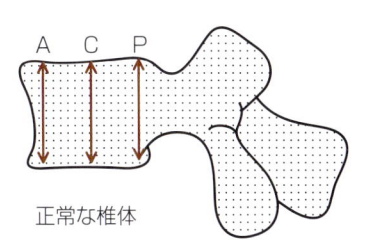

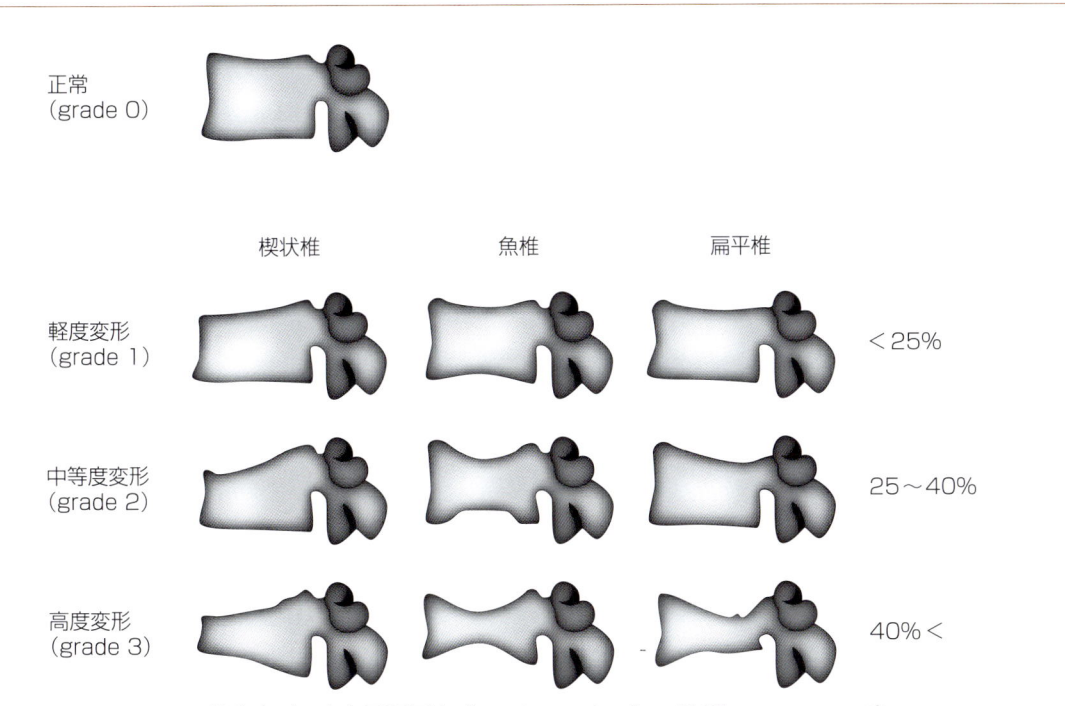

◯図2　単純X線写真による椎体変形の計測法

楔状椎：a/pが75％以下の変形．魚椎：c/aもしくはc/pが80％以下の変形．扁平椎：A，C，Pの各々が上位もしくは下位の椎体より20％以上の減少．

◯図3　椎体変形の半定量評価法（semiquantitative [SQ] assessment）

椎体変形の程度を，正常をgrade 0として，視覚的に軽度（grade 1），中等度（grade 2），高度（grade 3）に分類する．
（J Bone Miner Res 8(9)：1137-1148, 1993より改変）

5 椎体骨折のMRI所見（☞第8章）

椎体変形に乏しい場合，単純X線写真では診断が難しい．また，多くの場合新旧の骨折が混在しているので，新旧の鑑別はしばしば困難である．

MRIは，椎体変形のみでなく骨髄信号の変化を捉えられ，変形の少ない骨折でも診断できる．骨折時期の推定や病的骨折（腫瘍による骨折）との鑑別にも有用である．

早期（発症1～2か月後）椎体骨折のMRI所見として，以下のような所見がみられる（図4）．

 a．椎体変形：椎体上面または下面の陥凹
 b．骨髄浮腫：STIRあるいは脂肪抑制T2強調像は感度にすぐれ，骨髄浮腫が強い高信号として描出される．帯状ないしはびまん性の信号変化をきたすが，びまん性の場合，病的骨折との鑑別が問題となる．
 c．T2強調像における終板直下の線状低信号：骨梁の圧縮を反映すると考えられる．
 d．椎体の後方突出：骨折部分が先鋭な突出を示す．

発症後1か月を超えると，椎体の異常信号は減少し，最終的には椎体全体が脂肪髄の信号に戻

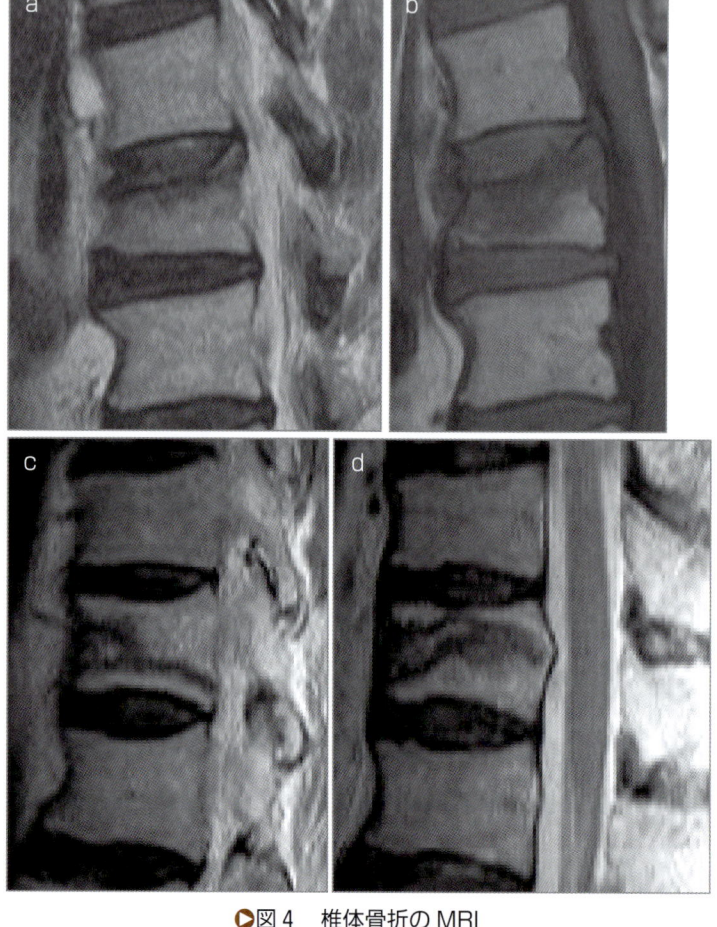

図4　椎体骨折のMRI

a．椎体変形（T2強調矢状断像）．上部終板の陥凹により楔状椎を示す．b．骨髄浮腫（T1強調矢状断像）．上部終板に平行な帯状低信号を示す．c．終板直下の線状低信号（T2強調矢状断像）．骨梁の圧縮を反映するとされる．d．椎体の後方突出（T2強調矢状断像）．椎体の先鋭な突出を示す．

る．ただし，高度の椎体変形をきたした場合，異常信号が残存する．骨硬化，線維化，壊死を反映すると考えられる．

section 2 くる病・骨軟化症

1 定　義

骨基質の石灰化障害により骨化しない類骨が過剰に存在し，その結果として病理的な変化をきたす疾患を骨軟化症という．くる病は骨軟化症と同じ病態であり，成長軟骨板が閉鎖する前の成長段階の障害をくる病と呼ぶ．

2 原　因

骨基質の石灰化障害に最も関与するのは，カルシウム，リン，ビタミンDの代謝異常である．骨軟化症の原因は，ビタミンDの代謝異常，リンの再吸収障害，その他の異常に大別される（表3）．

近年，くる病・骨軟化症の原因遺伝子として線維芽細胞増殖因子23（fibroblast growth factor 23：FGF-23）が発見された．これは，リン酸代謝に関連し，腎臓の近位尿細管においてナトリウム-リン酸共輸送体Ⅱa，Ⅱc型および25-水酸化ビタミン-1α-水酸化酵素の発現を低下させ，リン再吸収を抑制し，低リン血症をきたす．

●表3　くる病，骨軟化症の分類

1．ビタミンD欠乏	①栄養性ビタミンD欠乏 ②日光曝露不足 ③ビタミンD吸収低下 ④吸収不全症候群（スプルー症候群，胃，小腸切除後，Crohn病，膵液分泌不全，胆汁分泌不全）
2．ビタミンD活性化障害	①ビタミンD依存症Ⅰ型 ②薬剤性（抗痙攣薬） ③慢性腎不全，ネフローゼ，腎性骨異栄養症 ④肝不全（肝硬変，先天性胆道閉鎖）
3．ビタミンD受容機構障害	①ビタミンD依存症Ⅱ型
4．リン再吸収障害	①家族性低リン血症性ビタミンD抵抗性くる病 ② Fanconi 症候群 ③尿細管性アシドーシス
5．その他	①腫瘍性低リン血症性骨軟化症 ②低フォスファターゼ症 ③微量金属によるくる病，骨軟化症

（楊鴻生. 最新整形外科学大系 21　骨系統疾患，代謝性骨疾患. 中山書店，pp 304-309, 2007 より改変）

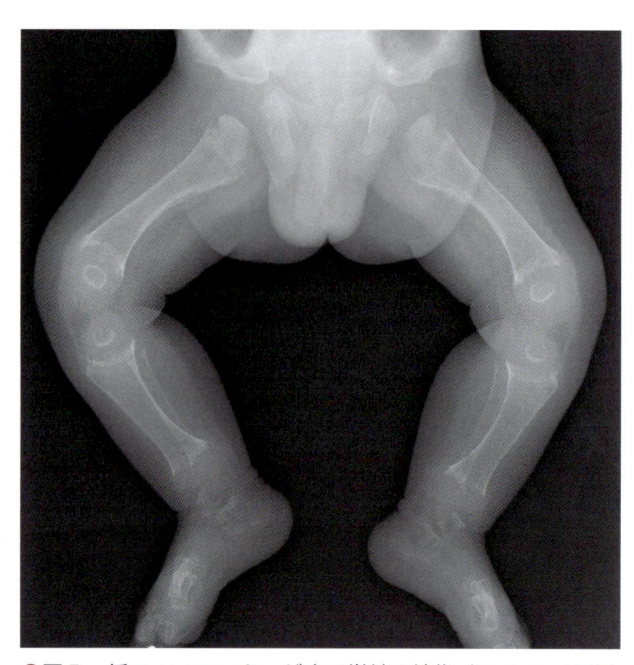

▶図5　低フォスファターゼ症の単純X線像（11か月，男児）

大腿骨や脛骨の骨幹端に杯状陥凹（cupping），刷毛状変化（fraying），横径拡大（flaring）がみられる．骨幹部には彎曲変形（bowing）がみられる．

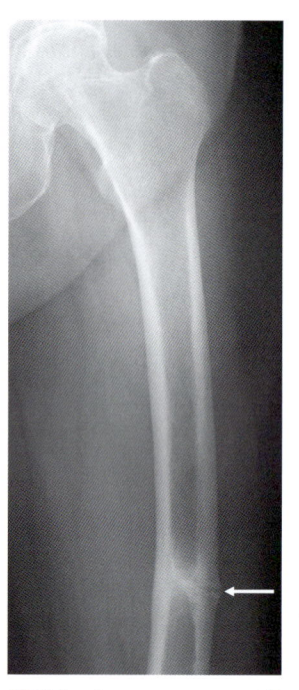

▶図6　Looser zone　左大腿骨単純X線写真正面像（60歳代，女性，骨軟化症の患者）

左大腿骨骨幹部の皮質骨に帯状の透亮像（Looser zone）を認める（矢印）．
（岩手医科大学放射線医学教室　江原　茂先生のご厚意による）

3 画像所見

❶ くる病

長管骨の骨幹端から骨端線および肋骨から肋軟骨移行部にみられる石灰化の遅延と成長軟骨帯の拡大が特徴的である．膝，手関節など成長の速い部位に顕著である（図5）．以下にくる病に特徴的な単純X線所見を列挙する．

 a．成長軟骨の刷毛状変化（fraying）：成長軟骨の肥厚，不均一，および予備石灰化層の不鮮明化
 b．骨幹端の杯状陥凹（cupping）
 c．骨幹端の横径拡大（flaring）：骨幹端最外層での膜内骨化による骨形成
 d．肋骨念珠（rachitic rosary）：肋軟骨移行部の結節状腫大
 e．長管骨の彎曲変形（bowing）：下肢のO脚，X脚
 f．横隔膜付着部の肋骨の陥凹（Harrison溝）
 g．骨盤骨の変形（triradiate pelvis），股臼底突出（protrusio acetabuli）

❷ 骨軟化症

初期では単純X線写真で異常を指摘するのは困難である．進行期で全体的な透過性亢進（骨梁や皮質骨の不鮮明化），彎曲変形を示す．椎体では魚椎変形が多椎体にわたり一様に認められる．

骨軟化症の骨折では，治癒過程で仮骨の骨化障害により骨折線が類骨で置換され，偽骨折あるいは Looser zone と呼ばれる線状の透亮像を示す（図6）．大腿骨近位部，恥骨，肩甲骨，肋骨などが好発部位で，骨皮質に垂直にみられる．この偽骨折が左右対称性にみられる場合，Milkman's pseudofracture と呼ばれる．

section 3 　副甲状腺機能亢進症 hyperparathyroidism

1 定義と分類

副甲状腺機能亢進症は原発性と続発性に分けられる．

原発性は副甲状腺に発生した腺腫や過形成などにより副甲状腺ホルモン（parathyroid hormone：PTH）の分泌が増加し，高カルシウム血症，低リン血症をきたす疾患である．一方，続発性は慢性腎不全や栄養障害など，副甲状腺以外の原因で低カルシウム血症が起こり，副甲状腺が過形成となってPTH の過剰分泌をきたす疾患である．

続発性副甲状腺機能亢進症では，カルシウムとリンのバランスが改善されると PTH の分泌が抑制され可逆的であるが，長期化すると不可逆的となり高カルシウム血症に移行する．このような病態を三次性副甲状腺機能亢進症という．

2 原因

原発性副甲状腺機能亢進症の原因は，80％が腺腫であり，15〜20％は過形成，1％が癌腫である．また，多発性内分泌腺腫症（multiple endocrine neoplasia：MEN）のⅠ型，Ⅱa 型において副甲状腺機能亢進症を伴うことが多く，これは副甲状腺過形成である．

続発性副甲状腺機能亢進症の原因は，慢性腎不全による高リン，低カルシウム状態や栄養障害によるビタミン D・カルシウムの摂取不足，ビタミン D 代謝障害などが原因としてあげられる（表4）．

○表4　続発性副甲状腺機能亢進症をきたす原因

1. 高リン低カルシウム状態	①慢性腎不全 ②長期血液透析
2. ビタミン D 摂取不足	①栄養障害 ②ビタミン D 欠乏性くる病・骨軟化症
3. カルシウム摂取不足，低カルシウム血症	①栄養障害 ②偽性副甲状腺機能亢進症
4. ビタミン D 代謝障害	①ビタミン D 依存性くる病・骨軟化症 ②ビタミン D 抵抗性くる病・骨軟化症
5. 低リン血症におけるリン負荷	
6. 胆道系疾患	
7. その他	①ステロイド投与 ②交感神経の緊張状態

（楊鴻生．最新整形外科学大系21　骨系統疾患，代謝性骨疾患．中山書店，pp 283-291, 2007 より改変）

3　画像所見（原発性）

　副甲状腺機能亢進症は，大半が内科的・泌尿器的により診断され，典型的な副甲状腺機能亢進症の単純X線像をみることは稀である．PTHの過剰分泌による特徴的な骨吸収像を示し，頭蓋骨や脊椎では骨吸収と骨硬化像を混ぜた像として認められる．以下に特徴的な単純X線像を列挙する．

❶ **骨膜下骨吸収像**：手指（特に示指，中指の橈側）に典型的にあらわれる．指節骨橈側，末節骨先端，鎖骨遠位端，脛骨・大腿骨・上腕骨の近位内側が好発部位である．
❷ **歯槽硬線の消失**
❸ **褐色腫**：嚢腫様透亮像，骨吸収と出血による変化（図7）．
❹ **頭蓋骨の salt and pepper appearance**：斑状の骨吸収と骨硬化像の混在．
❺ **rugger jersey spine**：椎体終板の骨硬化と椎体中央部の濃度低下（図8）．
❻ **腱・靱帯付着部の骨吸収像**：側頭筋付着部は病初期に高頻度（29％）にみられる．その他，大腿骨小転子，坐骨下縁など．
❼ **異所性石灰化**：長期透析患者でみられる（図9）．
❽ **透析アミロイド症による骨嚢腫像**
❾ **透析アルミニウム症による骨軟化症のX線像**

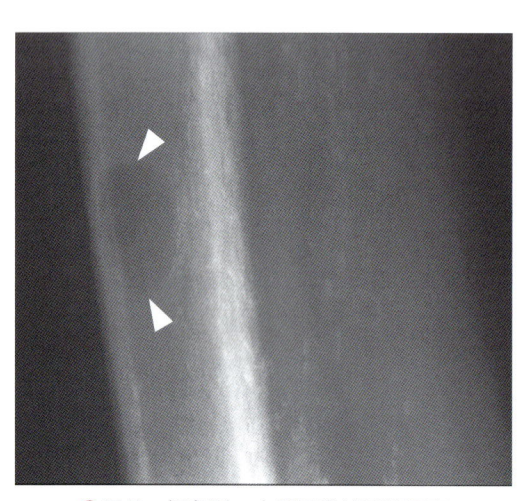

●図7　褐色腫　大腿骨単純X線写真
年齢不詳．皮質骨に地図状骨破壊を示す明瞭な透亮像（矢頭）を認める．
大腿骨の背側に石灰化した大腿動脈がみられる．（東京慈恵会医科大学　福田国彦先生のご厚意による）

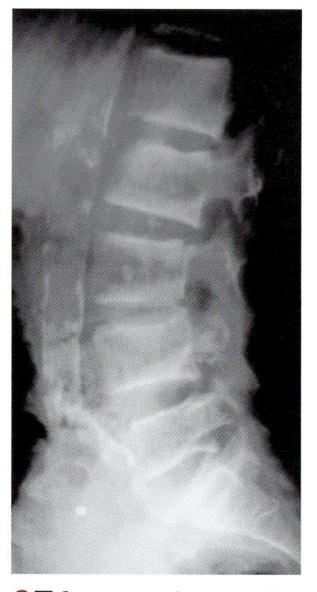

●図8　rugger jersey spine（腰椎単純X線写真側面像．50歳代，男性．長期透析患者）
椎体中央の帯状透亮像と終板に沿った淡い骨硬化像を認める．腹部大動脈に著明な石灰化がみられる．
（自治医科大学放射線医学教室　杉本英治先生のご厚意による）

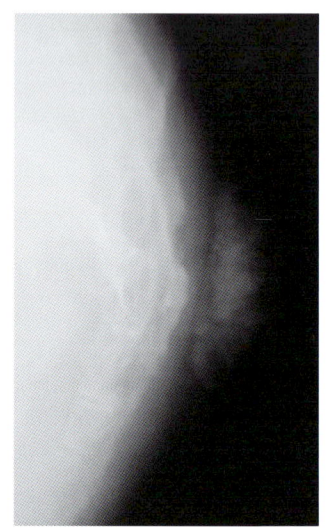

●図9　異所性石灰化（臀部単純X線写真側面像．図8と同一患者）
臀部皮下組織に腫瘤状の石灰化陰影を認める．

section 4 副甲状腺機能低下症 hypoparathyroidism

1 定義と分類

　PTHの作用が現れない状態を副甲状腺機能低下症といい，副甲状腺の異常によりPTHの合成，分泌ができなくなったもの（特発性および続発性）と，PTHは正常に分泌されるが標的器官が不応性のもの（偽性副甲状腺機能低下症）に大別される．

　特発性副甲状腺機能低下症は自己免疫疾患と考えられているが原因不明の場合もある．続発性副甲状腺機能低下症は甲状腺の手術や放射線照射，悪性腫瘍の浸潤により発生する．偽性副甲状腺機能低下症はⅠ型とⅡ型に分かれ，Ⅱ型は非常に稀である．

2 画像所見

　副甲状腺機能亢進症に比較すると，骨の変化は少ない．骨や靱帯付着部の石灰化，硬化像が特徴的な所見である．以下に特徴的な単純X線像を列挙する．
- ❶ 頭蓋冠の肥厚
- ❷ 頭蓋内（基底核）の石灰化
- ❸ 脊椎の靱帯骨化症
- ❹ 軟部組織（肩，股関節周囲）および靱帯付着部の石灰化

section 5 結晶誘発性関節炎 crystal-induced arthritis

1 定 義

　なんらかの結晶沈着に起因した関節炎．その原因物質として，尿酸ナトリウム（monosodium urate：MSU）結晶，ピロリン酸カルシウム（calcium pyrophosphate dihydrate：CPPD）結晶，ハイドロキシアパタイト（hydroxyapatite：HA）結晶，稀にシュウ酸カルシウム結晶があげられる．

❶ 痛風（gout）

　高尿酸血症を生じ，繰り返す急性関節炎と尿酸ナトリウム（MSU）結晶の関節内・周囲への沈着（痛風結節の形成），尿酸尿路結石および腎障害をきたす疾患である．原発性と二次性に分けられ，原発性の90％は尿酸排泄の減少，10％は尿酸の産生増加，1％未満は特異的酵素欠損に起因する．二次性としては，骨髄増殖性疾患，腎不全，アルコールの過剰摂取，薬物が原因としてあげられる．圧倒的に男性に多く（男女比20：1），女性では閉経後に多い．中高年が好発年齢である．最も侵されやすいのは母趾の中足趾節間関節で，その他，足関節，膝関節，手関節，肘関節が好発部位である．痛風の病期は，無症候期，急性期，中間期，慢性期の4期に分けられる．臨床的には確定診断

のために関節穿刺を行い，偏光顕微鏡を用いて負の複屈折性を示す針状の MSU 結晶を証明する必要がある．

急性期は単純 X 線写真上，特異的な所見に乏しく，境界不明瞭な軟部組織腫脹と軽度の骨塩減少を示すのみである．慢性期になると痛風に特徴的な像を示し，関節周囲に偏心性の軟部組織腫脹がみられ痛風結節を表す．痛風結節の周囲に明瞭な硬化縁を伴う骨侵食をきたし，結節を取り囲むように overhanging edge と呼ばれる骨新生がみられる．CT では，痛風結節が石灰化をきたしていない場合でも高吸収の軟部腫瘤として描出される（図10）．近年は dual energy CT により立体的な描出が可能となった．MRI では T1 強調像で筋組織と同程度の低信号，T2 強調像では低〜中間強度の信号を示し，造影 T1 強調像で均一な増強効果を示す．

❷ **ピロリン酸カルシウム結晶沈着症**（calcium pyrophosphate dihydrate〈CPPD〉crystal deposition disease）

ピロリン酸カルシウム（CPPD）が関節やその周囲に沈着して惹起される病態の総称であり，無症候性の軟骨石灰化症，症候性の偽痛風，結節性偽痛風，ピロリン酸関節症に分類される．確定診断には偏光顕微鏡を用いて正の複屈折性を示す菱形の CPPD 結晶を証明する必要がある．

a．**軟骨石灰化症**（chondrocalcinosis）

CPPD 結晶沈着症のうち，最もよくみられるもので，線維軟骨や硝子軟骨に石灰化をきたす．関節軟骨や半月板，三角線維軟骨，恥骨結合，寛骨臼蓋の関節唇等関節内に好発する．関節周囲組織にも沈着し，滑膜や関節包，アキレス腱，大腿四頭筋腱，椎間板線維輪，靱帯でみられる．

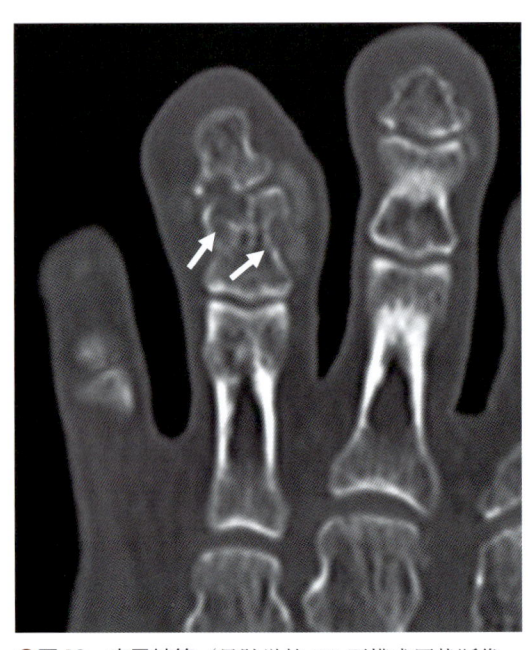

▶**図10 痛風結節**（足趾単純 CT 再構成冠状断像．91 歳，男性）

左第 3 趾に圧痛を伴う腫瘤を自覚したため来院した．趾節骨の周囲に高吸収構造物の沈着がみられる．血清学的に高尿酸血症を認め，病変部の皮膚瘻孔より白色顆粒状の MSU 結晶が漏出した．遠位趾節骨間関節や趾節骨の周囲には骨侵食がみられる（矢印）．

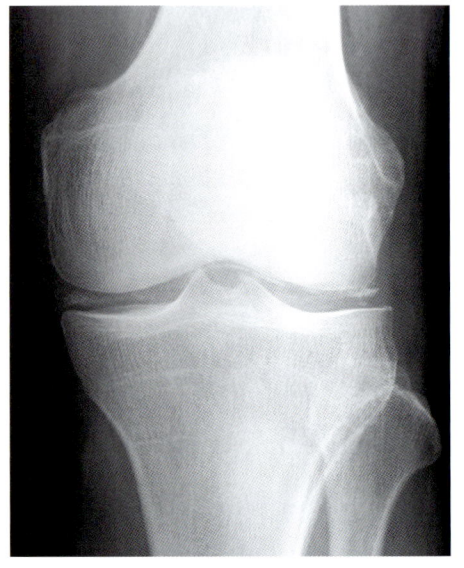

▶**図11 軟骨石灰化症**（左膝関節単純 X 線正面像．69 歳，男性）

半月板と関節軟骨に沿って石灰化陰影がみられる．典型的な軟骨石灰化症の像である．

加齢との関連はよく知られ，80歳以上の高齢者で約25%にみられる（図11）．膝では膝蓋大腿関節に強い変性の変化が現れること，手関節では舟状骨と月状骨が開大しstep-ladder状になることが知られている．近年，軟骨石灰化症の診断に超音波検査が有用であるとの報告があり，硝子軟骨内の高エコー病変として描出される．

b．偽痛風（pseudogout）

CPPD結晶が関節内に析出すると，痛風発作に類似した単関節性の関節炎を惹起する．膝関節，中高齢者に好発する．痛風との違いは，血清尿酸値が正常であること，単純X線上で軟骨石灰化症を認めることがあげられるが，確定診断には偏光顕微鏡で正の複屈折性を有するCPPD結晶の証明が必要である．

c．結節性偽痛風（tophaceous pseudogout）

関節周囲組織に腫瘤様の石灰化をきたすと結節性偽痛風と呼ばれる．

腫瘤状石灰化症（tumoral calcinosis）や長期透析患者でみられる石灰化症との画像的鑑別は困難である．確定診断には上述同様，CPPD結晶の証明が必要である．本症と関連した病変に，軸椎歯突起の周囲にCPPD結晶ないしハイドロキシアパタイト結晶が沈着するcrowned dens syndromeがあり，激しい後頸部痛をきたすのが特徴である（図12）．歯突起の背側に位置する環椎横靱帯の石灰化は日常のCT読影でも遭遇しうる病変であり，常に念頭に置く必要がある．

d．ピロリン酸関節症（pyrophosphate arthropathy）

手関節（橈骨手根関節，大菱形舟状骨関節，第1手根中手関節）や膝蓋大腿関節等の非荷重関節に好発する．画像的には関節軟骨の欠損，軟骨下嚢胞および硬化像を示し，変形性関節症に類似する．その他，関節リウマチ様の関節炎や神経障害性関節症に類似した骨破壊をきたす場合もある．

❸ ハイドロキシアパタイト結晶沈着症（hydroxyapatite arthropathy）

関節周囲の腱，靱帯，滑液包等の軟部組織にHA結晶が沈着する疾患．石灰化腱炎（calcific tendinitis）や石灰化滑液包炎（calcific bursitis）などの病名で呼ばれる．

好発部位は肩関節の棘上筋腱であり，次いで股関節（下前腸骨棘近傍や大転子近傍），肘関節（肘頭滑液包），手関節（尺側手根屈・伸筋腱），膝関節（大腿四頭筋腱や膝蓋靱帯），頸椎（頸長筋腱）に発生する．HA結晶は損傷や変性後の血流の乏しい組織に沈着しやすい．

HA結晶が関節腔や滑液包に漏出すると急性関節症状をきたす．また，関節内にHA結晶が沈着すると破壊性関節症をきたし，肩関節では腱板の著しい変性や断裂を合併する（Milwaukee shoulder）．

単純X線，CTでは腱や関節周囲の無構造な石灰化巣として描出される（図13a）．

MRIでは，HA結晶沈着はすべての撮像シーケンスで無信号を示す．肩関節では背景に腱周囲の炎症が存在することが多く，腱の不整と不均一な信号を認める．急性の関節炎をきたした場合，関節腔や滑液包の水腫や関節周囲組織の浮腫・炎症像を示す（図13b）．

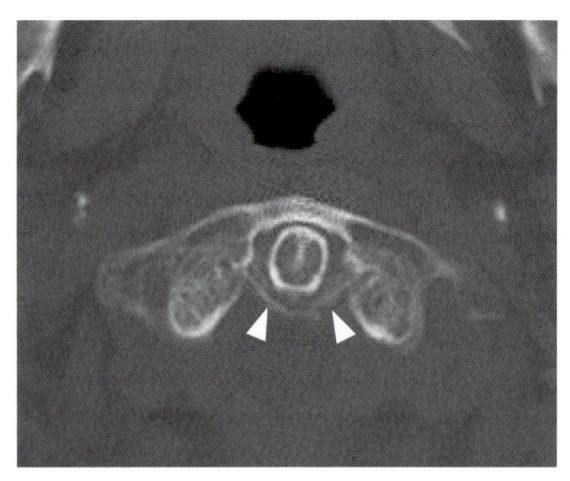

◯図12 環椎横靱帯の石灰化 crowned dens（頸椎単純CT. 87歳，女性）
環椎横靱帯に淡い石灰化を認め（矢頭），CPPD結晶沈着が示唆される．

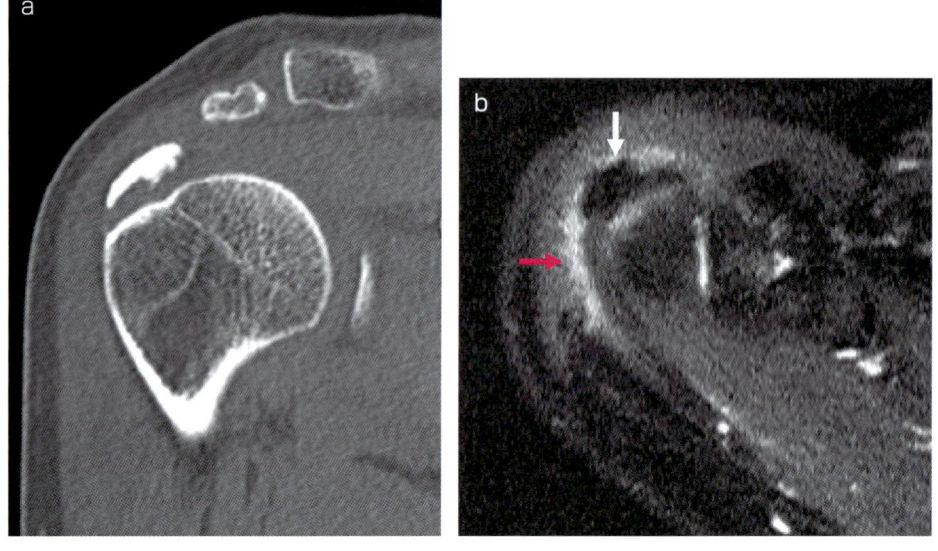

◯図13 石灰沈着性腱炎（55歳，男性）
a．肩関節単純CT冠状断再構成画像．棘上筋腱の大結節付着部近傍に密で無構造の石灰化を認める．
b．脂肪抑制T2強調軸位断像．石灰化は無信号の構造物として描出され（白矢印），三角筋下滑液包内に水腫がみられる（赤矢印）．

section 6 アミロイド関節症 amyloid arthropathy

　関節内や関節周囲に線維状異常蛋白であるアミロイド（amyloid）の沈着をきたすことにより惹起される関節疾患．その大半は長期透析に起因したものである．透析が長期化するほどアミロイド関節症の合併頻度は高くなり，20年以上で70％以上の透析患者に合併する．好発部位は肩関節，股関節，膝関節，手関節であり，左右対称性に侵される．
　単純X線撮影では骨侵食や軟骨下嚢胞を形成する（図14）．関節裂隙は保たれるが，アミロイド沈

6 アミロイド関節症 amyloid arthropathy | 69

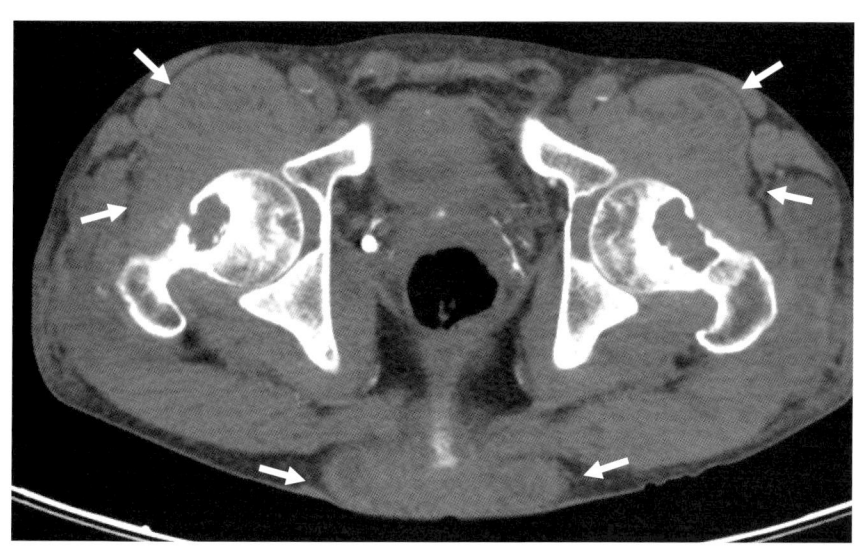

○図14 アミロイド関節症（透析アミロイドーシスによる）（骨盤部単純CT．60歳，男性）

血液透析の患者．仙骨部の腫瘤を主訴に来院した．尾骨の背側皮下組織や両股関節周囲に筋組織と等濃度の腫瘤形成があり（矢印），内部に石灰化はみられない．両大腿骨頭から頸部にかけて境界明瞭，円形の嚢胞様変化があり，アミロイド関節症の典型像といえる．

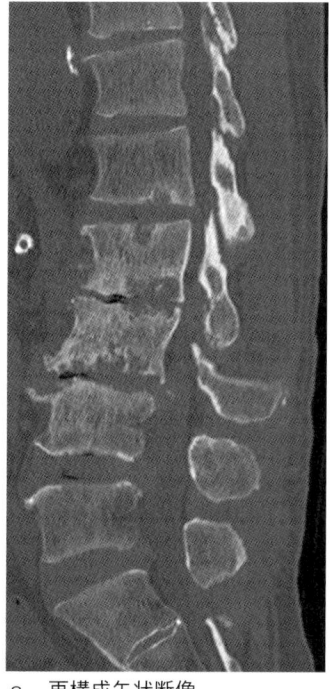

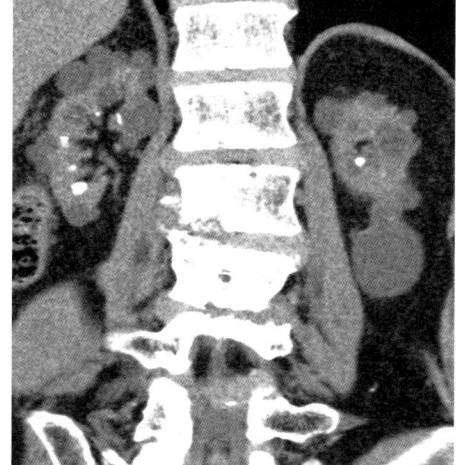

a．再構成矢状断像　　b．冠状断像

○図15 破壊性脊椎関節症（腰椎単純CT．58歳，男性）

a．第2/3および第3/4腰椎の椎間板は減高を示し，椎体終板に多嚢胞様のびらんがみられる．
b．一見，化膿性脊椎炎を思わせる像だが，両腎とも萎縮が著明で石灰化と大小多数の嚢胞形成を伴い，透析患者であることがわかる．
画像から破壊性脊椎関節症の診断に至ることのできる症例である．

着が進行すると関節破壊をきたす．

アミロイドはMRIのT1，T2強調像いずれも低信号を示すが，続発性滑膜炎の影響によりT2強調像で不均一な高信号が混在する．色素性絨毛結節性滑膜炎（pigmented villonodular synovitis：PVNS）でもT2強調像で低信号を示すが，ヘモジデリン沈着によりT2*強調像（磁化率強調像）で信号低下領域が拡大するため，鑑別可能である．

手根管症候群は長期透析（特に20年以上）によるアミロイド関節症のうち最も頻度の高いものである．手根管内の屈筋腱に沈着しやすく，正中神経を圧迫する．

破壊性脊椎関節症（destructive spondyloarthropathy：DSA）はアミロイド沈着に起因する急速進行性の脊椎破壊病変であり，長期透析患者の頸椎および腰椎に好発する（図15）．化膿性脊椎炎との鑑別が問題となるが，DSAでは椎間板の信号強度が保たれるないし信号低下を示すのに対し，化膿性脊椎炎ではT2強調像で高信号を示し鑑別の一助となるが，臨床像や血清生化学的な炎症所見の有無に留意する必要がある．

section 7　骨硬化症 osteosclerosis

単純X線上，骨陰影がびまん性に増強する疾患の総称．以下のものが代表的疾患である．

❶ 腎性骨異栄養症（renal osteodystrophy）

腎疾患に続発した副甲状腺機能亢進症と椎体終板の骨硬化像（rugger jersey spine）を合併したものである．詳細についてはsection 3の項目を参照のこと．

❷ 鎌状赤血球症（異常ヘモグロビン症，sickle cell disease）

ヘモグロビンS症ともいう．黒人に多い疾患である．異常ヘモグロビンであるヘモグロビンSを含む赤血球（鎌状赤血球）が血管内皮に付着し，血栓症や梗塞をきたす．また，溶血しやすく慢性的な貧血をきたす．

単純X線上，骨硬化像，骨透亮像いずれもきたしうるが，慢性変化としては硬化をみることが多い．脊椎や骨盤骨のびまん性骨硬化像や上腕骨頭の骨梗塞，骨粗鬆症による椎体終板の陥凹変形（H-vertebra）がよく知られた所見である．

❸ 骨髄線維症（myelofibrosis）（☞10章）

骨髄の線維化をきたし，造血細胞の低下と髄外造血をきたす疾患で，特発性と二次性（白血病やリンパ腫等に続発する）に分かれる．初期段階は症状に乏しいが，進行すると発熱，全身倦怠，貧血，脾腫をきたす．単純X線撮影あるいはCT上，びまん性骨硬化像を示す（図16）．骨シンチグラフィでは大関節周囲への集積を示し，骨髄シンチグラフィではcentral marrowの集積低下とperipheral marrowの集積亢進を示す．

❹ 大理石病（osteopetrosis）

破骨細胞の機能不全により未熟な骨が残存し全身の骨に硬化性変化をきたす疾患．骨陰影は増強するが脆弱であり骨折しやすい．遺伝性であり，4つの型：乳児型（常染色体劣性遺伝），成人型（常染色体優性遺伝），中間型（常染色体劣性遺伝），炭酸脱水酵素Ⅱ欠損症（常染色体劣性遺伝）に分類される．単純X線上，びまん性骨硬化像を示すが，その他に頭蓋底部の肥厚，硬化像，長管骨

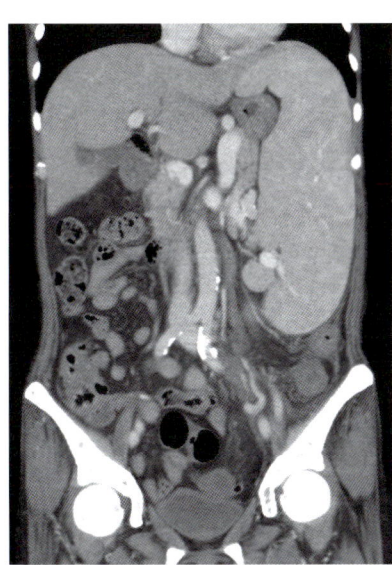

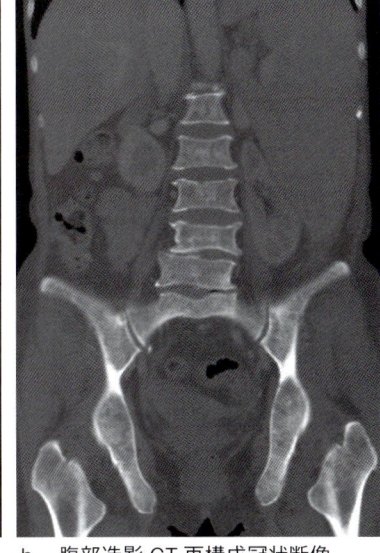

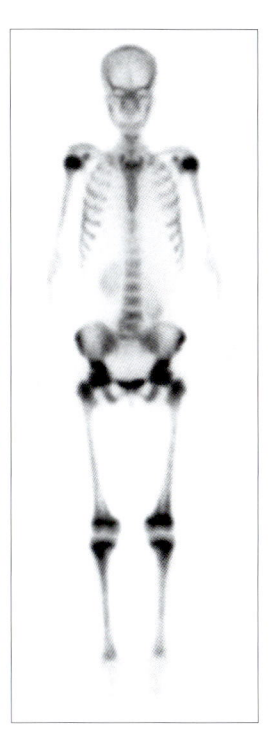

a．腹部造影 CT 再構成冠状断像　　b．腹部造影 CT 再構成冠状断像　　c．骨シンチグラフィ

▶図16　原発性骨髄線維症（60歳代，女性）

a．虚血性大腸炎で入院中，造影 CT を施行したところ，著明な脾腫を認めた．
b．bone window で骨格系を観察すると，びまん性のすりガラス様硬化像を示した．
c．骨シンチグラフィでは肩，股，膝関節の周囲に著明な集積高進を認めた．
　　骨髄増殖性疾患を疑い骨髄生検を施行し，骨髄線維症の診断を得た．

骨幹端のフラスコ様変形（Erlenmeyer flask deformity），椎体や指骨の骨輪郭内硬化像（bone-within-bone），椎体終板の陰影増強（sandwich vertebrae）が特徴的な所見である（図17）．

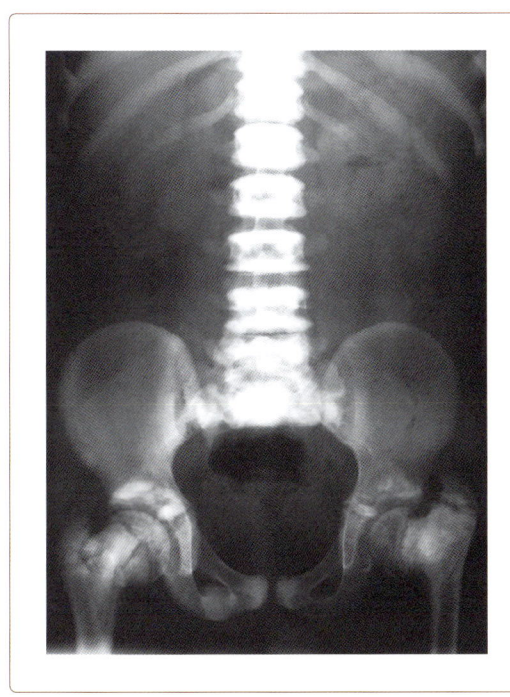

▶図17　骨大理石病（腹部単純 X 線写真正面像．9歳，男児）

脊椎の椎体終板に厚い硬化像を認め，sandwich vertebrae の像を呈する．
大腿骨，恥骨，仙骨，寛骨臼では内部に密な硬化像を認め，bone-within-bone の像を示す．
（自治医科大学放射線医学教室　杉本英治先生のご厚意による）

❺ 濃化異骨症（pycnodysostosis）

低身長，易骨折性，大泉門開存，末節骨の骨溶解像を特徴とするびまん性骨硬化性疾患．Toulouse-Lautrec症候群とも呼ばれ，画家ロートレックも患っていたことで知られている．破骨細胞の機能異常（カテプシンkの遺伝子異常）により骨の修復が障害され，未成熟な骨が増加する．単純X線上，びまん性骨硬化像を示し，長管骨の髄腔狭小化，変形と凸側の骨折，末節骨の骨溶解像（acroosteolysis），大泉門の開大がみられる．

❻ 転移性骨腫瘍（metastatic bone tumor）（☞ 2章）

びまん性骨硬化像をきたす骨転移は稀であるが，特に前立腺癌と乳癌はびまん性で造骨性の骨転移をきたす悪性腫瘍として有名である．

❼ 肥満細胞症（mastocytosis）

稀な疾患である．肥満細胞が皮膚や骨髄，リンパ節，消化管，肝臓，脾臓に浸潤し，メディエーターの放出により掻痒感，紅潮，胃酸分泌過剰による消化不良をきたす．確定診断は皮膚あるいは骨髄生検による．画像所見は，単純X線での骨吸収や骨硬化を示すほか，骨シンチグラフィでは多中心性ないしびまん性の集積亢進像を示す．腹部CTでは消化管浸潤を反映して腸管壁のびまん性肥厚を認める．

❽ 骨Paget病

骨吸収の異常な亢進とそれに続く過剰な骨形成により，骨の変形と骨強度の低下をきたす．アジア・アフリカ地域では有病率が低く，北欧以外のヨーロッパやアメリカ，オーストラリアでは0.1〜5％の有病率と報告されている．1970年代よりスローウイルス感染を病因とする仮説が考えられたが，明確な結論は出ていない．近年の研究で4つの遺伝子異常が家族性あるいは散発性のPaget病の患者で発見され，いずれも破骨細胞の誘導や機能発現に関与するものである．Paget病の罹患骨に骨肉腫や悪性線維性組織球腫等の悪性腫瘍が発生することがあり，発生率は健常人よりも高い．

単純X線像は，初期の骨吸収期と晩期の骨形成期およびその中間の混合期に分けてとらえることができる．骨吸収期では長管骨のV字状骨吸収像（blade of grass，頭蓋骨のosteoporosis circumscripta（境界明瞭な骨吸収）が特徴的である．骨形成期では骨梁の粗造化と皮質骨の肥厚・硬化像を示し，骨吸収像の部位が混在する．長管骨では弓状の変形を示し凸側でfissure fractureをきたすことがある．椎体骨のpicture frame appearance（額縁様の皮質骨肥厚）や頭蓋骨のcotton wool appearance（綿帽子状の硬化・吸収像）は特徴的所見である（図18）．

❾ 皮膚骨膜肥厚症（pachydermoperiostosis）

皮膚肥厚，骨肥大，ばち状指を三徴候とする遺伝性症候群．原発性肥厚性骨関節症（primary hypertrophic osteoarthropathy）とも呼ばれる．常染色体優性遺伝を示すが，原因遺伝子は特定されていない．

基礎疾患を有さないものと肺，心，甲状腺疾患に続発するものがある．

頭皮，前額部の皮膚に脳回様で深い皺襞を示す．前腕や下肢の長管骨には骨膜反応様の骨新生や骨肥厚に伴う髄腔狭小化を認める．四肢末梢は肥大し，ばち状指，爪甲の肥大・彎曲を示す．肺癌など主に肺病変に随伴して骨膜肥厚を生じることがある（二次性肥厚性骨関節症；図19）．

❿ 骨斑紋症（osteopoikilosis）

全身の骨，特に関節近傍や骨盤骨に多数の小円形骨硬化像を呈する疾患．

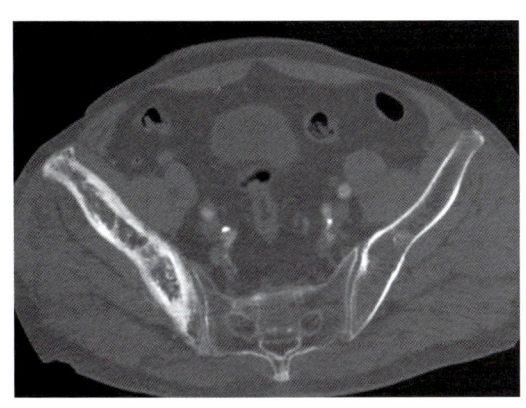

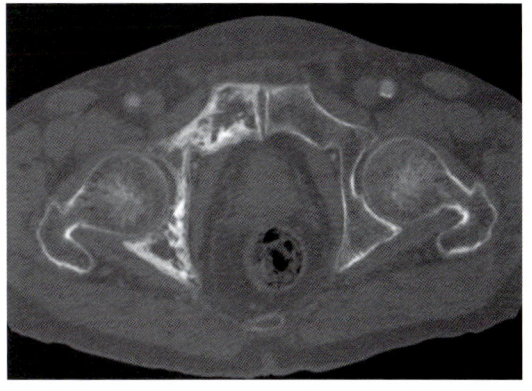

○図18 骨Paget病（80歳代，男性）
右腸骨・坐骨・恥骨の皮質の著しい肥厚と骨梁の減少と残存骨梁の肥厚をみる．病変部の骨は対側に比べて，やや大きい．

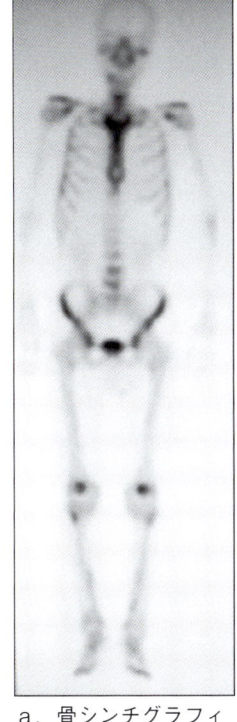

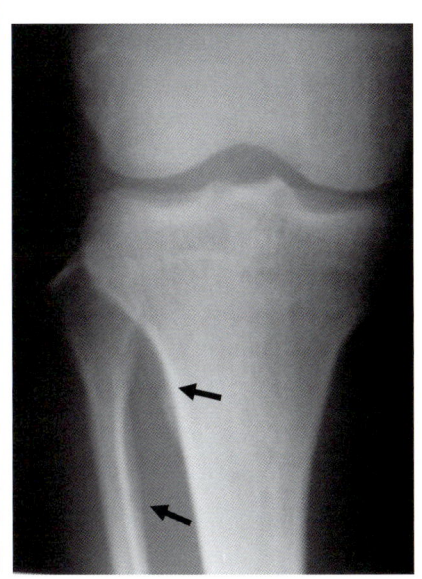

a．骨シンチグラフィ　b．右膝単純X線写真正面像
○図19 二次性肥厚性骨関節症（左肺癌の患者．60歳代，男性）
a．両脛骨の前縁に集積を認め，近位骨幹端でやや強い集積を示す．
b．脛骨および腓骨の近位骨幹端に層状の骨膜肥厚がみられる．左膝でも同様の所見があった．
（自治医科大学放射線医学教室　杉本英治先生のご厚意による）

　遺伝性（常染色体優性遺伝），無症候性であるため，単純X線写真で偶然発見されることが多い（図20）．びまん性硬化性骨転移との鑑別が問題となるが，bone islandの特徴（周辺骨梁の肥厚）がみられること，骨シンチグラフィで集積を示さないこと，対称性の病変分布より鑑別可能である．
　病理学的には局所性の骨硬化病変である骨島（bone island, enostosis）と同様のものである．骨斑紋症に無痛性の皮下硬結を合併する例がある（Buschke-Ollendorff症候群）．

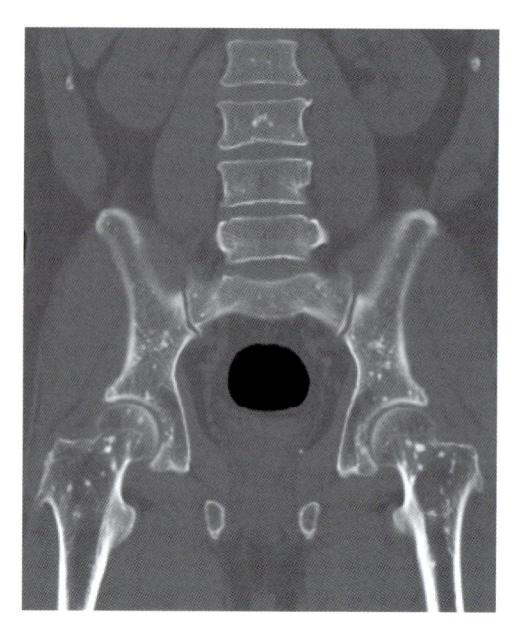

▶図20　骨斑紋症（腹部単純CT再構成冠状断像．47歳，男性）

交通外傷で救急搬送となり，スクリーニング目的のCTで偶然発見された．
両側の股関節周囲に小さな斑紋様硬化像が多発している．図14と比べていただきたい．個々の骨硬化像は小さくおおむね均一であるのが造骨性転移巣との違いである．

⓫ メロレオストーシス（melorheostosis）

非遺伝性，非家族性に発症する骨硬化性疾患．好発年齢は30歳代の成人，sclerotome（知覚神経の分布）に従って発症する．非対称性に分布し，下肢長管骨に好発する．病名の通り，蠟が流れ落ちるような骨内硬化像を示す．骨外への骨増殖や骨病変周囲の軟部組織の拘縮，異所性骨化も特徴的である．疼痛を伴うことが多い．

⓬ 線条骨症（osteopathia striata）

長管骨の骨幹端や腸骨翼に線条骨硬化像を示す疾患．頭蓋骨の硬化像を伴う例があり，伴わない例より重症度が高く，巨頭，口唇口蓋裂等の合併奇形がみられる．頭蓋骨の硬化像を伴わない例は孤発性である．一方，頭蓋骨の硬化像を伴う例では，近年になりX連鎖性優性遺伝との見方が有力である．

鑑別診断として骨斑紋症とメロレオストーシスがあげられる．これらは骨変形を伴わず骨硬化が特定の部分のみにとどまるという特徴がある．これらの特徴がさまざまな組み合わせでみられる疾患がある（混合型硬化性骨異形成症）．

section 8　先天的酵素欠損による蓄積性疾患

1　ライソゾーム蓄積症 lysosome storage disease

　ライソゾームはさまざまな酵素の働きにより老廃物の分解を行う細胞内の小器官である．ライソゾーム蓄積症は，先天的な酵素欠損または活性低下により未分解の代謝産物の蓄積をきたすものであり，主に下記の3つがあげられる．

❶ ムコ多糖症（mucopolysaccharidosis）（☞7章）
　Ⅰ～Ⅸ型（Ⅴ，Ⅷは欠番）まで分類され，酵素欠損によりデルマタン硫酸，ヘパラン硫酸，ケラタン硫酸，コンドロイチン硫酸の分解が阻害される．（所見は7章を参照）

❷ スフィンゴ脂質症（sphingolipidosis）
　スフィンゴ脂質は細胞膜の正常な脂質構成成分であり，酵素欠損によりスフィンゴ脂質の代謝産物が細胞内に蓄積し，神経細胞や骨等に変化を引き起こす．
　Gaucher病は最も頻度の高いスフィンゴ脂質症であり，β-ガラクトシダーゼの欠損により全身のマクロファージにグルコセレブロシドが蓄積する．常染色体劣性遺伝で3型に分類される．
　1型（非神経細胞障害性）：最も頻度が高い（全患者の90％）．2歳～成人期に発症．
　2型（急性神経細胞障害性）：最も頻度が低い．乳児期に発症．進行性の神経荒廃を示し，2歳までに死亡する．
　3型（亜急性神経細胞障害性）：発生率，酵素活性，重症度は1型と2型の中間．各型とも肝脾腫，リンパ節腫大，Gaucher細胞（グルコセレブロシドを貪食したマクロファージ）の骨髄浸潤を認める．
　X線所見としては，Erlenmeyer flask変形，骨壊死がみられ，Gaucher細胞の骨髄内蓄積による髄内圧亢進と微小血管閉塞が原因とされている．
　MRIによる骨髄内病変の評価（図21）やCTによる肝臓，脾臓の容積評価は診断や治療をすすめるうえで有用である．

❸ ムコ脂質症（ムコリピドーシス）（mucolipidosis）
　酵素欠損により糖脂質と糖蛋白（ムコ多糖）の両方が蓄積する疾患．Ⅰ～Ⅲ型に分類されるが，Ⅰ型はシアリドーシスの中に分類されるため，ムコリピドーシスⅠ型という呼び方は一般的でない．Ⅱ型とⅢ型は同一酵素の欠損（N-アセチルグルコサミンホスホトランスフェラーゼの欠損）が原因であり，Ⅲ型はⅡ型の軽症型である．
　臨床症状はムコ多糖症に類似するが，尿中にムコ多糖の排泄を認めない．骨病変は骨梁の粗造化や骨濃度減少，肋骨のオール状変形，脊椎椎体前下縁の舌状突出などムコ多糖症のHurler病に類似した所見を呈する．

2　ホモシスチン尿症 homocystinuria

　先天的な酵素異常のため血中にホモシスチンが蓄積し，尿中に大量排泄される遺伝性疾患．ホモ

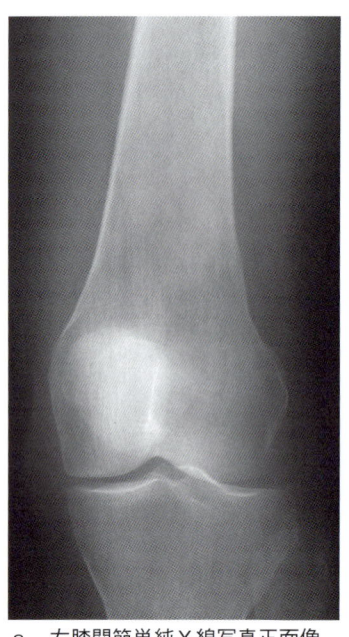

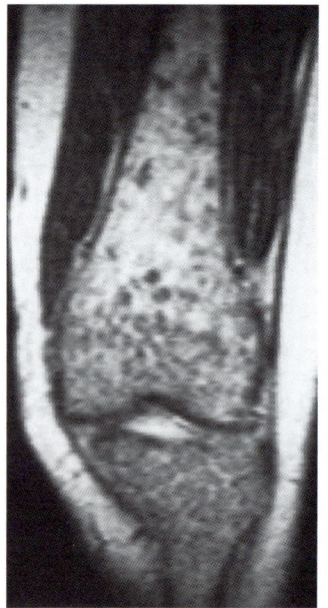

a. 左膝関節単純X線写真正面像　　b. MRI T1強調冠状断像

▶図21　Gaucher病（50歳代，女性）

a. 単純X線写真では，大腿骨と脛骨のいずれにも浸透性の透亮像を認め，皮質骨の菲薄化がみられる．
b. MRIでは脂肪髄内に斑状の低信号病変を認め，Gaucher細胞の蓄積が示唆される．
（岩手医科大学放射線医学教室　江原　茂先生のご厚意による）

シスチンはメチオニンから合成される含硫アミノ酸である．

　妊娠経過，出生時には異常ないが，出生後より精神・運動発達遅滞を発現し，年齢とともに眼症状（水晶体の下方偏位），骨格異常（長い四肢，高身長など），循環器系異常を呈する．動静脈血栓症は重篤な合併症で急死する例が少なくない．以下の3型に分類される．

　Ⅰ型：シスタチオンβ合成酵素欠損による．
　Ⅱ型：コバラミン（Vitamin B_{12}）代謝障害による．
　Ⅲ型：メチレンテトラヒドロ葉酸還元酵素欠損による．

　X線所見としては，Marfan症候群に類似し，脊椎側彎，後彎，骨粗鬆症による椎体の圧潰，扁平椎，魚椎，長管骨骨幹端の開大（flaring），骨端の拡大を示す．骨年齢は正常である．

文　献

1) 酒井昭典，他：骨密度が増加する疾患．中村利孝，他編：最新整形外科学大系21　骨系統疾患，代謝性骨疾患．中山書店，pp 230-265，2007．
2) 大薗恵一，他：全身的な骨代謝異常による疾患．中村利孝，他編：最新整形外科学大系21　骨系統疾患，代謝性骨疾患．中山書店，pp 276-304，2007．
3) Genant HK, et al : Vertebral fracture assessment using a semiquantitative technique J Bone Miner Res 8(9) : 1137-1148, 1993.
4) 上谷雅孝，他：急激な腰痛の画像診断．臨床画像25巻（8）：872-881，2009．
5) 伊東昌子：MRIによるヒトの骨強度（骨質）評価．骨粗鬆症治療9（4）：302-307，2010．
6) 篠崎健史，他：脂質代謝異常症の画像診断．臨床画像20(7)：846-857，2004．

7 小児の骨系統疾患

section 1 診断の原則

　骨系統疾患と骨異形成症（skeletal dysplasia，小人症 dwarfism はもはや用いない）の診断には通常，病歴，臨床所見，画像所見をもとに行われる．疾患遺伝子解析は 10 年前には 30 程度であったが，現在は 370 あまりの骨系統疾患の原因となる遺伝子変異の 2/3 近くが判明している[1]．
　頻度は疾患単位では少ない．最もよくみられる achondroplasia でも 1/25,000 出産程度[2]だが，骨系統疾患全体では 1/4,000 程度の有病率でもあり決して稀な疾患ではない[2]．

1 新国際分類について

　骨異形成症国際分類は 1970 年に提唱されて以来，過去に複数回の改訂を経て，現在改訂 2010 年版が最新[3]である．大きく骨異形成（bone dysplasia）と異骨症（dysostosis）に分類される．
　❶**骨異形成症の原因**：骨軟骨器官形成と恒常性維持に重要な遺伝子異常であり，年齢とともに変容し進行する．
　❷**異骨症の原因**：器官形成期にのみ重要な働きをもつ蛋白の異常であり，骨変化は生下時に完成し，生後に著しい形態変化はきたさない．
　骨異形成症国際分類は骨変化の類似性（対立遺伝子異常，あるいは共通の病態が想像される類似性）をもとにして各疾患単位を臨床的疾患グループとして分類している．これらは Spranger の提唱した bone dysplasia family（形態的類似性が病態の関連を示唆する疾患を"family"としてまとめた）のアイデアをもとにしている[4]．

2 撮影方法

　❶**全身骨の単純X線撮影**（bone survey）
　デジタルおよびマルチモダリティ時代の現代においても，骨系統疾患の診断は単純X線撮影が基

本であり，ほとんどはそれで必要かつ十分である．頭蓋骨2方向，頸椎および下位胸椎〜腰椎2方向，胸郭，上肢（肘関節，手関節，手部を含む），骨盤正面，下腿骨正面（膝関節，足関節を含む）と側面，新生児や死産児では全身像（babygram）を撮影する．

❷ その他の画像診断

頭蓋頸椎移行部の評価：軟骨無形成症や点状軟骨異形成症など多くの骨系統疾患が頭蓋頸椎移行部に狭窄などの異常をきたす．これらの評価にCT（スクリーニング検査としてはX線被曝が多い），特にvolume renderingによる3DCT，MPR画像およびMRI，T2強調像矢状断像は有用である．

3 診断のアプローチ法

骨系統疾患のX線診断は，全身骨サーベイの各部位の異常所見の有無を評価し，これらの組み合わせから，全体のパターン認識を行う．臨床的に頻度の高い疾患群のパターンの組み合わせを理解，記憶することで，Sprangerのbone dysplasia family（現在は骨異形成症国際分類[3]）のどれに該当するかを決め，さらにその中のどの疾患が妥当かを診断する．

section 2　主要な疾患：定義診断のポイント

1 FGFR3グループ

Fibroblast growth factor receptor（FGFR）3遺伝子の機能獲得型変異を病因とする疾患群である．この群を代表するプロトタイプが軟骨無形成症（achondroplasia）で，重症型が致死性骨異形成症（thanatophoric dysplasia），軽症型が軟骨低形成症（hypochondroplasia）である．この3つの疾患がSprangerの提唱するbone dysplasia familyのパターン認識の代表疾患（図1）である．軟骨内骨化が強く抑制された状態であり，X線所見上，軟骨内骨化で成長する部位（頭蓋底，椎弓，腸骨翼，Y軟骨，管状骨の骨端線）の低形成，短縮を認める（図2）．軟骨無形成症のほとんどの患児が同じ遺伝子変異をもつため，疾患の表現型がきわめて均質である．FGFR3共通変異はヒトの突然変異として最も頻度が高い[5]．

2 II型コラーゲングループ

II型コラーゲン遺伝子（COL2A1）変異を病因とする疾患グループである．表現形は先天性脊椎骨端異形成症（spondyloepiphyseal dysplasia congenita：SEDC）グループとKniest-Sticklerグループに大別される．SEDCの骨変化の特徴は傍体幹骨（椎体，恥骨，大腿骨）の骨化遅延（図3）であり，Kniest-Sticklerグループは管状骨骨端線の横径増加が原因と考えられるダンベル状変形が特徴的である．

SEDCのbone dysplasia familyには最重症型の軟骨無発生症2型（achondrogenesis type 2：

2 主要な疾患：定義診断のポイント　79

○図1　Bone dysplasia family の代表例：FGFR3 group

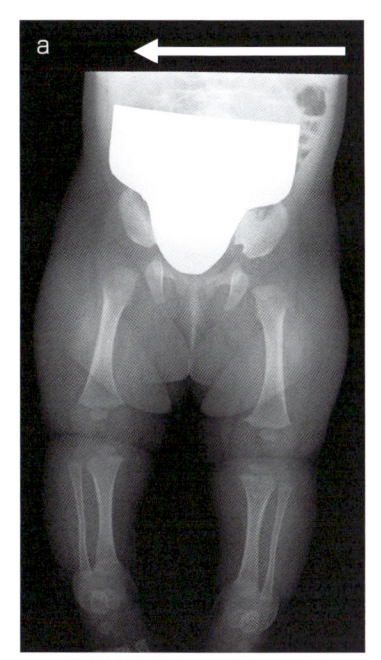

a．軟骨低形成症 hypochondroplasia　　b．軟骨無形成症 achondroplasia　　c．致死性骨異形成症 thanatophoric dysplasia

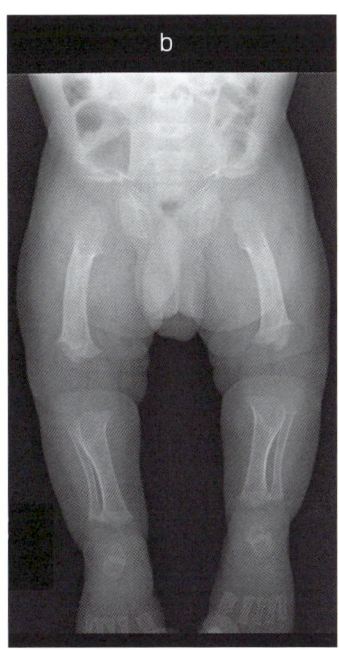

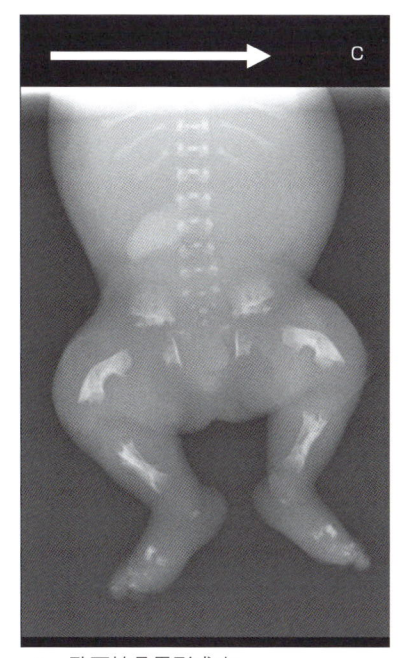

この3つの疾患スペクトラムは同一のFGFR3の遺伝子異常である．中央の軟骨無形成症がプロトタイプで，その軽症型が軟骨低形成症，その重症型が致死性骨異形成症である．いずれもFGFR3異常に共通する長管骨の短縮，骨幹端のcupping, flaring，腸骨の低形成，水平臼蓋など軟骨内骨化が強く抑制された状態を呈する．

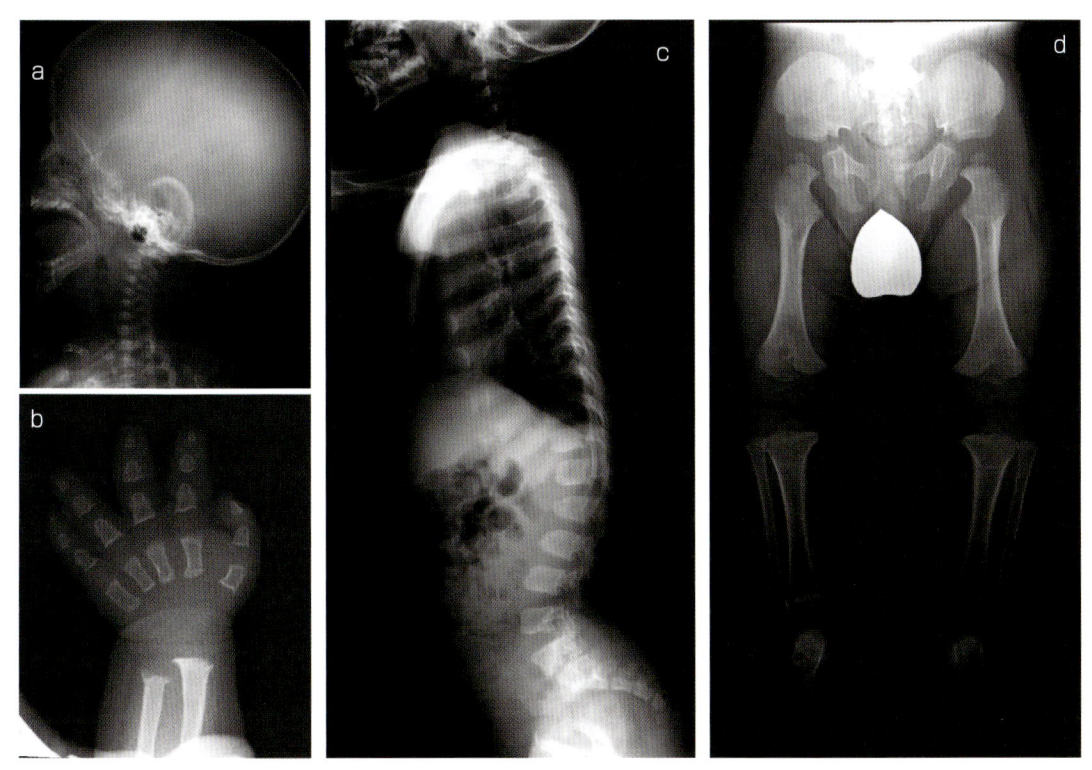

○図2　軟骨無形成症 achondroplasia

a．頭蓋骨は前後に長い長頭，b．trident hand，c．側面像で椎体の形態は小弾丸様（bullet-shape），胸腰椎移行部の突背，d．腸骨の三尖臼蓋（trident pelvis），アフリカゾウの耳サイン，大腿骨遠位，脛骨近位のcupping, flaringを認める．

ACG2)やACG2に比し軽症だが重症型である軟骨低発生症（hypochondrogenesis）が知られている．Ⅱ型コラーゲンは硝子体や内耳の主要蛋白であり，これらのグループでは硝子体性網膜変性症，難聴の合併頻度が高い．またKniest/Stickler グループでは口蓋裂やPierre-Robin シーケンスの合併頻度も高い[5]．

3 骨形成不全症 osteogenesis imperfecta

骨形成不全症（osteogenesis imperfecta：以下OI）のほとんどはⅠ型コラーゲン異常が原因である．1978年にSillence が提唱したOIの臨床4分類が現在まで広く受け入れられている．軽症で青色強膜があるものが1型，同，青色強膜がないものが4型，周産期死亡型が2型，中等度進行性が3型である．現在この4型に加え，5型，6型，7型が追加提唱されている[6]．このうち過剰な仮骨形成を伴う5型のみが，上記2010年版の最新国際分類に追加されている[3]．X線所見の特徴は，長管骨のover modeling，新旧の骨折の混在，頭蓋冠の菲薄化とWorm骨，椎体の圧迫骨折（魚椎），股臼底突出などである（図4）．

4 ムコ多糖症

国際分類ではムコ多糖症，ムコ脂質症などが「骨変化を伴うリソソーム蓄積症」として分類されている．1型のHurler症候群，2型のHunter症候群，4型のMorquio症候群などが有名である．このうち2型のHunter症候群は日本に遺伝的集積のある疾患で，わが国のムコ多糖症の過半数を占める[7]．骨変化はHurler症候群が最重症型で，Hunter症候群やMorquio症候群はこれに比し所見は弱い．X線所見の特徴は，長頭，J型のトルコ鞍，オール状の肋骨，椎体前縁の突出（inferior tongue），長管骨のundermodeling，手根骨近位端のペン先状変化（metacarpal pointing）などである（図5）．

5 窒息性胸郭異形成症（Jeune症候群）

窒息性胸郭異形成症（asphyxiating thoracic dysplasia：以下ATD）（ジューン症候群 Jeune syndrome）は国際分類では短肋骨異形成症（多指症を伴うものと伴わないもの）に分類される[3]．新生児〜乳児期からさまざまな程度の胸郭狭小化が認められる．多くは重度の呼吸障害により新生児・乳児期早期に死亡する．呼吸障害が軽度の場合は成人に達するが，合併する腎障害により腎不全を生じる．X線所見は胸郭の前後径，横径の著明な狭小，肋骨短縮（水平に走行），鎖骨は通常より高位（handlebar），骨盤は三尖臼蓋（trident pelvis），手足の中手骨（中足骨），指（趾）節骨の短縮と円錐状骨端（cone-shaped epiphysis）などを認める（図6）．

6 点状軟骨異形成症

点状軟骨異形成症（chondrodysplasia punctata：CDP）は異質性の大きな疾患群で骨変化から5つのグループに分類される．グループ1：近位肢節型CDP（rhizomelic CDP），グループ2：X連鎖性優性遺伝型（CDPX2），グループ3：末節骨の短縮を呈する（brachytelephalangic BT type），グループ

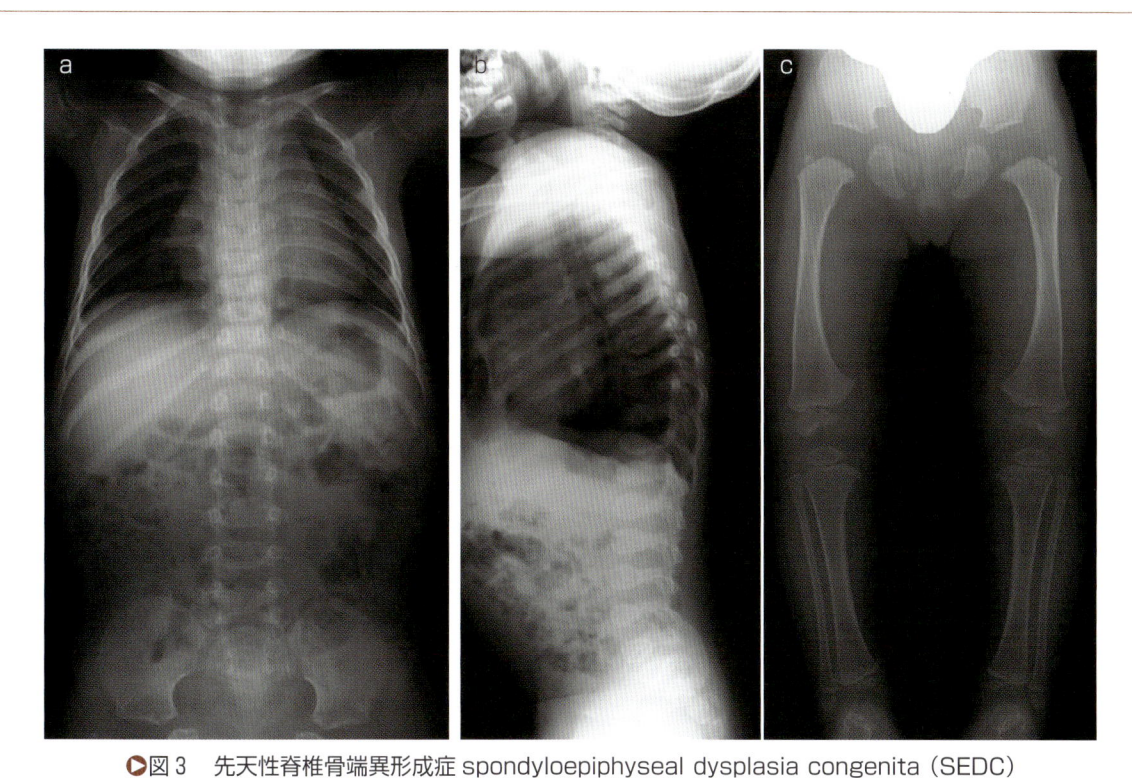

○図3　先天性脊椎骨端異形成症 spondyloepiphyseal dysplasia congenita（SEDC）

a．樽型の胸郭（barrel chest），b．椎体の形態は前側が幅広，背側が狭小で洋なし型（pear-shaped），c．恥骨低形成，大腿骨頭低形成．

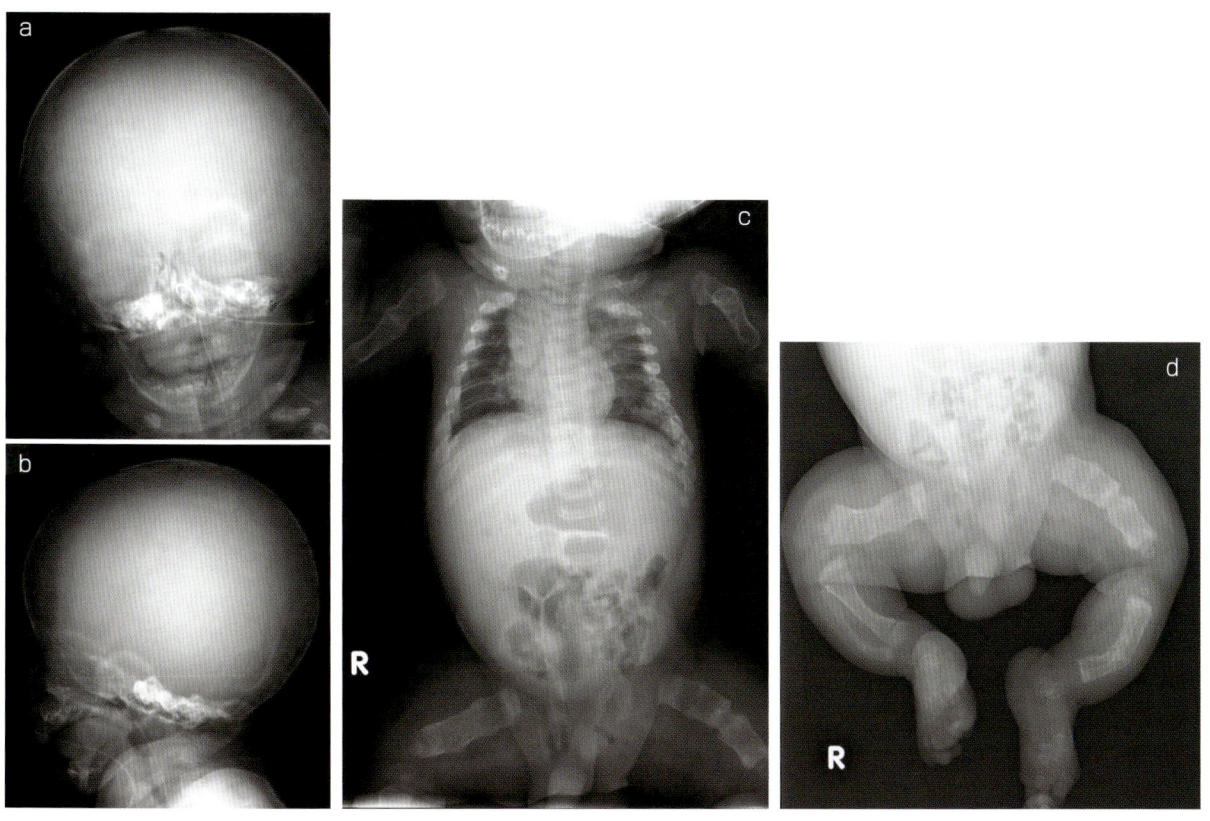

○図4　骨形成不全症 osteogenesis imperfecta（OI）2Bまたは3型

a，b．1型コラーゲンの異常（量の減少）による頭蓋骨の膜性骨化の障害，Wormian bone，c．肋骨の多発骨折とその修復過程，d．大腿骨，下腿骨の骨折治癒変形．

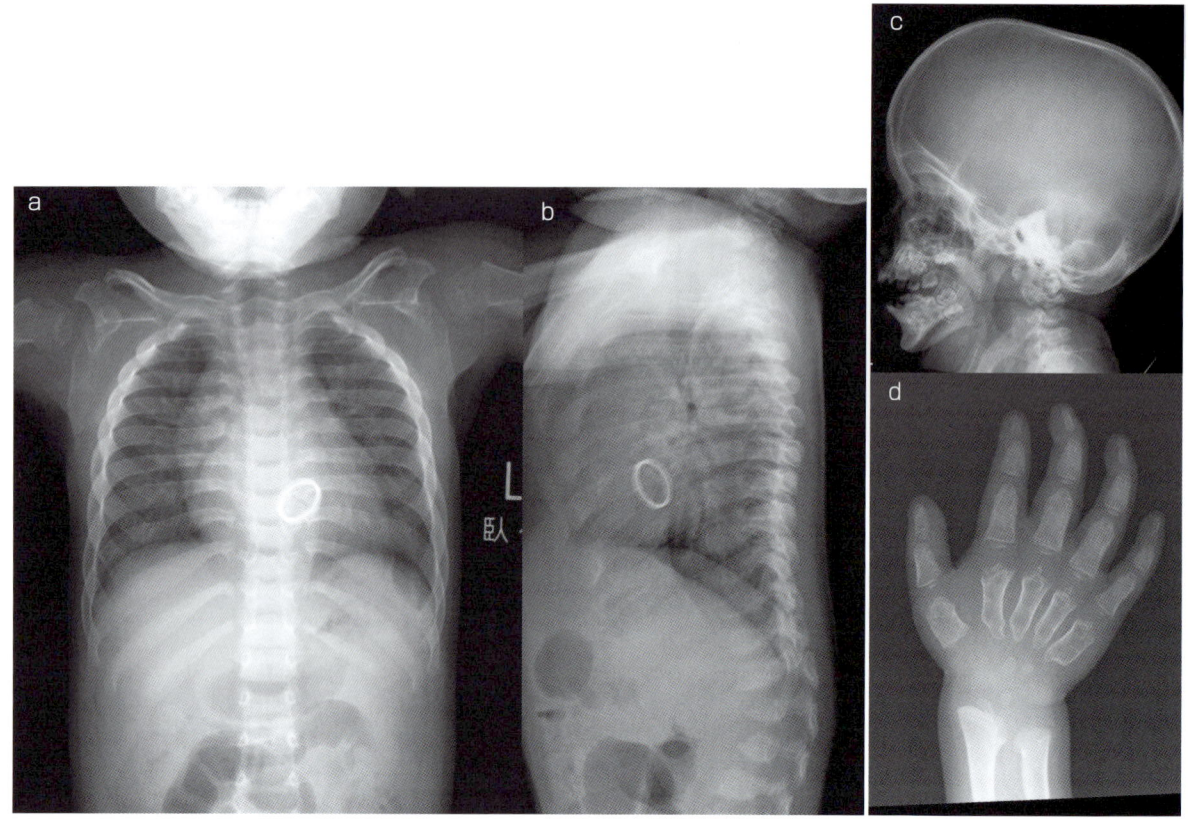

●図5 ムコ多糖症 dysostosis multiplex

Hurler 症候群（ムコ多糖の中で最重症型）：a．オール状肋骨，b．Inferior tongue 胸腰椎移行部の突背，c．長頭，顔面低形成，d．Metacarpal pointing.

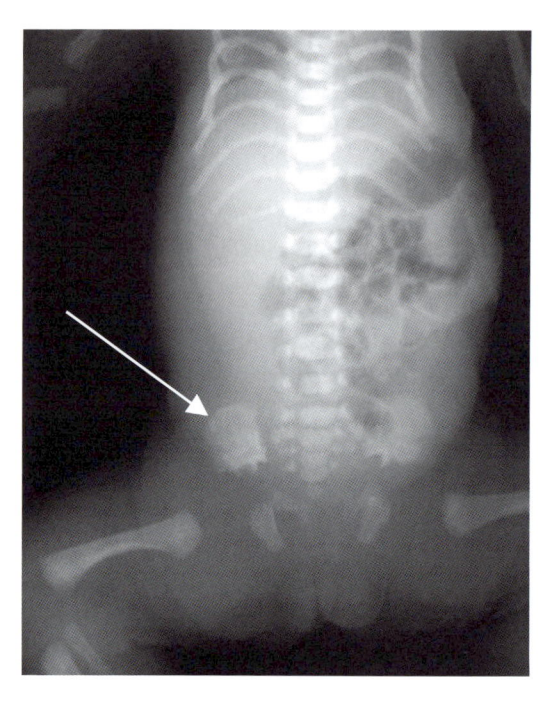

●図6 窒息性胸郭異形成症 asphyxiating thoracic dysplasia（ATD）（Jeune syndrome）

肋骨は狭細化が著明で，胸郭は低形成である．腸骨に trident pelvis（矢印）を認める．

4：脛骨の短縮，中手骨の低形成を呈する（tibia-metacarpal type：TM type），グループ5：周産期致死型のCDPでGreenberg骨異形成症，dappled diaphyseal dysplasia, Astley-Kendall骨異形成などが含まれる[8]．

X線所見は骨端軟骨とその周囲の軟部組織の点状石灰化像，脊椎周囲の点状石灰化，一次骨化中心の点状石灰化（周産期致死型）などを認める．これらの石灰化像は乳児期，幼児期早期に消失し，骨端核はepiphyseal dysplasiaの様相を呈する．

7 Larsen症候群

Larsen症候群は耳口蓋指症候群（otopalatodigital syndrome，以下OPD）やMelnick-Needles症候群とともにbone dysplasia familyを呈し，国際分類ではFilaminグループと関連異常に分類される[3]．多発性関節脱臼（特に股，膝，肘関節などの大関節）を特徴とする．膝関節では側面において脛骨が大腿骨に対し前方に転位する．四肢などの管状骨は管状で，特に末節骨は太く短い（へら状指）．分厚い軸椎の歯状突起が認められ，頸椎の後彎などがみられる（図7）．

【用語解説】

[骨の発生，成長]

- **軟骨内骨化**：軟骨が分化・成長し石灰化を生じたところに，血管が侵入し，骨梁を形成する骨化様式（管状骨海綿骨部，後頭部，頭蓋底，椎体，扁平骨の大部分）．
- **膜様骨化**：未分化間葉系細胞が骨芽細胞に分化し，軟骨の鋳型がない状態から直接骨が発生する骨化様式（管状骨の皮質部分，後頭部以外の頭蓋冠，顔面骨の大部分，下顎骨の大部分，鎖骨の大部分，椎骨，扁平骨の一部）．
- **モデリング**（modeling）：成長の全過程において骨は相似形を保って成長する．このためには骨幹端部では外側からの，骨幹部では内側からの骨吸収が活発である必要がある．
- **overmodeling・undermodeling**：上記のプロセスが不十分で長管骨骨幹部が通常より細まる状態がovermodeling，逆に太まる状態がundermodelingである（図8）．

[管状骨のX線所見]

- **杯状変形**（cupping）：骨端線における軟骨内骨化の異常により，杯状に陥凹する所見．
- **骨幹端のフレアリング**（flaring, splaying）：成長板の横径成長が縦径成長を相対的に上回る状態．
- **骨幹端異形成**（metaphyseal dysplasia）：軟骨成熟遅延や一次骨梁の骨化不全のために，軟骨から一次骨梁への転化が遅れる病態で骨幹端が不整になる．
- **骨端異形成**（epiphyseal dysplasia）：骨端の骨化遅延，不整骨化．
- **脊椎異形成**（spondylar dysplasia）：椎体の骨化遅延，不整骨化，形態異常を指す．扁平椎を伴う．椎体の終板は管状骨の骨端線に相当するため，この部分の軟骨内骨化不全が脊椎異形成の原因．
- **腸骨低形成**（iliac hypoplasia）：腸骨の腸骨翼とY字軟骨は骨端線相当部位であり，軟骨内骨化の障害で縦径の短縮と横径の相対的な増大が生じる．
- **四肢短縮の部位による分類**：
  - 近位肢節型（rhizomelic short-limb）：上肢では上腕骨，下肢では大腿骨に短縮が目立つ．

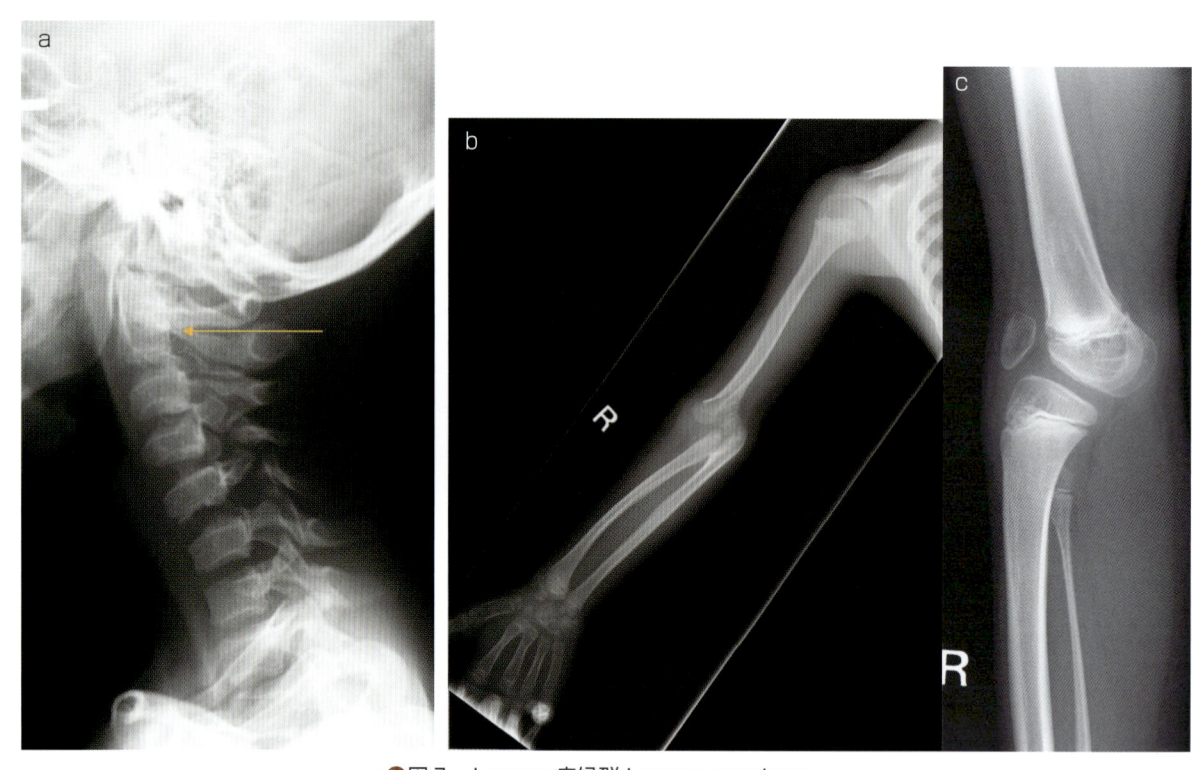

○図7 Larsen 症候群 Larsen syndrome
a．分厚い軸椎の歯状突起（矢印），生理的な彎曲の消失　b．肘関節の脱臼　c．膝関節の関節障害（脱臼，反張膝）．

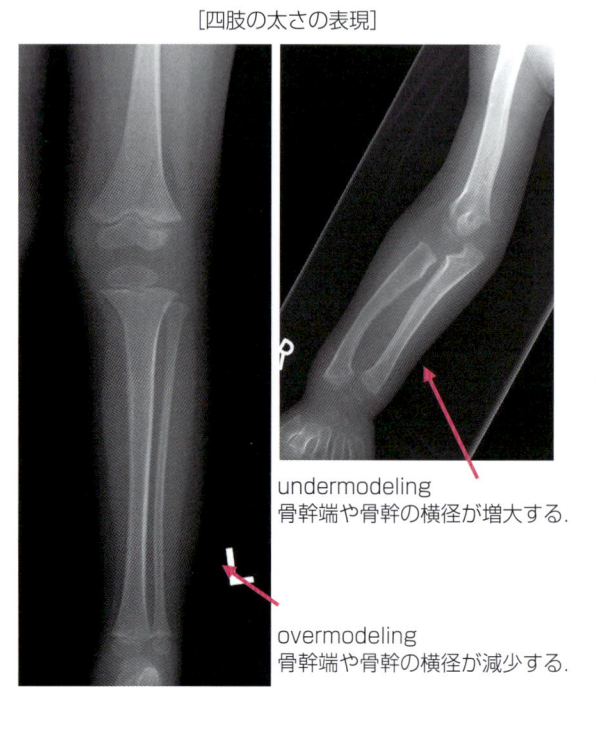

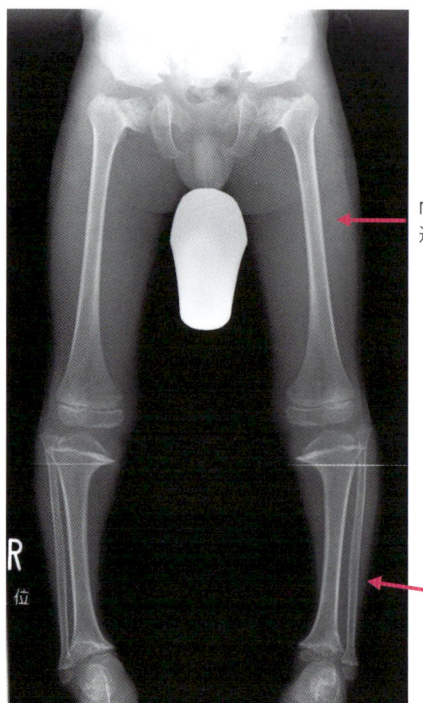

[四肢の太さの表現]

undermodeling
骨幹端や骨幹の横径が増大する．

overmodeling
骨幹端や骨幹の横径が減少する．

[四肢短縮の部位の表現]

rhizomelic shortening
近位肢節

mesomelic shortening
中間肢節

acromelic shortening
遠位肢節

○図8　部位の表現，太さのX線所見表現の例

- 中間肢節型（mesomelic short-limb）：上肢では前腕部，下肢では下腿部に短縮が目立つ．
- 遠位肢節型（acromelic short-limb）：上肢では手部，下肢では足部の短縮が目立つ型を指す（図8）．

文 献

1) 池川志郎：周産期の骨系統疾患の分子遺伝学と遺伝子診断．西村玄，他：骨系統疾患 出生前診断と周産期管理．メジカルビュー社，pp 53-58，2011．
2) 西村玄：総論．西村玄：骨系統疾患 X 線アトラス 遺伝性骨疾患の鑑別診断．医学書院，pp 1-3，1993．
3) Warman ML, et al : Nosology and classification of genetic skeletal disorders : revision. Am J Med Genet Part A 155 : 943-968, 2010.
4) 西村玄：胎児，新生児骨 X 線診断の基礎．西村 玄，他：骨系統疾患 出生前診断と周産期管理．メジカルビュー社，pp 21-41，2011．
5) 西村玄：4．国際分類の概要．日本整形外科学会，小児整形外科委員会編：骨系統疾患マニュアル 第2版．南江堂，pp 12-17，2007．
6) 芳賀信彦：44．骨形成不全症．日本整形外科学会，小児整形外科委員会編：骨系統疾患マニュアル 第2版．南江堂，pp 112-115，2007．
7) 鈴木康之：48．ムコ多糖症2型．日本整形外科学会，小児整形外科委員会編：骨系統疾患マニュアル 第2版．南江堂，pp 122-123，2007．
8) 西村玄：32．点状軟骨異形成症．日本整形外科学会，小児整形外科委員会編：骨系統疾患マニュアル 第2版．南江堂，pp 86-87，2007．

8 腰痛症

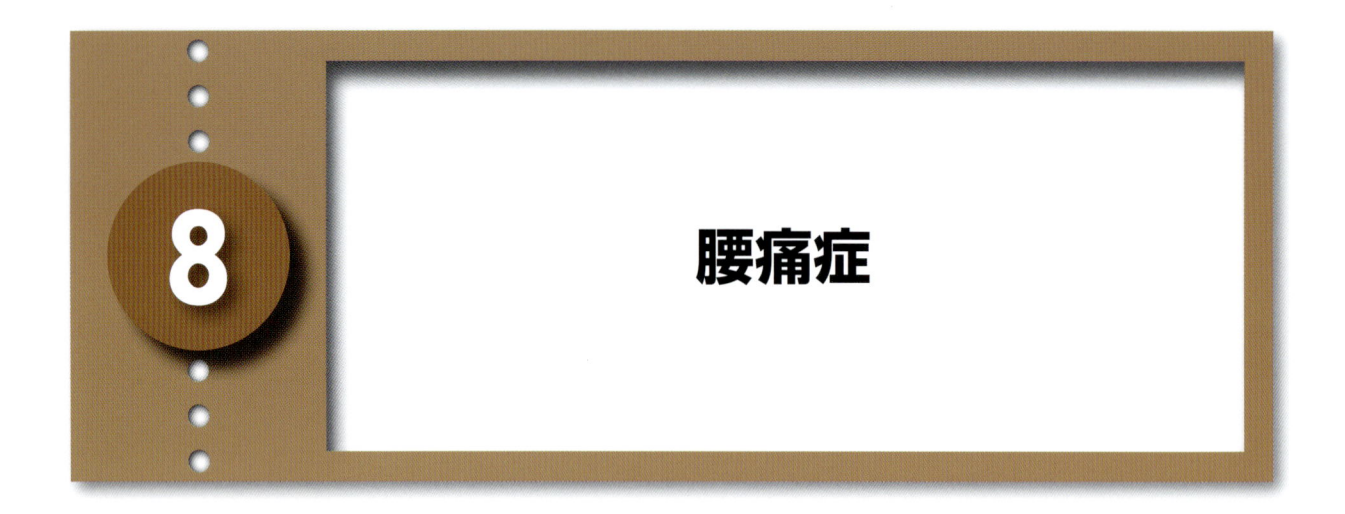

section 1 定 義

　腰痛症は，下部肋骨と臀部の間の疼痛を示す．そのうち坐骨神経痛は腰部神経根領域に分布し，運動知覚障害を伴うもので腰痛症全体の1％とされる．神経性跛行は，歩行により増悪し，脊椎の屈曲により改善をみる．

section 2 検査法

　高齢者の腰痛症の画像診断の主たる目的は，腫瘍性病変や感染症の除外である．一般にMRI検査が腰痛のスクリーニングとして施行される場合が多いが，大多数の症例では椎間板変性やヘルニア，変形性脊椎症，軽度のすべり症，脊柱管狭窄などの症状の有無に関わらず加齢変化として認められる所見が多く，手術適応が考慮される場合以外には重要な役割があるといえない．

section 3 病 期

　急性期腰痛症は発症から6週間以内を示す．特異的な原因が明らかとなるのは20％以下とされ，その他の重篤な合併疾患のない急性腰痛症で画像診断の必要がないとされる．亜急性期腰痛症は発症から6～12週内で，急性期から亜急性期に至るのは10％程度である．この時期には画像診断の情報が必要となる場合が多い．原因検索のためにCT，MRI検査の適応がある．慢性期は発症から12週以上である．原因疾患の特定が重要となり，画像診断が重要な役割をもつ．

section 4　原因疾患

　原因疾患は多岐にわたるが，腰椎捻挫などによる特発性腰痛（70％），椎間板や椎間関節変性（10％），椎間板ヘルニア（4％），骨粗鬆症に伴う圧迫骨折（4％），脊柱管狭窄（3％），悪性腫瘍（0.7％），感染性関節炎（0.3％），脊椎椎間板炎（0.01％），多臓器病変に関連する腰痛（2％）との報告がある．これらのうち腫瘍や感染症など早期に特異的治療を要する疾患が早期の画像診断の適応と

▶表1　一般的な成人の腰痛症の原因疾患

1. 変形性脊椎椎間板疾患
   a．椎間板ヘルニア，その他の椎間板病変
   b．脊柱管狭窄症
2. 椎間関節症（facet syndrome）
3. 脊椎過形成性疾患
   a．強直性脊椎骨増殖症（diffuse idiopathic skeletal hyperostosis：DISH）
   b．後縦靱帯骨化症（ossification of posterior longitudinal ligament：OPLL）
   c．黄色靱帯骨化症（ossification of ligamentum flavum）
4. 脊椎分離症，脊椎すべり症
5. 腫瘍性病変
6. 炎症性疾患
7. 非感染性脊椎症（SAPHO症候群，強直性脊椎炎などの血清陰性脊椎関節症）
8. 脊椎不安定症
9. 外傷性疾患（圧迫骨折，Kümmell病）

▶表2　若年者の腰痛症の原因疾患

1. 外傷性疾患
   a．脊椎分離，すべり症
   b．脊椎骨折
   c．椎間板ヘルニア
2. その他の脊椎病変
   a．Scheuermann病
   b．側弯症
   c．椎体内椎間板ヘルニア（Schmorl結節）
   d．椎間板石灰化
   e．非特異的な脊椎，周囲軟部組織の疼痛
3. 感染症
   a．椎間板炎
   b．脊椎炎
4. 炎症性疾患
   a．強直性脊椎炎，その他の血清陰性脊椎関節症
   b．若年性特発性関節炎
   c．慢性再発性多発性骨髄炎
5. 腫瘍性病変
   a．脊椎腫瘍
   b．脊髄腫瘍
6. 先天性疾患
   a．脊髄空洞症
   b．脊髄係留症候群
7. その他
   骨粗鬆症など

なる．成人と若年者では原因となる疾患が異なる（表1，2）．

section 5 疾患別アプローチ

1 椎間板変性疾患

線維輪断裂を伴わない椎間板膨隆と線維輪断裂を伴う椎間板ヘルニアに大別される（表3）．

2 脊柱管狭窄

腰椎レベルでの脊柱管の狭窄で，変形性脊椎症による骨棘形成，黄色靱帯の肥厚や骨化，椎間板膨隆やヘルニア，椎間関節肥厚が関与する（表4）．

3 椎間関節症（facet syndrome）

椎間関節の変形性関節症に伴う，変形性脊椎症，椎間板変性と共存する場合が多い．腰痛の原因となり，椎間関節ブロックが症状軽減に有用な場合がある．椎間関節滑膜囊腫はCYFMOS（cystic formation of the mobile spine）ともいわれ，高齢者に多く，第4・5腰椎間に好発する．自然消失をみる場合もある．椎間関節に接して認められる囊胞性腫瘤でMRIではT2強調像で高信号を示す場合が多いが変性や出血により内部信号の変化をみる場合もある．

●表3 椎間板疾患の分類

1. 椎間板膨隆（bulging）：弾性力の低下に伴う椎間板の外側への突出で，椎体辺縁の180°以上の場合を示す．
2. 椎間板ヘルニア（herniation）：線維輪の断裂に伴う髄核の限局的な突出を示す．
   (1) 局在による分類：後方正中，後方外側，椎間孔，外側（椎間孔外）
   (2) 解剖学的な分類：
      (i) 突出（protrusion）：線維輪の内層のみが断裂し外層が全周性に突出した状態．
      (ii) 脱出（extrusion）：線維輪の全層の断裂があり，髄核が突出した状態．靱帯下型（後縦靱帯を超えない），経靱帯型（後縦靱帯の破綻があり硬膜外腔から突出）に分ける．
      (iii) 脱転（sequestration）：脱出した髄核が椎間板との連続性が消失した状態．
      (iv) 特殊型
          Schmorl結節：椎間板が軟骨終板の破綻部分から椎体内に突出したもの．

●表4 脊柱管狭窄の分類

1. 中心性狭窄：成長に伴うもの，変性による狭窄が大部分を占める．横断画像で前後径が12 mm以下，面積が100 cm^{2}以下の場合が狭窄が明らかである．
2. 外側性狭窄
   (1) 外側陥凹型：椎間関節の過形成や椎間板ヘルニアによる外側陥凹の狭窄で，脊柱管は三つ葉様（trefoil）を示す．横断画像で3 mm以下で狭窄が明瞭である．
   (2) 椎間孔型：椎間孔内で，椎体後方外側の骨棘形成，椎間板ヘルニア，椎間関節の骨棘形成による狭窄．
   (3) 遠位外側型：椎間孔外で，椎間板ヘルニアや椎体外側の骨棘形成による狭窄．

4 脊椎過形成性疾患

❶ 強直性脊椎骨増殖症（diffuse idiopathic skeletal hyperostosis：DISH）

DISH は前縦靱帯の骨化を主徴とし全身的骨化傾向を伴う病態で中年以上に発症するが臨床所見に乏しい場合が多い．骨化は下部胸椎，上部腰椎に好発し，前方，右側方で著明である．診断基準は，1）4つ以上の連続した椎体前方の骨化，2）椎間板腔が比較的保たれていること，3）椎間関節の変化や仙腸関節炎がないことの3点である．骨化と椎体の間に透亮像があり，分離してみえるのが特徴的とされる．全身的な骨化傾向は骨盤で目立ち，靱帯，腱付着部の骨化や骨棘形成をみる．後縦靱帯骨化症，黄色靱帯骨化症は高頻度に合併する．

❷ 後縦靱帯骨化症（ossification of posterior longitudinal ligament：OPLL）

OPLL は東南アジアや日本に多いとされ，頸椎が好発部位である．腰椎の発生頻度は低いが著しい場合は腰痛の原因となりうる．

❸ 黄色靱帯骨化症（ossification of ligamentum flavum）

黄色靱帯骨化症は下部胸椎，胸腰椎移行部に好発する．CT の分類では，外側型，拡大型，肥厚型，癒合型，膨隆型に分類される．脊柱管内への膨隆に伴い，狭窄をきたす．

5 脊椎分離症，すべり症

脊椎分離症は関節突起間部の欠損ないし関節突起間部の不連続を示す．脊椎すべり症は下位椎体に対して上位椎体が転位した状態を示す（表5）．

❶ 先天性すべり症

通常第5腰椎椎弓の前後方向に引き延ばされたような形態異常と，第1仙椎の関節突起の低形成が原因となり荷重により第5腰椎の前方すべりを生じる．

❷ 関節突起間（峡部）すべり症

若年者に最も多い亜型である（図1）．ストレス骨折によると考えられている．男性に多く，発生頻度は5％程度とされ，その3/4が両側性である．第5腰椎に好発し（61〜91％），第4腰椎が続く（10％）．非特異的な腰痛症をみるが，無症状の場合も少なくない．分離の確認は単純写真で通常なされる．急性期で分離が小さく，明らかなすべりや周囲の硬化性変化をみない場合には検出率が低下する．単純写真の側面像で関節突起間部の欠損と前方へのすべりを認める．斜位像ではいわゆるスコッチテリアの首の欠損をみる．最下位の腰椎が前下方にすべると正面像でナポレオン帽子の倒立像を呈する．第5腰椎は好発部位であるが，単純X線斜位像では頭尾方向に斜めになるため見逃しやすい点に注意が必要である．

❸ 変性すべり症

いわゆる分離を伴わない脊椎すべり症で高頻度にみられる．50歳以上の高齢者

●表5 脊椎すべり症（Wiltse らの分類）

1. 異形成性（先天性）
2. 関節突起間（峡部；pars interarticularis, isthmus）
   a. 骨吸収 lytic
   b. 骨延長 elongated, but intact pars
   c. 急性期骨折 acute fracture of the pars
3. 変性性
4. 外傷後
5. 術後
6. 病的（骨形成不全症，軟骨形成不全症や骨 Paget 病など）

I部 8 腰痛症

a．単純写真（正面像）　b．単純写真（側面像）　c．単純写真（両斜位像）　d．単純写真（両斜位像）

e．単純CT（横断像）　f．単純CT（横断像）　g．脂肪抑制併用T2強調像（横断像）

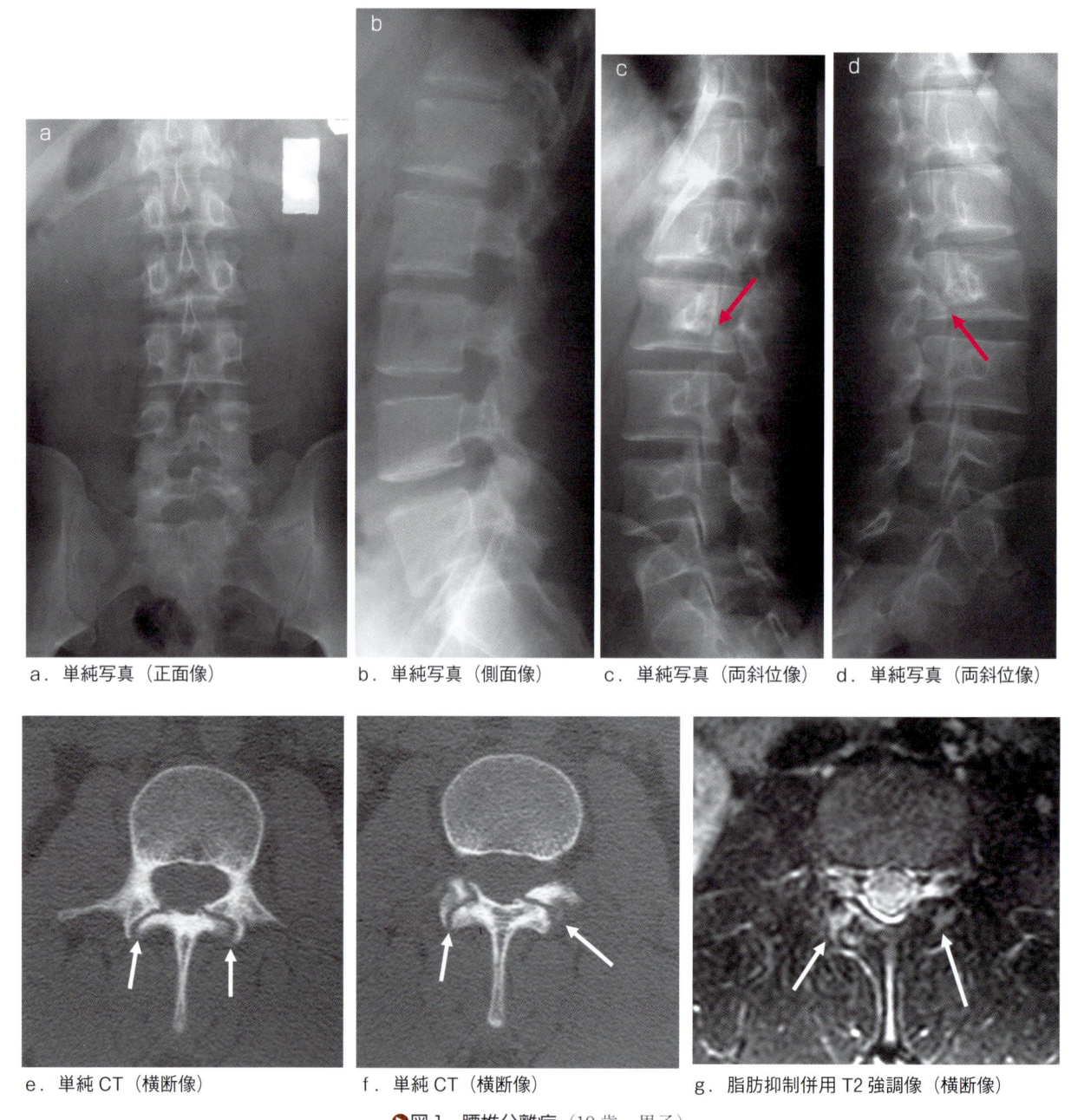

図1　腰椎分離症（19歳，男子）

a～d．第2腰椎両側関節突起間部の分離を認める．第4腰椎，第5腰椎以外の腰椎分離は稀である．正面像，側面像でも分離部分に透亮像を認める．斜位でスコッチテリアの首折れを認める（矢印）．
e，f．CTで分離部分（矢印）が明瞭に描出される．周囲骨髄に硬化性変化を認める．
g．分離部がT2強調像で高信号を示す（矢印）．周囲骨髄浮腫と考えられる高信号域を伴う．

に多く，女性が男性の3～4倍の頻度とされる．第4・5腰椎間レベルに好発する（80％）．背側の支持機構である椎間関節の異常が主因と考えられている．すべりの程度は1cm以下の場合がほとんどである．

❹ **読影のポイント**：すべりの距離評価は下位椎体上面を4等分するMeyerding法とすべりの距離を椎体上面の距離の百分率で示す方法がある．骨シンチグラフィは感度が高く，骨代謝の亢進した後方要素の集積亢進をみる．CTは，骨の微細な変化に鋭敏で早期の皮質の断裂を伴わない硬化性

変化も描出される．MRIでは早期にはその他の部位のストレス骨折と同様に骨髄浮腫を認める，脂肪抑制併用T2強調像で高信号を示す．

section 6 Scheuermann病（若年性後彎）

　思春期以降に進行する後彎である．診断基準は3つ以上の連続する椎体の5°以上の楔状変形である．第3〜12胸椎に好発する．性差はなく，変形，背部痛を伴うのは半数程度である．外傷，慢性的ストレスにより終板軟骨に亀裂が生じて，この亀裂部から椎体内に椎間板が侵入しSchmorl結節が形成される．椎体の前方の高さが減じて楔状になり，皮質の辺縁の不明瞭化がみられる（図2）．非典型Scheuermann（lumbar Scheuermann）病は腰椎レベルでSchmorl結節や隅角解離（limbus vertebra）の多発をみる．予後良好とされる．

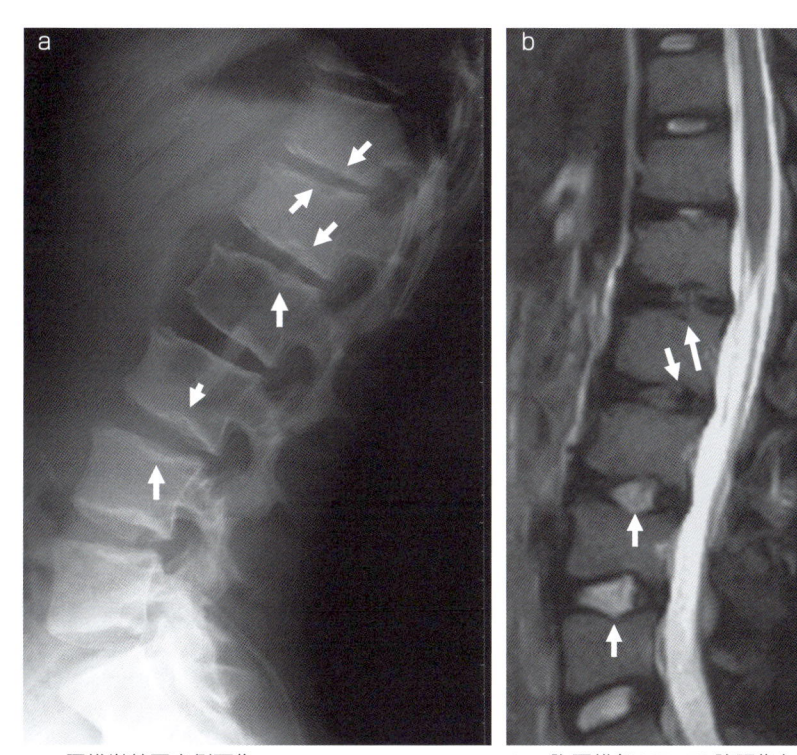

a．腰椎単純写真側面像　　　　　　　　　b．胸腰椎部MRI T2強調像矢状断像

●図2　lumbar Scheuermann病（12歳，女児）
a．第12胸椎から第3腰椎椎体に連続して，椎体の楔状変形と終板直下にSchmorl結節を示す辺縁に硬化性変化を伴う骨吸収が多発している（矢印）．
b．椎間板と連続し椎体に突出するSchmorl結節を認める（矢印）．椎間板変性を示す信号低下をみる．

section 7　腫瘍性病変

　脊椎腫瘍では成人では転移性腫瘍，血管腫の頻度が高い．原発性脊椎腫瘍の頻度は低い．多発性骨髄腫，脊索腫が続く．発生部位では，一般に造血組織由来の腫瘍が椎体，間葉系由来の腫瘍は後方成分から発生する．転移や骨巨細胞腫は両者に発生する．
　脊髄腫瘍では脊髄円錐から馬尾神経レベルに好発する．髄内腫瘍では上衣腫，星細胞腫が多く，粘液乳頭型上衣腫は馬尾レベルに好発し若年青年に多い．硬膜内髄外病変では神経原性腫瘍（神経鞘腫，神経線維腫）と髄膜腫が大部分を占める．

section 8　感染性疾患

　脊椎炎，椎間板炎は日常で比較的多く遭遇する疾患で，特に高齢者や悪性腫瘍の既往のある患者で慢性腰痛の原因となる．若年者では疼痛のみで炎症所見が明らかでないことがある．結核ではMRIで骨外に造影されない膿瘍形成が特徴とされる．化膿性脊椎炎では起炎菌としては黄色ブドウ球菌が最も多い．

section 9　圧迫骨折 compression fracture

　外傷，非外傷性の圧迫骨折は高齢者で胸椎，腰椎に好発するが，その大部分が骨粗鬆症による圧迫骨折である．また転移性腫瘍との区別は臨床上重要である．
　病的骨折（腫瘍による骨折）との鑑別が特に重要である．慢性の良性圧迫骨折では椎体の変形を認めるが骨髄内には明らかな異常信号を認めず，悪性の骨折との鑑別は容易である．急性期の圧迫骨折の場合は鑑別が難しい場合がある．急性期の造影MRIではいずれの場合でも増強効果を認め，鑑別できない場合が多い（図3）．拡散強調像では，一般に悪性の場合に腫瘍部分が高信号を示し，鑑別に有用とされるが議論の余地がある．MRIで良性を示唆する所見として以下の所見があげられる．1）T2強調像や造影T1強調像で骨折線を示す低信号，2）骨折した椎体内の液貯留，3）椎体内ガス像，4）軟部組織腫瘤の欠如，5）椎弓根に病変がみられないこと，6）椎体後縁の皮質が保たれること，7）椎体のV字状の変形．良性の圧迫骨折では経過とともにT1強調像で低信号から高信号に骨髄信号が変化するが悪性では変化しない．骨粗鬆症の高齢者では治癒が遷延し信号の回復が明らかではなく，治療方針の決定のために生検が必要となる場合もある．

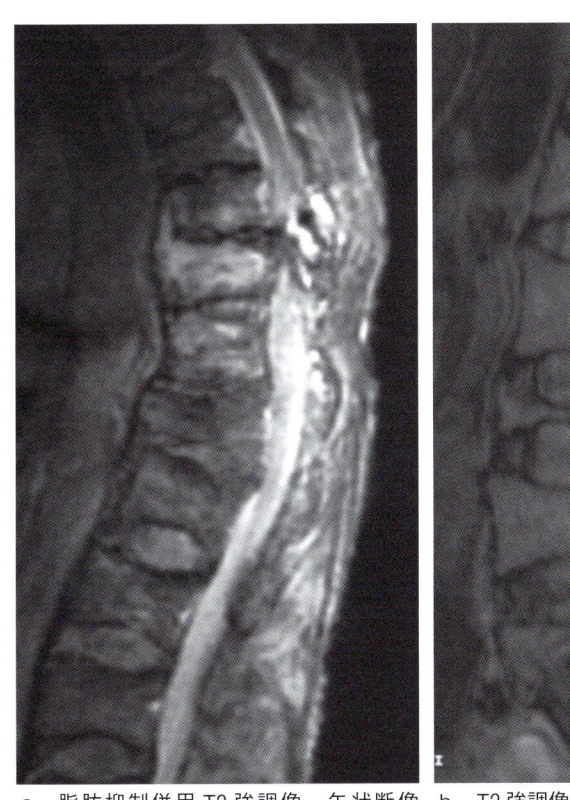

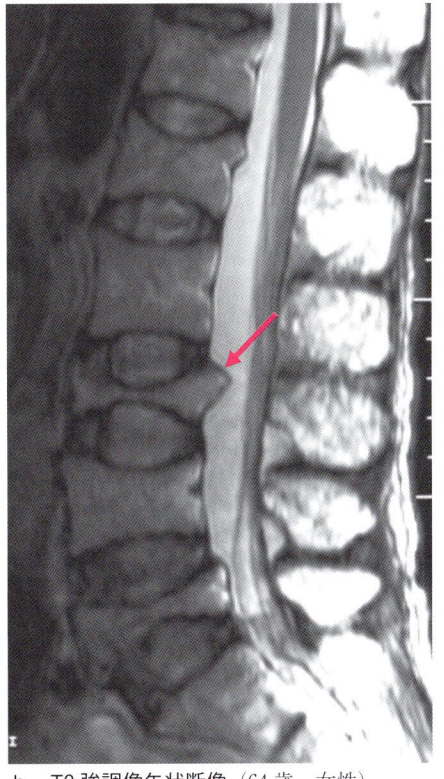

a．脂肪抑制併用 T2 強調像　矢状断像　b．T2 強調像矢状断像（64 歳，女性）
（80 歳，女性）

◯図3　圧迫骨折

a．下部胸椎に圧潰を認める．骨髄に高信号域を認める．異常信号は後方成分に及ぶ．骨粗鬆症に伴う急性圧迫骨折の症例である．
b．第3・5腰椎椎体に圧迫骨折を認める．第3腰椎椎体の後方突出をみるので破裂骨折の形状に準ずる（矢印）．骨髄は脂肪信号を示す．骨粗鬆症に伴う陳旧性骨折の症例である．これは Kümmell 病と同様の病変が疑われる．

section 10　Kümmell 病

　軽微な外傷に続発する椎体の圧潰であり，単純写真で内部にガスを認めることが特徴的とされる．以前は遅発性の骨壊死と考えられていたが，現在では圧迫骨折に終板直下の虚血が加わり骨折の治癒遷延が起こり偽関節状態への移行過程の病態と考えられている．

　診断にはガスを含む亀裂の検出が重要である．椎体内が陰圧になるとガスが析出する．すなわち臥位や立位後屈で出現し，立位中間位や立位前屈で消失する．MRI では椎体の変形とガスを示す低信号，ガス以外に液体貯留を認めることで診断は容易である（図4）．ガス産生菌による感染でも同様のガス像をみるが稀で，骨髄内，骨外に広範囲に炎症や浮腫を示す異常信号を認める場合が多い．骨粗鬆症による通常の圧迫骨折が徐々に進行し椎体の圧潰をみる，いわゆる遅発性椎体圧潰も Kümmell 病に移行する場合がある．

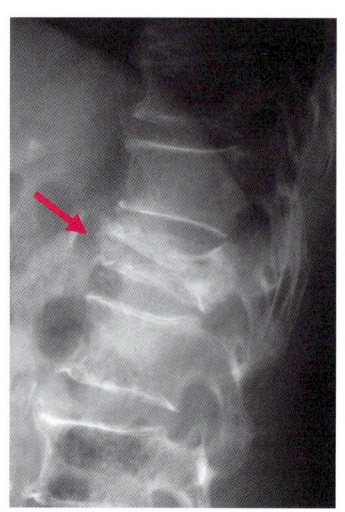

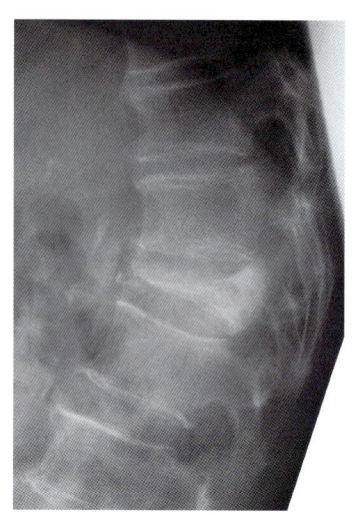

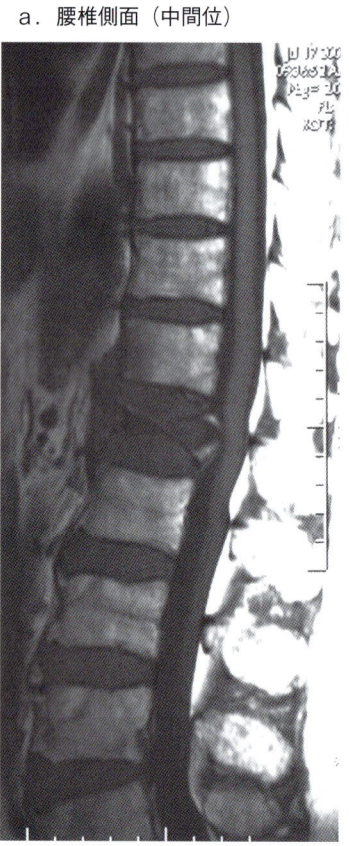

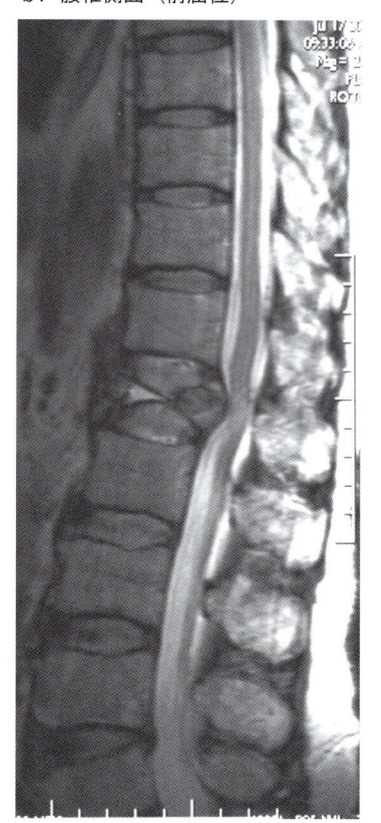

○図4 Kümmell病（61歳，男性）

a，b．第1腰椎椎体の圧潰を認める．椎体は後方に突出している．椎体前方にガス亀裂をみる（矢印）．前屈位で椎体の扁平化とガスの消失をみる．
c，d．圧潰した第1腰椎椎体の内部に液体を示すT1で低信号，T2で高信号域を認める．偽関節形成を示す．

文　献

1）江原茂：骨・関節のX線診断　第1版．第4章 腰痛症へのアプローチ．金原出版，pp 253-260，1995.
2）柳下章編：エキスパートのための脊椎脊髄のMRI　第2版．第3章　脊椎脊髄の腫瘍および類似疾患．三輪書店，pp 114-249，2010.
3）柳下章編：エキスパートのための脊椎脊髄のMRI　第2版．第4章　脊椎の変性疾患．三輪書店，pp 252-286，2010.
4）El-Khoury GY : Essential of musculoskeletal imaging 1st ed. Chapter 45, Imaging of low back pain. Churchill-Livingstone, pp 320-350, 2003.
5）Rodriguez DP, Poussaint TY : Imaging of back pain in children. AJNR 31 : 787-802, 2010.

9 感染症

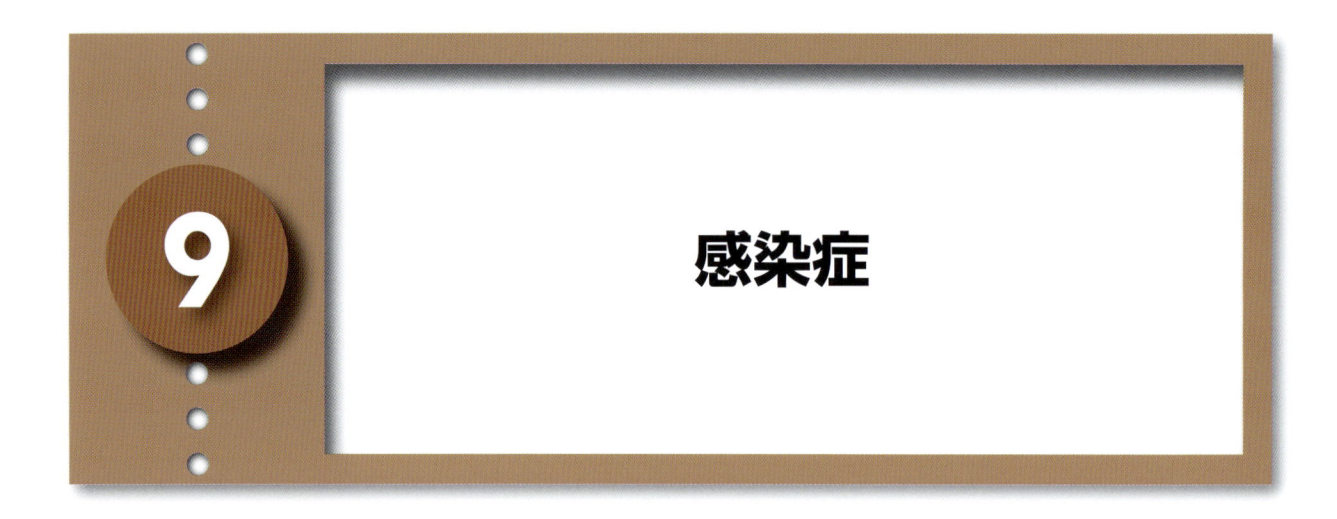

section 1 骨髄炎

骨髄炎（osteomyelitis）は，骨髄だけでなく骨皮質と海綿骨を含めた骨の感染症を意味する．

1 感染経路

❶ **血行性感染**：血流性感染は感染経路として最多である．黄色ブドウ球菌が原因菌として多い．急性骨髄炎患者の約50%で血液培養が陽性であるとの報告がある．
❷ **近傍の感染巣の直接波及**：皮膚や副鼻腔および歯科領域の感染創からの感染波及による．
❸ **直接的な感染**：穿刺部位や穿通創などからの直接感染による．
❹ **術後感染**：直接感染以外に近傍の感染巣からの波及や血行性感染が原因となる．

2 年齢による長幹骨血管解剖の違い

骨髄炎の画像所見および病理所見は幼児，小児，成人で異なり，多くは海綿骨の血管解剖の違いが関係している．

❶ **乳児パターン（図1a）**
乳児期の骨幹端の血管の一部は骨端線を貫通して骨端部へ分布する．この骨幹端と骨端の血管交通によって骨端および関節内感染の頻度が高くなる．

❷ **小児パターン（図1b）**
約1歳から骨端線閉鎖までの時期の骨幹端は毛細血管がループを形成し，血流遅延や血栓をきたしやすく，血行感染による骨髄炎を起こしやすい．骨端線を貫通して，骨幹端から骨端にいたる血管はなく，骨髄炎は骨幹端に限局することが多い（図2）．

❸ **成人パターン（図1c）**
骨端線の閉鎖に伴って骨幹端部の血管は骨端部と交通がみられ，栄養血管からの血流は骨端に達

○図1　年齢による長幹骨血管解剖の違い
a．乳児期では骨幹端の血管の一部は骨端線を貫通し，骨端部へ分布する．
b．約1歳から骨端線閉鎖までの時期では骨幹端で毛細血管がループを形成し，骨端線を越えない．
c．骨端線閉鎖後は骨幹端部の血管は骨端部と交通がみられ，栄養血管からの血流は骨端部表面に達する．

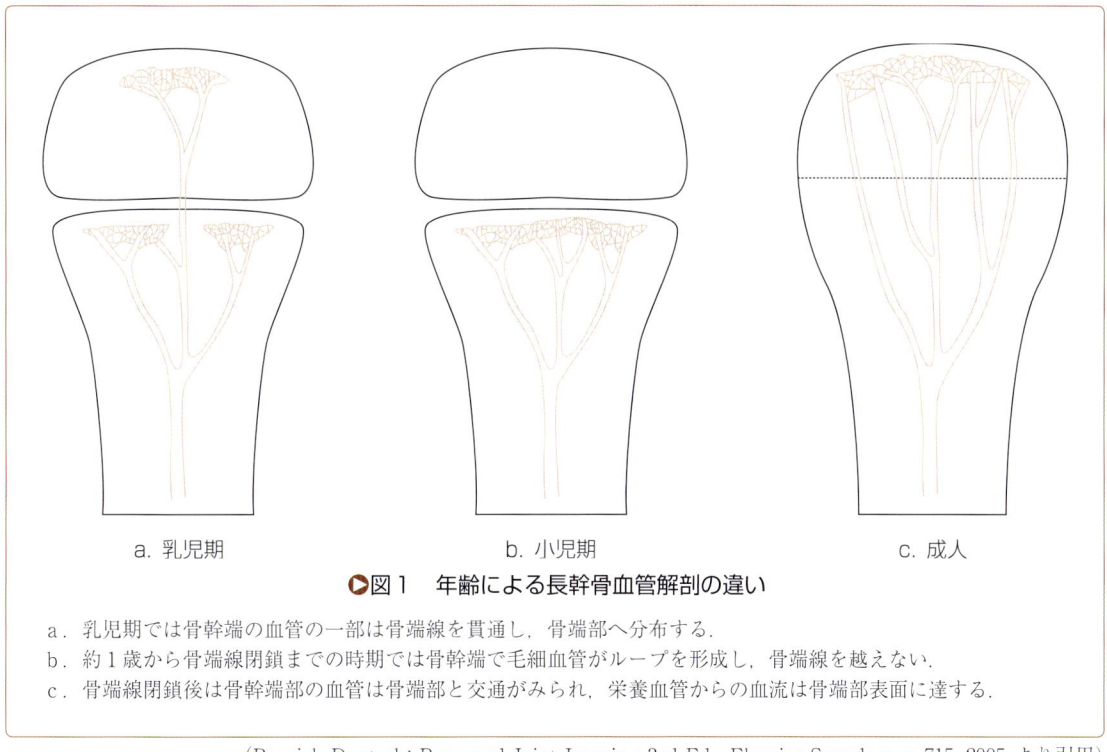

(Resnick D, et al：Bone and Joint Imaging 3rd Ed．Elsevier Saunders, p.715, 2005. より引用)

する．このため骨端に骨髄炎が進展する．

3　主要な疾患

❶ 急性化膿性骨髄炎（図2，3）

　骨内に菌が定着すると急性化膿性炎症から骨髄内膿瘍に進展する．さらに感染はHavers管やVolkmann管を介して骨皮質および骨膜下に波及する．小児では骨膜の骨への付着が弱く，骨膜下膿瘍を形成しやすい．骨膜が破綻すると周囲軟部組織に膿瘍や瘻孔を形成する．病変を囲む反応性骨形成は骨柩（involucrum）と呼ばれ，内部に腐骨（sequestrum）と呼ばれる壊死骨を含むことが多い．腐骨の存在は活動性感染の所見である．

　初期の単純X線所見は軟部腫脹を認めるのみであり，骨や骨膜の異常は感染から数日〜数週遅れて現れる．小児の典型的な急性骨髄炎では骨幹端の境界不明瞭な溶骨性変化，種々の程度の骨硬化，骨膜反応を認める．病変は骨端線を越えて骨端に進展することも稀にみられるが，骨端核の骨化がない場合や不完全な場合には，骨端への進展評価が難しいことが多い．成人では骨端から骨幹端に病変が及ぶことが多い．骨柩は感染巣をとり囲む骨化として描出され（図3a），腐骨は溶骨性変化内の不整形の骨片として描出される（図3b）．CTはこれらの骨病変の詳細な評価に有用である．

　MRIで骨病変はT1強調画像で正常骨髄より低信号を呈し，T2強調画像およびSTIR像で高信号を呈する．特にSTIRや脂肪抑制T2強調画像などの脂肪抑制法の併用が病変の同定に有用である．膿瘍はT2強調像で強い高信号を呈し，造影MRIで辺縁にのみ造影効果を認める．膿瘍は骨内，骨膜下，軟部組織に波及することが多く，しばしば皮膚への瘻孔を伴う．膿瘍周囲の評価には造影MRIが有用である．滑膜炎は感染の波及以外に反応性変化としてもみられ，後者の頻度が高い．

　画像上の鑑別診断としては白血病やEwing肉腫および骨肉腫，類骨骨腫，軟骨芽細胞腫などの

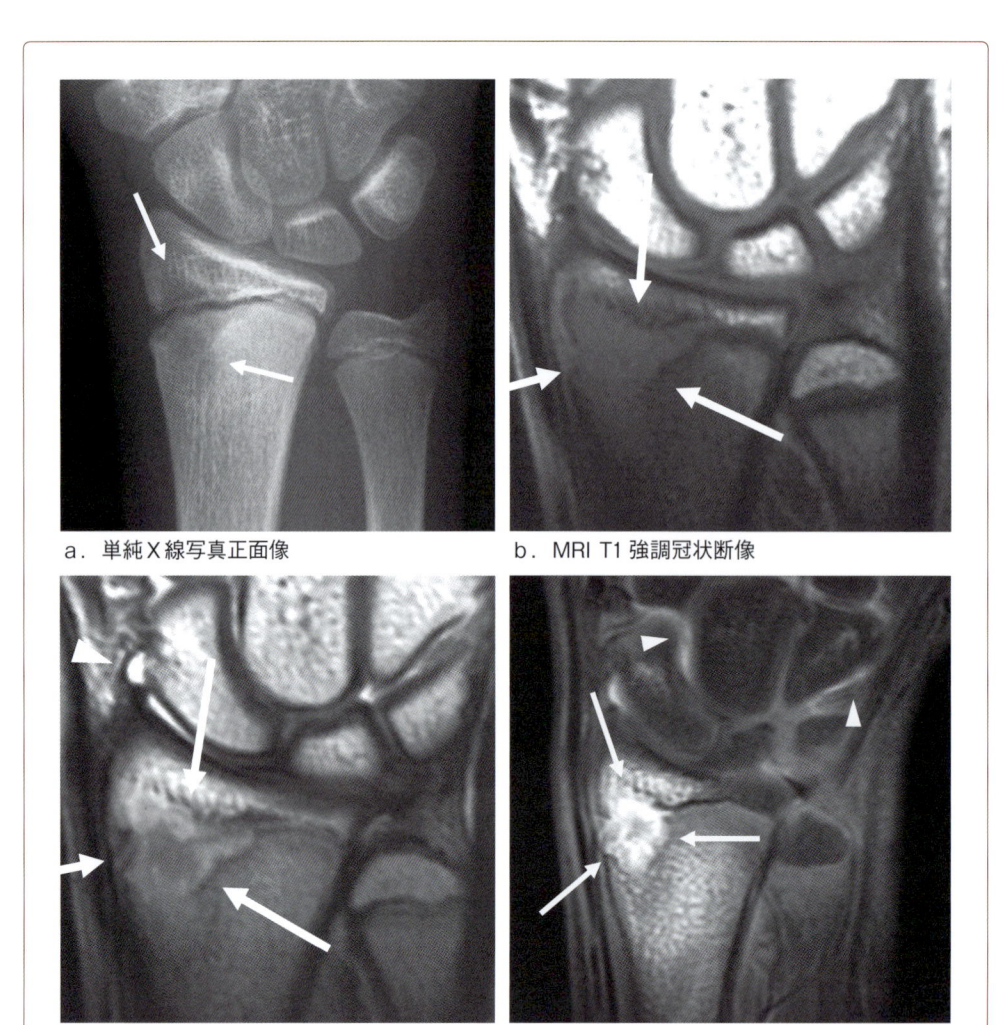

> 図2　右橈骨遠位端の急性化膿性骨髄炎（10歳代，男性）

a. 単純X線写真正面像
b. MRI T1強調冠状断像
c. MRI T2強調冠状断像
d. MRI 脂肪抑制併用造影T1強調冠状断像

a. 単純X線写真では橈骨遠位骨幹端を主体に一部骨端に及ぶ境界不明瞭な溶骨性変化を認める（矢印）．骨膜反応はみられない．
b～d. 単純X線写真の溶骨性変化に一致した異常信号域（矢印）を認める．T1強調像では低信号を，T2強調像では不均一な骨髄と同程度～軽度低信号を呈し，造影では不均一に造影されている．骨端線も侵されていることが明瞭である．周囲骨髄も造影されており，骨髄浮腫が示唆される．手関節にも軽度の滑膜炎による関節液貯留や造影効果を認める（矢頭）．
（長崎大学　上谷雅孝先生のご厚意による）

腫瘍性疾患，疲労骨折やLangerhans組織球症などの非腫瘍性疾患があげられる．これらの多くは典型的な画像所見と臨床所見から区別されるが，典型的でない場合は組織診断が必要である．

❷ 亜急性・慢性骨髄炎

亜急性および慢性骨髄炎は急性化膿性骨髄炎から移行する場合と，最初から亜急性・慢性骨髄炎の状態を呈する場合がある．前者は定型骨髄炎，後者は非定型骨髄炎とも呼ばれる．

a．定型骨髄炎（図4）

骨髄炎が長期にわたって寛解と増悪を繰り返す状態で，難治性の皮膚瘻孔をしばしば伴う．X線所見では骨破壊，骨硬化，骨皮質肥厚（骨膜反応）が混在してみられるが（図4a，b），特に骨硬化や骨皮質肥厚が強いことが特徴である．骨柩や腐骨もしばしばみられる．慢性骨髄炎において新たな溶骨性変化が出現した場合は，膿瘍などの新たな活動性炎症性変化が示唆される．慢

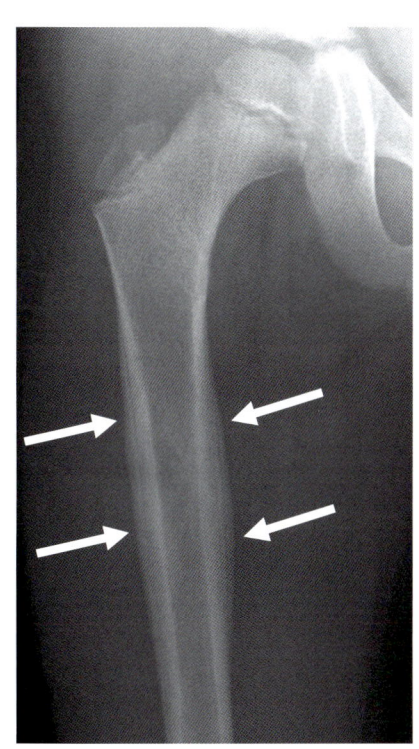

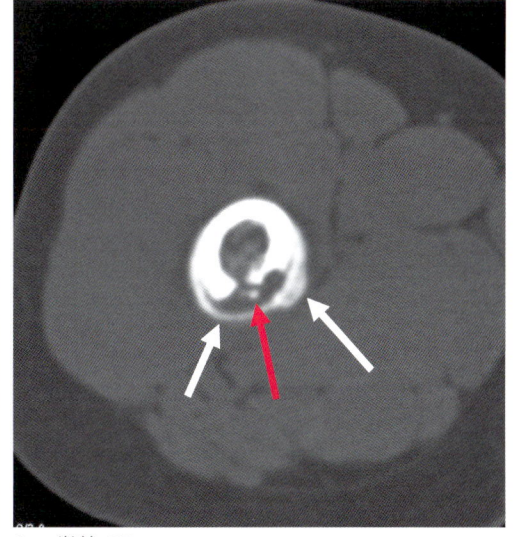

a．単純X線写真正面像　　　　b．単純CT

○図3　右大腿骨近位骨幹の急性期から亜急性期にかけての早期の骨髄炎（8歳，男児）
a．右大腿骨近位骨幹に比較的広範な多層性の骨膜反応を認める（矢印）．
b．大腿骨後面の骨皮質に骨破壊があり，周囲に平滑な骨膜反応を認める（矢印）．破壊された骨内には小さな腐骨を認める（赤矢印）．周囲の骨膜反応は骨柩を形成しつつある．
（長崎大学　上谷雅孝先生のご厚意による）

性骨髄炎では扁平上皮癌を合併することがあり，その可能性も念頭におく必要がある．MRIは病変の範囲の決定，膿瘍や瘻孔（図4e）の同定に有用である．

b．Brodie膿瘍（図5）

Brodie膿瘍は非定型骨髄炎の一つであり，細菌の毒力に対し宿主の防御反応が相対的に強い場合に生じる．小児に多く，症状は軽度の疼痛や微熱がみられる程度である．強い炎症所見に乏しく，腫瘍と区別が困難なこともある．好発部位は長管骨の骨幹端で，特に脛骨遠位もしくは近位に多い．骨端・骨幹にもみられることがある．

X線所見は周囲に硬化縁を伴う境界明瞭な透亮像として描出され，骨腫瘍との鑑別が問題となる（図5a）．MRIでは病変は膿瘍腔を示す異常信号（T1強調像で低信号，T2強調像で高信号）の辺縁にT1強調画像で筋肉と同程度の軽度高信号，T2強調画像で高信号を呈する領域がみられ，この部分に造影効果を認める．これは膿瘍腔辺縁の肉芽組織を反映していると考えられる．さらにその外層には硬化縁を反映したすべてのシーケンスで低信号を呈する領域がみられ，周囲に骨髄浮腫を伴う（図5b，c）．

Brodie膿瘍の鑑別疾患としては，類骨骨腫，Langerhans組織球症，ストレス骨折，病的骨折を合併した骨嚢胞などがあげられる．鑑別にはMRIを含めた画像所見が有用である．

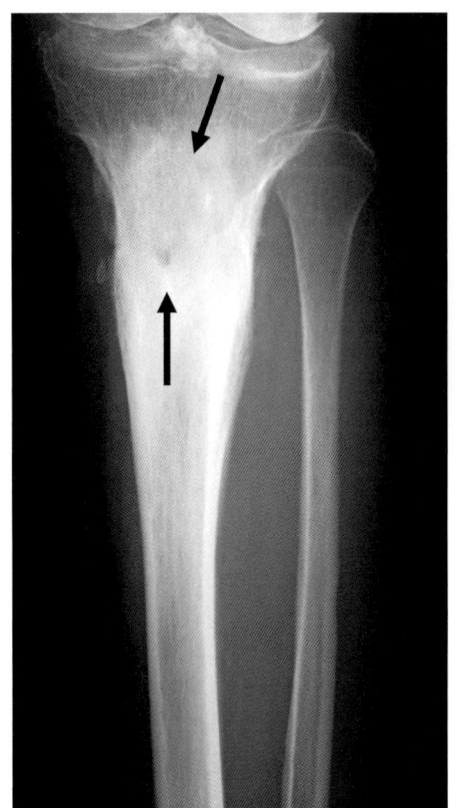

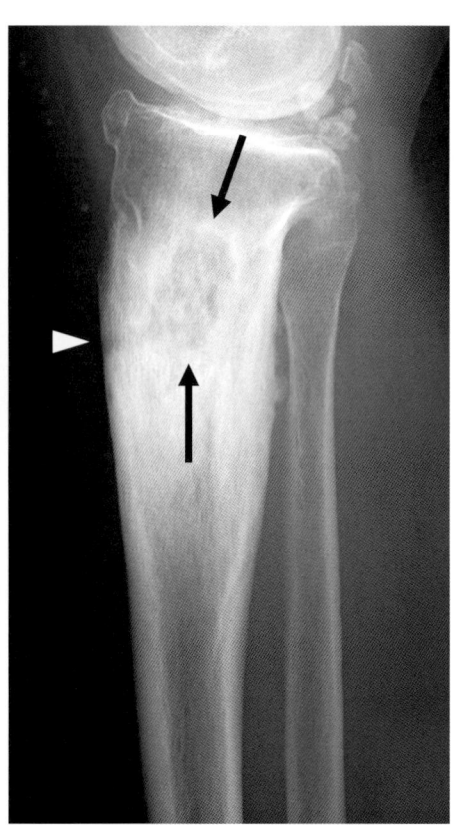

a．単純X線写真正面像　　b．単純X線写真側面像

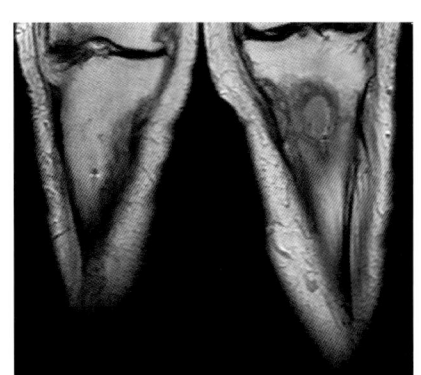

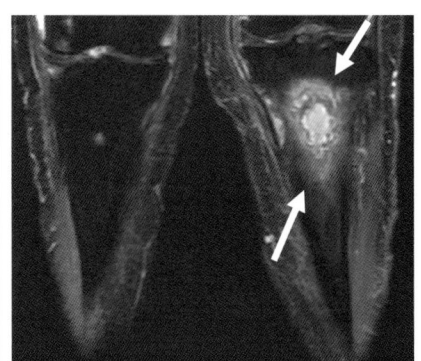

c．MRI T2強調冠状断像　　d．MRI STIR 冠状断像　　e．MRI STIR 矢状断像

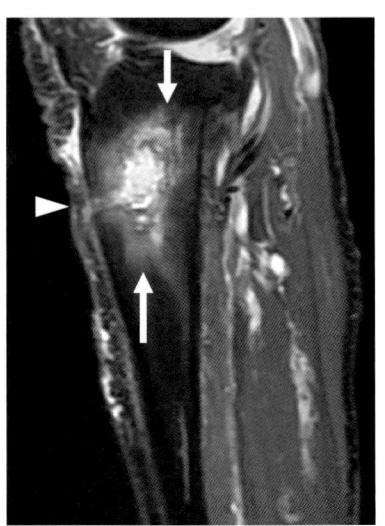

●図4　慢性骨髄炎（60歳代，女性）

a，b．脛骨近位の骨皮質肥厚（骨膜反応）と境界不明瞭な骨硬化像がみられ，内部に類円形の溶骨性変化を認める（矢印）．側面像ではこの溶骨性変化から腹側に連続する帯状の透亮像を認める（矢頭）．
c〜e．脛骨近位に膿瘍腔と思われる液体貯留があり，その周囲に骨硬化や浮腫・炎症を示す異常信号がみられる（矢印）．膿瘍腹側から皮膚表面に達する瘻孔がみられる（矢頭）．
（長崎大学 上谷雅孝先生のご厚意による）

○図5 右大腿骨遠位端のBrodie膿瘍（30歳代，女性）

a．単純X線写真側面像
b．MRI T1強調冠状断像
c．MRI T2強調冠状断像
d．MRI 脂肪抑制併用造影T1強調冠状断像

a．右大腿骨遠位骨端〜骨幹端に溶骨性病変があり（矢印），一部硬化縁を伴っている（矢頭）．
b〜d．病変の大部分はT1強調像（b）で低信号・T2強調像（c）で高信号を呈し，造影（d）でエンハンスされず，液体貯留（膿瘍腔）と考えられる．その辺縁にT1強調像で淡い高信号・T2強調像で低信号を呈し，造影される層（肉芽組織）がみられ，その周囲に骨硬化縁を示す強い低信号域（矢印），さらに浮腫性変化を示す境界不明瞭な異常信号域を認める．全体として4層構造を示す．
（長崎大学 上谷雅孝先生のご厚意による）

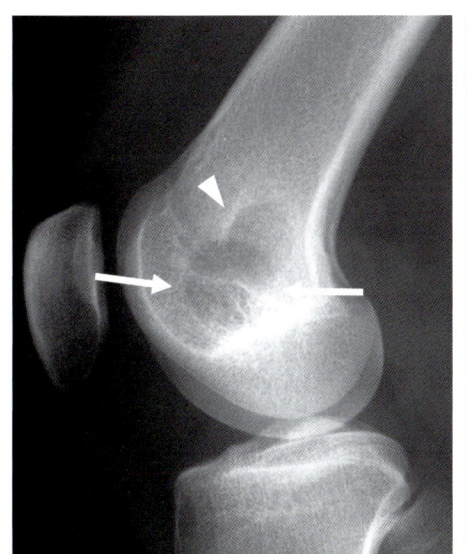

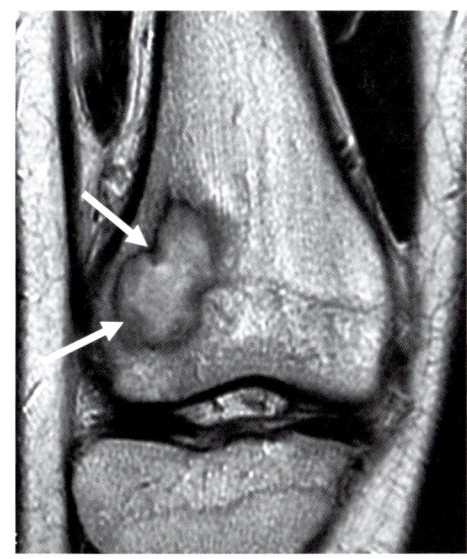

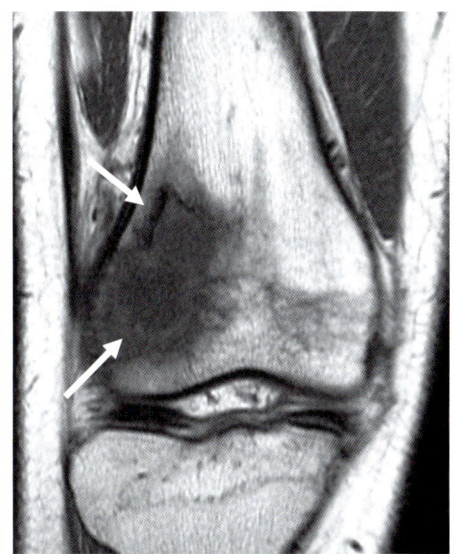

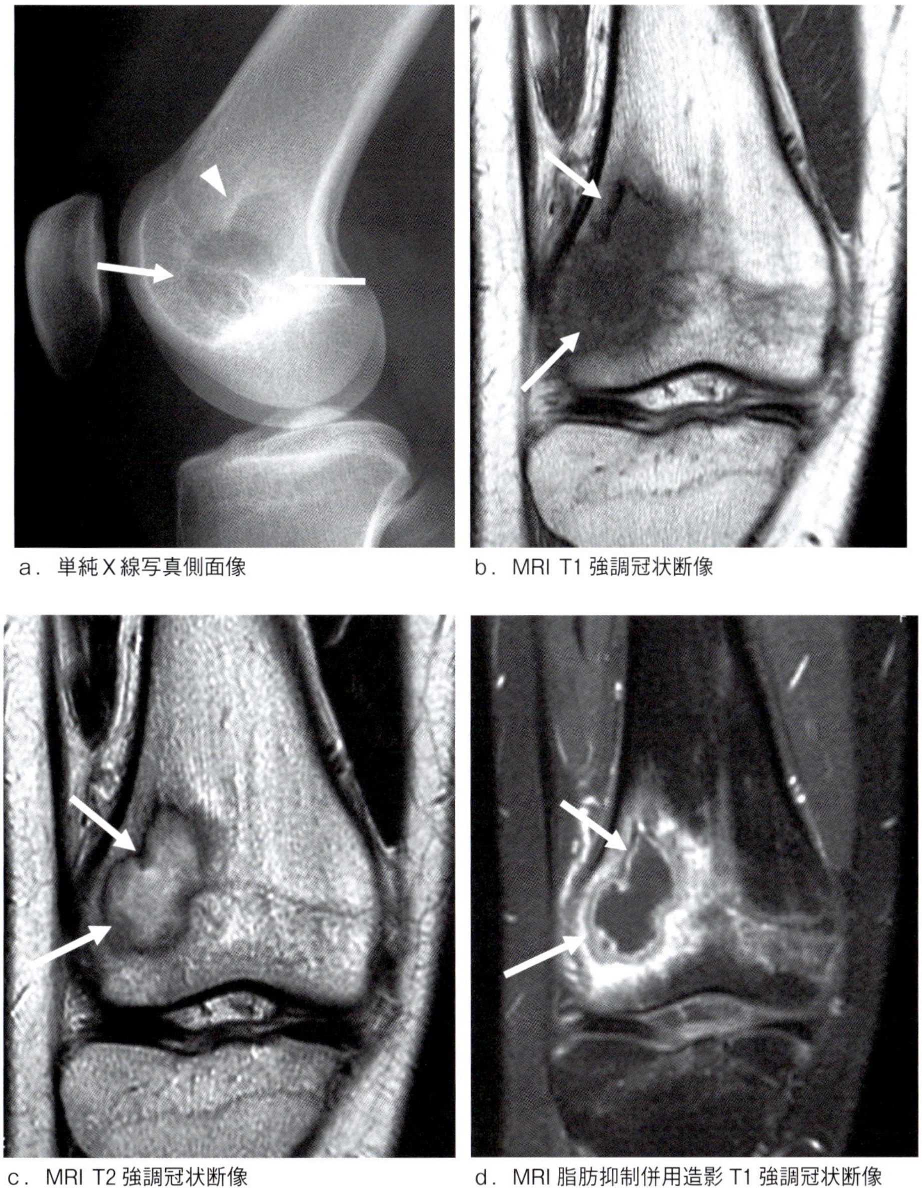

section 2　関節の感染症

1　感染経路

骨髄炎の感染経路を参照のこと（☞96頁）．

2　主要な疾患

❶ 化膿性関節炎（図6）

　化膿性関節炎は急速な骨軟骨破壊が特徴で，さらに進行すると関節の線維性・骨性強直をきたす．特に小児の化膿性関節炎では骨端の血流障害（骨壊死）を合併し，成長障害や関節変形をきたすことが多い．したがって，臨床的に化膿性関節炎が疑われる場合は，画像所見の有無にかかわらず，関節液の穿刺培養による早期診断と治療がきわめて重要である．48時間以上経過すると乳幼児の股関節炎の機能的予後は不良とされる．

　単純X線撮影では軟部腫脹，関節周囲の骨吸収，軟骨破壊に伴う関節裂隙狭小化，関節面や関節辺縁の骨破壊などがみられ，これらの所見が急速に進行することが特徴とされる．しかし，最近では抗生剤が早期から使用されることが多く，このような典型的経過をたどるものは少ない．

　CTは関節破壊の評価や軟部病変の評価にすぐれている．

　MRIでは関節液貯留や滑膜肥厚，軟骨および骨破壊，骨髄浮腫および周囲軟部組織の浮腫性変化がみられる．骨端や軟部組織の膿瘍（図6c〜f）を合併することも少なくない．これらの所見は非特異的であり，感染の判定や起炎菌の同定には関節液の穿刺培養が必要である．

❷ 結核性関節炎（図7）

　結核性関節炎はどの関節でも起こりうるが，膝関節，股関節，肩関節が好発部位である．中年から高齢者にみられ，なんらかの基礎疾患を有する場合や関節内ステロイド注入を受けている患者に起こりやすい．炎症所見に乏しく，慢性の疼痛などが症状となり，診断が遅れることも少なくない．確定診断には関節液の培養や組織診が必要である．

　単純X線所見ではPhemister三徴（関節近傍の骨粗鬆症，辺縁部に限局した骨侵食，徐々に進行する関節裂隙狭小化）が特徴とされる．化膿性関節炎と比較すると関節裂隙は比較的保たれており，骨破壊の進行も緩徐であることが多い．CTは骨破壊や腐骨の検出に有用である（図7b）．

　単関節型の関節リウマチはX線所見および経過が類似しており，鑑別が問題となる．Choiらによると，関節リウマチよりも結核性関節炎によくみられるMRI所見として，均一な滑膜肥厚，より大きな骨侵食，骨侵食辺縁の造影効果，関節外の囊胞性腫瘤をあげている．特に大きい膿瘍を伴うことが特徴である．

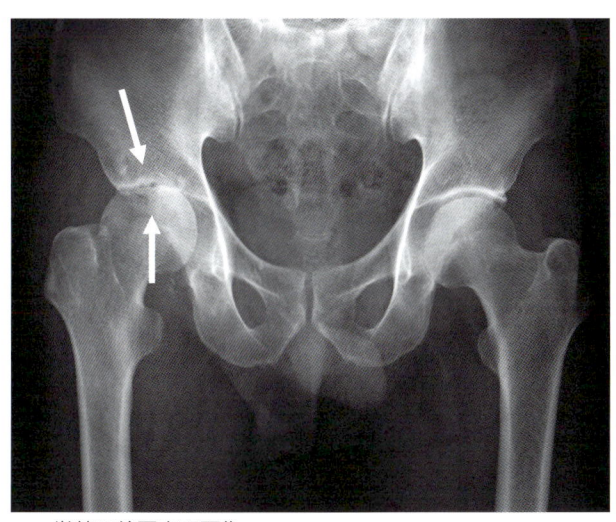

a．単純X線写真正面像
b．単純CT MPR冠状断像 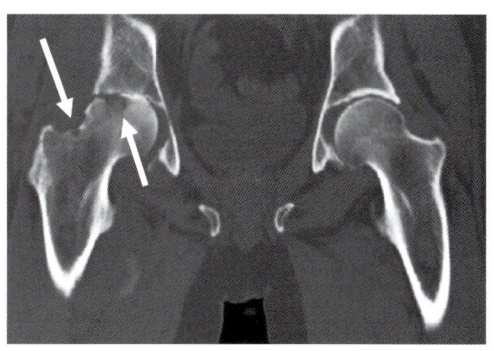
c．MRI T1強調冠状断像 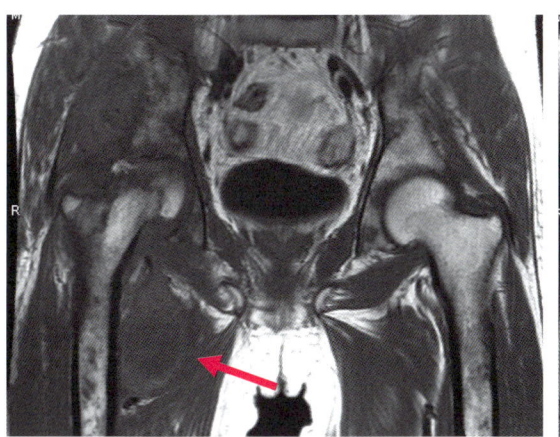
d．MRI T2強調冠状断像 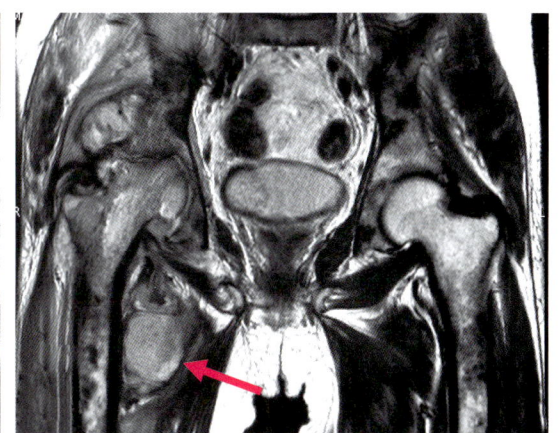
e．MRI STIR冠状断像 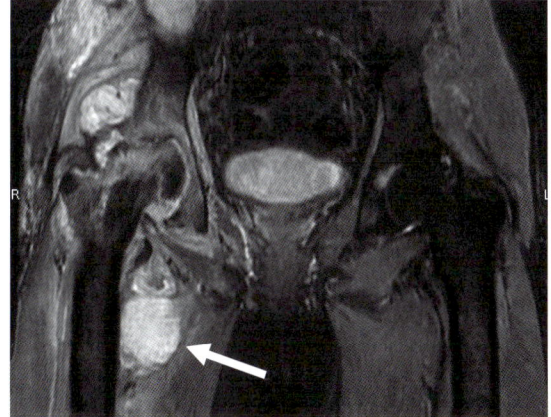
f．MRI 脂肪抑制併用造影T1強調冠状断像 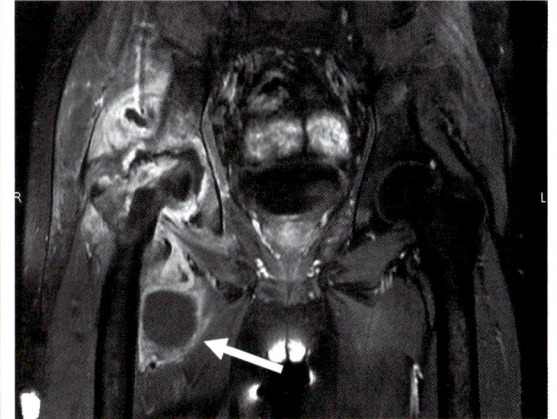

●図6　右股関節の急性化膿性関節炎（40歳代，男性）
a．右股関節荷重部で関節裂隙は狭く，大腿骨頭上部および臼蓋上部の骨破壊がみられる（矢印）．
b．右股関節の関節隙狭小化および大腿骨頭，頸部，臼蓋の骨破壊が明瞭である（矢印）．
c〜f．右股関節には著明な滑膜肥厚があり，周囲の軟部組織に膿瘍を形成している（矢印）．骨頭や臼蓋の破壊，骨髄への炎症波及を示す異常信号が認められる．膿瘍腔の培養からMRSAが確認された．
（長崎大学　上谷雅孝先生のご厚意による）

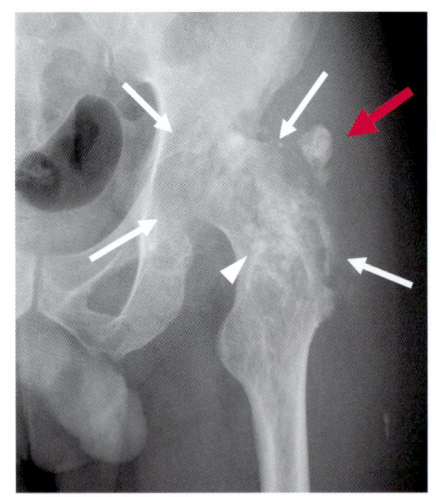

a. 単純X線写真正面像
b. 単純CT MPR冠状断像 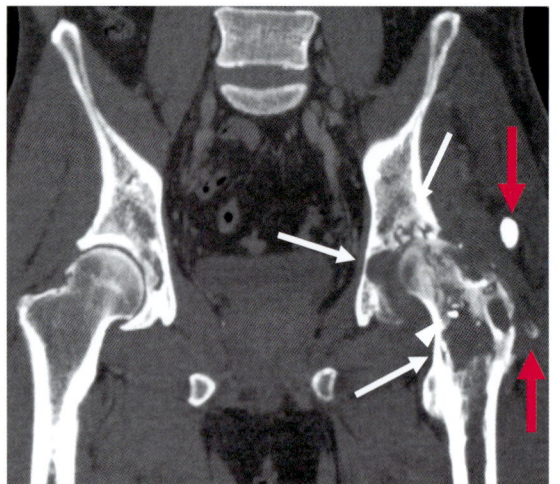
c. MRI T2強調冠状断像 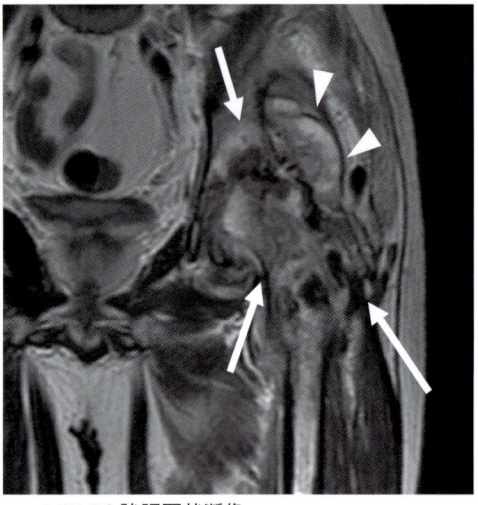
d. MRI 脂肪抑制併用造影T1強調冠状断像 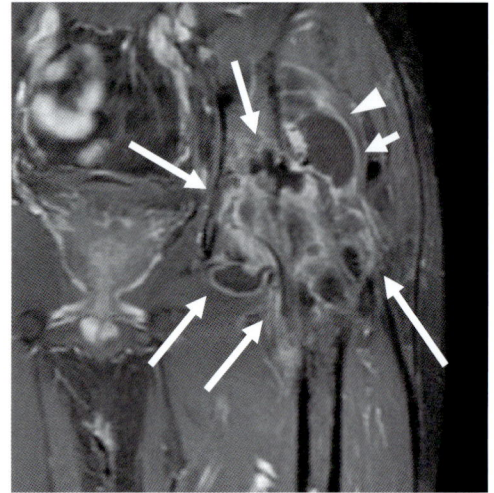

●図7　左股関節の結核性関節炎（50歳代，男性）

a，b．左臼蓋骨および大腿骨頭から頸部に骨破壊がみられる（矢印）．骨破壊の部位には骨片（腐骨）が認められる（矢頭）．特に股関節炎では臼蓋側に腐骨が多くみられる．周囲軟部組織にも石灰化像がみられる（赤矢印）．CT（b）ではこれらの所見が明瞭である．
c，d．臼蓋および大腿骨にT2強調像（c）で不均一な信号を呈する病変を認める（矢印）．造影（d）では骨病変および周囲軟部組織や滑膜に造影効果を認める（矢印）．股関節外側の軟部組織には造影で辺縁が明瞭に造影される液体貯留を認め，膿瘍である（矢頭）．

section 3　脊椎感染症

　骨関節感染症は小児では四肢で，成人の場合は脊椎で多くみられる．脊椎感染症はステロイドなどの薬物中毒患者や結核患者でも多くみられる．

　感染経路としては四肢の骨関節感染症同様に血行性感染，近傍の感染巣からの直接波及，脊椎への直接的な感染（椎間板や硬膜近傍への穿刺など）や術後感染があげられる．

1 血行性感染の病態

栄養動脈を介する動脈性の感染とBatson傍脊椎静脈叢を介する静脈性感染の両者が感染経路となる．Batson静脈叢は弁を有さない静脈であり，腹圧の程度によって静脈の流れる方向や量が変化し，この静脈叢を介して尿路感染や腸管感染などの骨盤内感染が脊椎に広がる．また，脊椎感染の初期巣は脊椎の栄養動脈が多く流入している部位である椎体後方の終板直下に起こり，この所見からは動脈性の経路が示唆される．

四肢骨同様に脊椎の血管分布も年齢によって変化がみられる．脊椎骨髄炎の好発部位は終板軟骨直下の骨であり，同部位に栄養動脈が多く流入している．19〜20歳までの小児や若年者では，脊椎終板軟骨を貫通するような血管がみられ，直接椎間板に連続する血流が存在する．

2 主要な疾患

❶ 化膿性脊椎炎（図8）

脊椎の血行性感染において初期感染巣は椎体軟骨終板直下の前面によくみられ，その後椎間板に波及する．この時点ではX線所見はほぼ正常である．1〜3週間ほどで椎間腔の狭小化がみられ，軟骨終板直下の骨破壊像（図8a）が出現し，隣接する椎体の破壊へと病巣が拡大する．その後椎体には骨再生に伴う硬化性変化が出現する．

MRIは早期診断に有用であり，感染性脊椎炎が疑われる場合にはほぼ必須の検査である．急性期には椎間板および軟骨終板近傍の椎体に炎症性変化を反映する異常信号（T1強調画像で低信号，T2強調画像で高信号）を認める（図8b）．STIRや脂肪抑制T2強調画像などの脂肪抑制画像は病変の検出に有用である．骨破壊像は軟骨終板付近を主体にみられる．椎間板の信号は早期にT2強

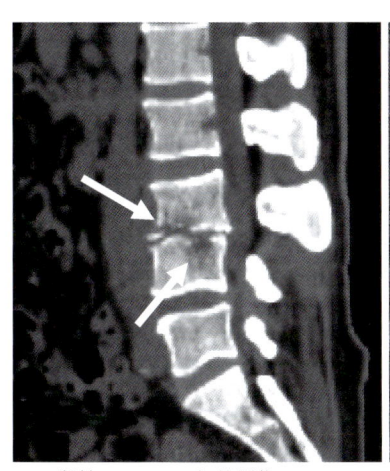

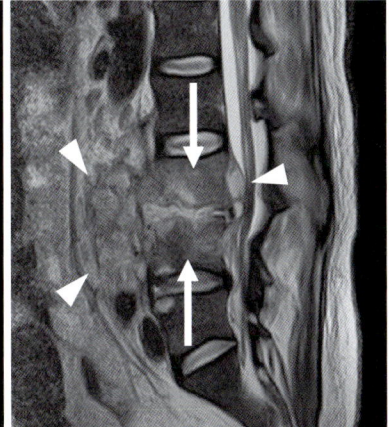

a．単純CT MPR矢状断像　　b．MRI T2強調矢状断像　　c．MRI T2強調冠状断像

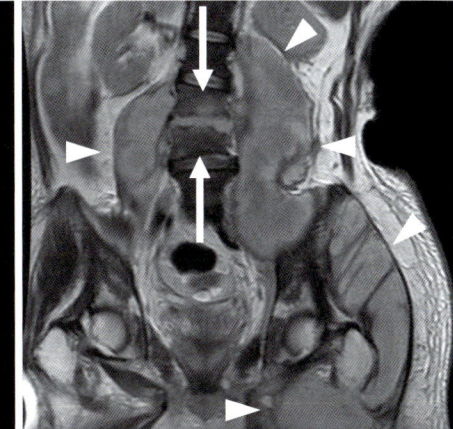

◯図8　急性化膿性脊椎炎（50歳代，男性）
a．第3・4腰椎間レベルの椎間腔に狭小化がみられ，終板軟骨直下の骨破壊像を認める（矢印）．
b．c．椎間腔の狭小化および軟骨終板直下の骨破壊がCT同様にみられ，椎間板を第3および第4椎体骨髄信号はT2強調画像で高信号を呈している（矢印）．椎体腹側や背側の脊柱管内，大腰筋などの傍脊柱筋，骨盤左側〜大腿近位に広範な膿瘍を認める（矢頭）．

調画像で高信号を呈し，進行すると椎間腔狭小化を認める．MRIは骨や椎間板の変化のみではなく，傍椎体軟部組織への炎症波及および膿瘍形成（図8c）の評価に有用である．造影MRIでは膿瘍辺縁部が造影され，膿瘍の範囲を明確にできる．

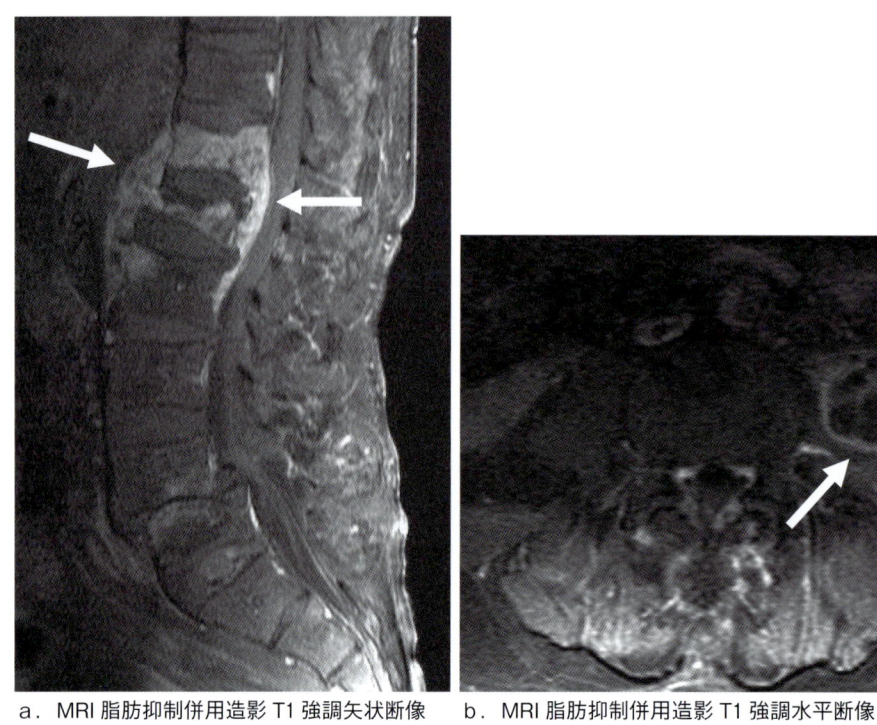

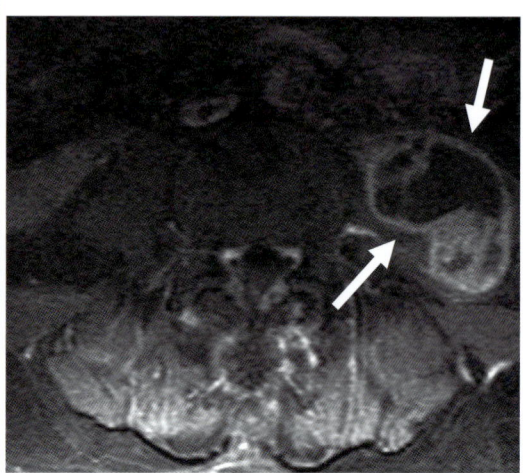

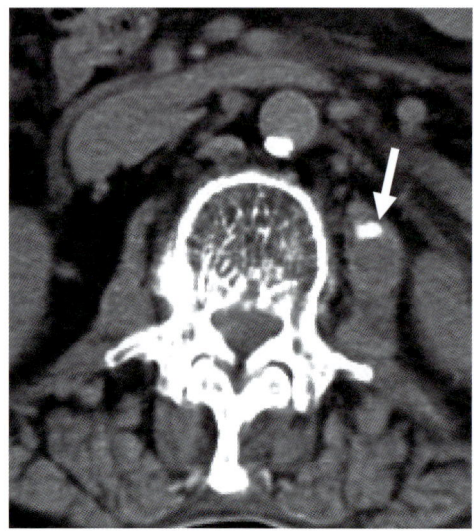

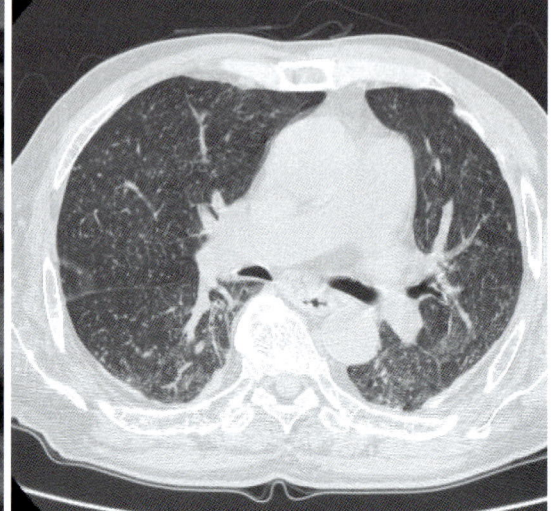

a．MRI脂肪抑制併用造影T1強調矢状断像　　b．MRI脂肪抑制併用造影T1強調水平断像

c．単純CT　　d．胸部単純CT

図9　結核性脊椎炎・粟粒結核（70歳代，男性）

a．3椎体にわたり造影される病変を認める．椎体内病変以外にも前および後縦靱帯に沿うように進展する病変を認める（矢印）．
b．左側腸腰筋に膿瘍形成がみられる．膿瘍の境界は明瞭で，膿瘍壁は薄い（矢印）．
c．膿瘍内腹側に石灰化がみられる（矢印）．
d．両側肺野では多数の粒状影がみられる．粟粒結核である．
（長崎大学　上谷雅孝先生のご厚意による）
（aは上谷雅孝編・著　骨軟部疾患の画像診断　第2版，秀潤社，2010より）

❷ 結核性脊椎炎（図9）

　結核性脊椎炎は筋骨格系の結核の 25～60％を占め，頻度が高い．感染経路のほとんどは血行性である．好発部位は胸腰椎移行部で，椎体前方が侵されることが多いが，稀に後方要素に初発することもある．前方の骨破壊が強く，亀背を呈することや椎体の癒合および石灰化を伴う腸腰筋膿瘍の形成は結核性脊椎炎に特徴的な所見である．

　結核性関節炎と化膿性脊椎炎との鑑別は治療方針の決定のために重要であるが，早期における両者の厳密な区別は難しく，細菌学的検査を必要とすることも少なくない．化膿性脊椎炎と比較した結核性関節炎の特徴としては，感染早期には椎間腔の狭小化に乏しいこと，3椎体以上の複数椎体が侵されること（図9a），離れた椎体に病巣がskipすること，前縦靱帯などの靱帯下に沿うような進展（図9a），境界明瞭で壁の薄い大きな膿瘍（図9b）や石灰化（図9c）などがあげられる．時に圧迫骨折としてみられる．特に大きな膿瘍を伴う場合には結核の可能性が高い．

　謝辞：本項目の執筆にあたり多くの症例の提供やアドバイスをいただいた長崎大学放射線科上谷雅孝先生，山口哲治先生，川原康弘先生に厚くお礼を申し上げます．

文　献

1）Resnick D, et al：Bone and Joint Imaging 3rd Ed. Elsevier Saunders, pp 713-752, 2005.
2）Erdman WA, et al：Osteomyelitis：characteristics and pitfalls of diagnosis with MR imaging. Radiology 180(2)：533-539, 1991.
3）Cohen MD, et al：Magnetic resonance differentiation of acute and chronic osteomyelitis in children. Clin Radiol 41：53-56, 1990.
4）Marti-Bonmati L, et al：Brodie abscess：MR imaging appearance in 10 patients. J Mag Reson Imaging 3：543-546, 1993.
5）Choi JA, et al：Rheumatoid arthritis and tuberculous arthritis：differentiating MRI features. Am J Roentgenol 193(5)：1347-1353, 2009.
6）Jung NY, et al：Discrimination of tuberculous spondylitis from pyogenic spondylitis on MRI. Am J Roentgenol 182(6)：1405-1410, 2004.

10 骨髄（造血器）疾患

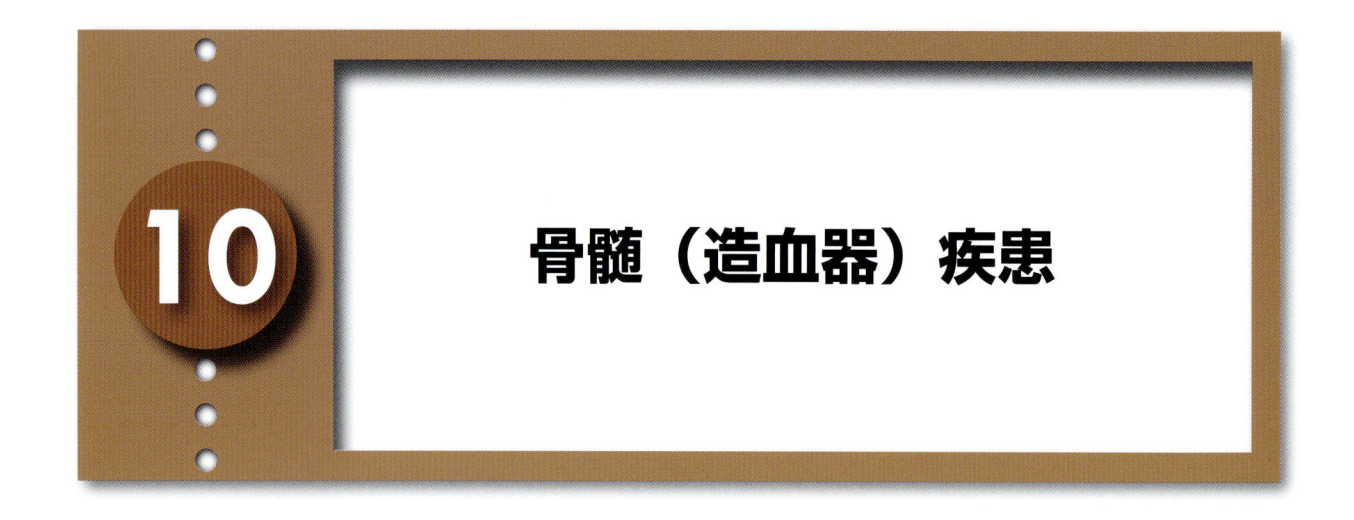

section 1 骨髄疾患の検査法

1 シンチグラフィ

　骨髄シンチグラフィに用いられるRIは，1）骨髄の網内系細胞にRI標識コロイドを貪食させて描出する網内系イメージング，2）トランスフェリンと結合する放射性物質を用いて造血組織（赤芽球）に取り込ませる赤血球増殖系イメージング，3）炎症シンチグラフィで用いられる^{99m}Tc標識白血球による骨髄を描出する方法がある．このうち塩化インジウム（^{111}InCl$_3$）の骨髄赤芽球への集積を利用した赤血球増殖系イメージングが最も用いられている．最近では，腫瘍性増殖が集積の程度に反

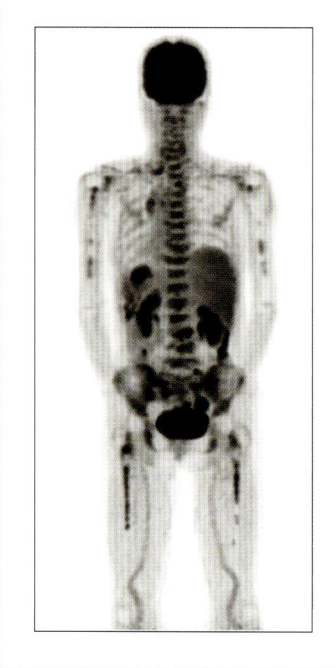

▶図1　PETによる骨髄病変の描出（60歳代，女性．肺小細胞癌）
後前像．脊椎骨盤骨上腕骨，大腿骨の取り込みは転移を示す．

映する F-18 fluorodeoxyglucose を用いた PET 検査が用いられるようになってきている（図1）．

2 MRI

　成人では赤色髄の残存する部位（中心部骨髄）を撮像するのが一般的で，胸腰椎椎体や骨盤骨を撮像する．白血病や骨髄異形成症候群など異常信号が赤色髄の四肢への進展（peripheral expansion）を示す疾患では，大腿骨骨髄を撮像することもある．

　拡散強調画像は腫瘍の治療効果判定，良悪性の判定，予後予測に用いられることがある．

　in-phase 画像と out-of-phase 画像を用いて，脂肪の混在を out-of-phase 画像での信号低下により評価することができる．それにより赤色髄，圧迫骨折，脊椎血管腫と転移性腫瘍の鑑別に応用できるとの報告がある[1]．

　造影検査としては，ガドリニウム（Gd）製剤を用いて T1 強調画像を撮像する方法が一般的である．通常，黄色髄ではほとんど Gd で造影効果がみられないが，若年者や脂肪の少ない骨髄には造影効果が認められ，特に dynamic 画像では脂肪含有の程度で造影効果が異なってみられる[2]．強い造影効果は感染，炎症，腫瘍で認められるが，特異的ではない．鉄製剤を用いて T2 強調画像または $T2^*$ 強調画像を撮像する方法では，鉄製剤として微小超常磁性体酸化鉄製剤（ultra small superparamagnetic iron oxide USPIO, 50 nm 未満の粒子）を用いる．これはマクロファージに貪食されるため T2 強調画像で正常骨髄は低信号を呈し，腫瘍浸潤と良好なコントラストで描出できるとされる[3]．

section 2 正常骨髄

1 正常の骨髄分布と黄色髄への転換（conversion）

　赤色髄は 60％が骨髄細胞，40％が脂肪細胞で，成分的には 40〜60％の脂肪，30〜40％の水分，10〜20％の蛋白で構成されるのに対し，黄色髄は 95％以上が脂肪細胞で，成分では 80％が脂肪，15％が水分，約 5％が蛋白である．成人の骨髄は脂肪組織が骨髄全体の約 3/4 を占める．赤色髄と黄色髄では血管構築も異なり，赤色髄では中心動脈から発する豊富な類洞組織がみられるのに対して，脂肪髄では毛細動静脈，静脈が主体である．

　造血は胎生 19 日頃から始まり，16 週まで肝臓・脾臓が主体である．胎生 24 週から骨髄が造血の中心となり，生下時には骨端を含めて骨髄全体が造血の中心となる．新生児では骨髄のほぼ 100％が赤色髄である．年齢が進むにつれ黄色髄に転換（conversion）し，25〜30 歳までには成人の骨髄分布となる．黄色髄への変化は新生児後期から始まり，最初に手足の末節骨，骨端からほぼ対称性に起こる．骨端以外の部位では骨幹から遠位骨幹端，次いで近位骨幹端の順に黄色髄化する．脊椎では下部腰椎より始まり，椎体内では中心部から黄色髄化が生じる．黄色髄化は骨全体では末梢骨（appendicular skeleton）から躯幹骨（axial skeleton）に進行していく．ただし，骨端の化骨核は，骨化した時点ですでに黄色髄を多く含んでいる．

　成人で赤色髄が豊富にみられる部位は，脊椎，胸骨，頭蓋骨，肋骨，骨盤骨，上腕骨近位部，大腿

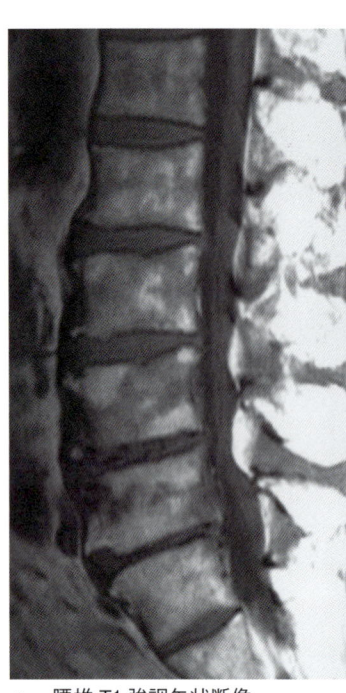

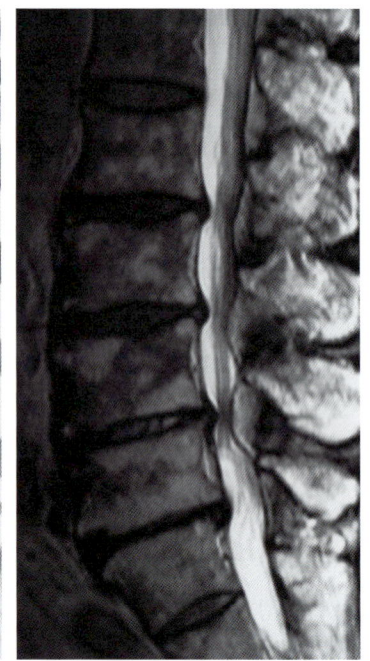

a. 腰椎T1強調矢状断像　　b. T2強調矢状断像

●図2　骨髄の脂肪転換（60歳代，男性）

腰椎の椎体は脂肪と造血組織が不均一に分布し，斑状に低信号と高信号が混在している．

骨近位部である．正常成人では赤色髄が大腿骨骨幹部の遠位2/3までに一様に伸びることはないとされるが，末梢骨でも赤色髄が黄色髄内に巣状に分布することがある．高齢者では骨粗鬆症によって減少した骨梁を埋めるように脂肪組織の置換が起こり，脂肪髄の量が増加する（図2）[4]．

2　赤色髄への再転換（reconversion）

造血髄の破壊や溶血などによって赤色髄がさらに必要になると，脂肪髄から造血髄への再転換 reconversion が生じる（図3）．この変化は躯幹から末梢に起こる．四肢骨では近位部から遠位部に両側対称性に広がる．この過程が骨内で最初に始まる部位は，黄色髄の骨内膜下（骨皮質側）である．原因には，貧血や種々の骨髄疾患（転移，多発性骨髄腫，骨髄線維症など）があるが，原因不明のものも少なくない．再転換の程度や範囲は造血能を亢進させる因子の持続期間や重症度による．重症の場合には，脂肪髄が最も豊富な骨端にも reconversion が生じる．

3　正常骨髄のMRI所見

生下時の骨髄はほとんどが赤色髄であるため，T1強調画像で低信号，STIR像で高信号を示す．年齢が進み黄色髄への転換が生じるにつれ，末梢骨髄からT1強調画像で高信号，STIR像で低信号の領域が増加していく．ただし，大腿骨頭や大転子，上腕骨頭などの骨端は骨化時点から黄色髄を多く含み，T1強調画像で高信号を示す[5]．椎体内では中心部により早期に黄色髄化が生じるため，中心部

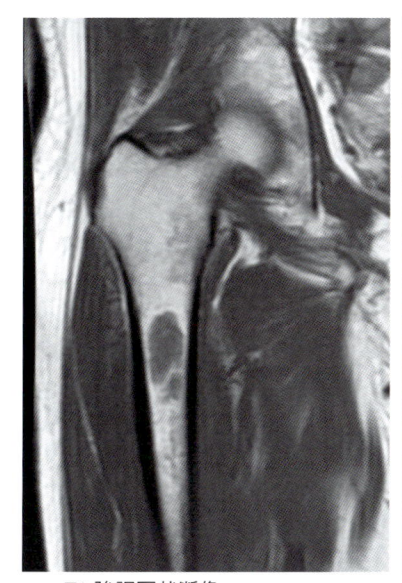

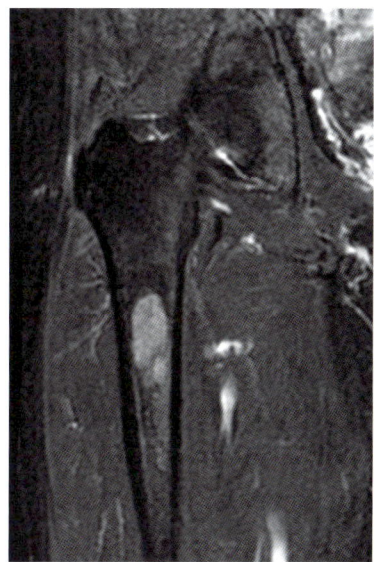

a．T1強調冠状断像　　　　　　　b．STIR冠状断像
●図3　大腿骨の斑状の赤色髄（60歳代，女性）
大腿骨骨幹の骨髄内に斑状の異常信号が認められる．腫瘍性病変と誤認しやすい．

から辺縁部に向かってT1強調画像での高信号，STIR像での低信号が拡大する．これらの変化は1歳までに急速に進行するが，それ以降の変化は比較的穏やかである[6]．

成人の赤色髄が残存する躯幹部骨髄では赤色髄にも脂肪組織が多く含まれるため，斑状の不均一な信号を示すことが多い（図2）．黄色髄がほとんどを占める長管骨の大部分は，ほぼ均一にT1強調画像で高信号，STIR像で低信号を示す．成人でも赤色髄が残存する上腕骨，大腿骨近位部の骨髄は不均一な信号を示すことがある．上腕骨頭では骨端の軟骨下骨に弓状の赤色髄がみられたり，大腿骨近位では骨幹端の大腿骨頸部のみ赤色髄が残ることがあり，病変と誤らないようにすることが必要である．また，大腿骨などでは末梢骨髄に赤色髄の斑状分布が時にみられ（図3），病変と誤られることがあり，注意が必要である．脂肪髄から赤色髄への再転換が生じると，躯幹部骨髄から末梢骨髄に向かって，四肢骨では近位部から遠位部に両側ほぼ対称性にSTIR像で高信号域が広がっていく．

4　造血幹細胞移植後の変化

造血幹細胞移植は，白血病などの腫瘍性疾患の根治を目的に超大量の抗癌剤投与と全身放射線照射（total body irradiation：TBI）による骨髄破壊的前処置を行い，その後に生じる可逆的かつ致死的造血障害を造血幹細胞により回復させる治療法である．重症再生不良性貧血やリンパ造血系の遺伝性疾患などの非腫瘍性疾患では，リンパ組織を標的としたTLI（total lymphoid irradiation）が行われる．造血幹細胞のソースによって骨髄移植（BMT），末梢血幹細胞移植（PBSCT），臍帯血移植（CBSCT）が中心となる．

造血器腫瘍の治療は，造血幹細胞として同種造血幹細胞移植が有効とされる．移植の際はドナーとレシピエントの主要組織適合抗原であるヒト白血球抗原（HLA）を合わせる必要があるが，マイナー組織適応抗原まで一致させることはできないため，拒絶，移植片対宿主病（GVHD）などの移植免疫

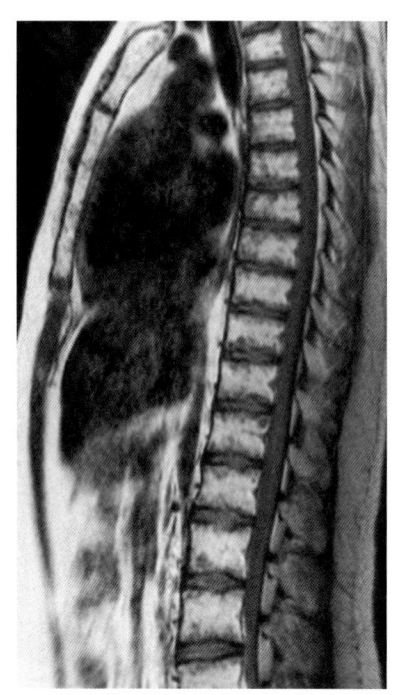

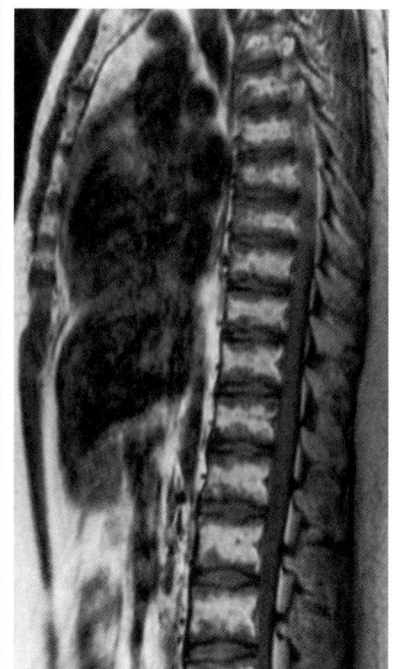

a．胸腰椎 T1 強調矢状断像（治療前）　　b．胸腰椎 T1 強調矢状断像（骨髄移植後）

◯図4　再生不良性貧血（10歳代後半，男性）
治療前には広範な脂肪髄化がみられる．治療後の帯状パターンは特徴的な増殖所見である．

反応が発生する．この反応は白血病細胞に対しても起こると考えられる．これが移植片対白血病（GVL）効果で，この反応が治療効果に臨床的意義をもたせるとされている．

　幹細胞移植前の導入療法で骨髄の局所的またはびまん性の腫瘍細胞は消失し，正常の骨髄細胞や脂肪髄に変化することがあるが，MRI で局所的な異常信号が残存することがある．この所見は患者の予後に影響はないとされる[7]．MRI では骨髄の異常信号が腫瘍細胞の残存を示している可能性は否定できないことから，異常信号が造血幹細胞移植後に腫瘍の所見を呈するかどうかを観察することが重要である．幹細胞移植後の骨髄の MRI では，移植後数日は T1 強調画像で低信号，T2 強調画像で高信号の浮腫が認められる．3か月以内には特徴的とされる脊椎の帯状パターンが出現する（図4）．これは椎体の辺縁に T1 強調画像で低信号，中央が高信号を示すもので，組織学的には椎体辺縁には再増殖した骨髄細胞が，中央には脂肪髄が認められる．帯状パターンは数か月継続し，移植に成功すると椎体全体に骨髄細胞がみられるようになる．数年で成人にみられる脂肪髄に変化するが，同世代に比べると T1 強調画像で椎体は高信号を示すことが多いとされる[8]．

section 3 | 骨髄疾患

1 骨髄不全症候群 bone marrow failure syndrome

　血球減少を呈する疾患のうち，造血幹細胞の減少や質的異常のために血球生産が持続的に減少した状態を骨髄不全と呼ぶ．一般には再生不良性貧血，白血病移行のリスクが低い骨髄異形成症候群，発作性夜間血色素尿症などの特発性造血障害を表している．これらは相互に移行することがある．

2 骨髄異形成症候群 myelodysplastic syndrome（MDS）

　Working Conference on MDS 2006 の最低限診断基準では必須基準と MDS 関連基準の一つが満たされた場合，MDS と診断できる．

❶ **必須基準**：1）一血球型以上の持続的な血球減少，ヘモグロビン濃度＜11 g/dl, 好中球数＜1,500/μl, 血小板数＜100,000/μl, 2）血球減少や異型性の主な原因となる他の造血器あるいは非造血器疾患の除外．

❷ **MDS 関連基準**：1）骨髄塗抹標本において赤芽球系，好中球系，巨核球系のうち 1 血球系において，異型性が全細胞の 10％以上，あるいは 15％以上の環状鉄芽球（鉄染色），2）骨髄塗抹標本において芽球が 5～19％，3）典型的な染色体異常（FISH 法を含む）．

　骨髄シンチグラフィでは骨髄不均一分布やびまん性集積低下を示す．骨シンチグラフィではしばしば super bone scan を示す．MRI では異形成を伴う造血細胞が骨髄内で増殖すると T1 強調画像で低信号域として描出され，脂肪抑制 T2 強調画像，STIR で高信号として認められる．骨髄所見は黄色髄から腫瘍浸潤を示唆する所見まで多彩である．このような変化は ^{18}F-FDG-PET でも評価できる（図 4）．

3 再生不良性貧血 anaplastic anemia

　汎血球減少症と骨髄の低形成を特徴とする血液疾患で，病態は多能性造血幹細胞の減少である．平成 22 年の厚生労働省の診断基準では，①臨床所見として，貧血，出血傾向，ときに発熱，②以下の 3 項目のうち，少なくとも 2 つを満たすこと（Hb；10.0 g/dl, 好中球；1,500/μl 未満，血小板 10 万/μl 未満），③白血球減少症の原因となるほかの疾患を認めないこと，④付随所見として，ⓘ網赤血球増加がないこと，ⓘⓘ骨髄穿刺所見で有核細胞の減少，減少がなくても巨核球の減少とリンパ球比率の上昇，異形成は少ないこと，ⓘⓘⓘ骨髄生検で造血細胞の減少，ⓘⓥ血清鉄値の上昇と不飽和鉄結合能の低下，ⓥ脊椎 MRI で造血細胞の減少と脂肪組織の増加を示すこと（図 5）．MRI では脂肪髄を背景に不均一な骨髄増殖を呈する．全身 MRI では正常例に比べ頭蓋骨，上腕骨，肩甲骨，大腿骨の骨髄の STIR での信号低下（脂肪髄化）が顕著であるといわれる[9]．

a．PET 前面像　　　　b．CT 矢状断再構成　　　　c．PET CT 脊椎矢状断像

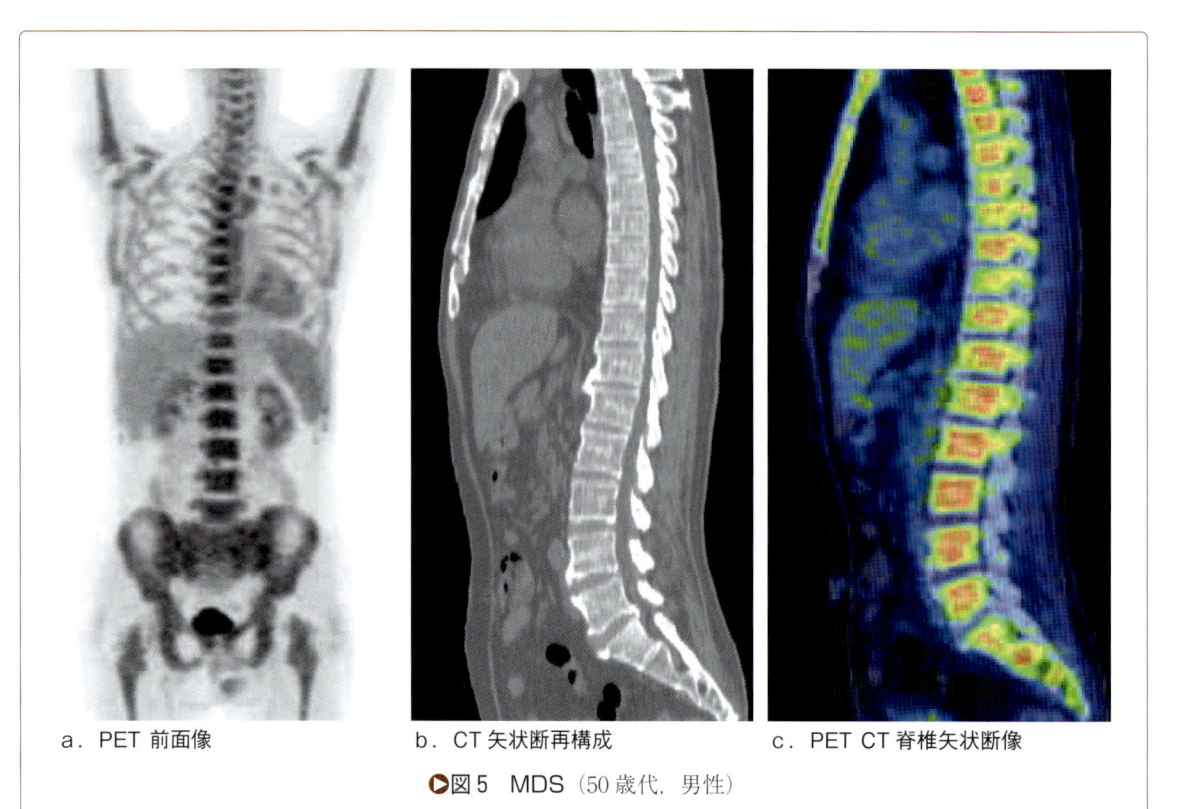

▶図5　MDS（50歳代，男性）
a．広範な集積増加を認める．b．骨梁の減少と残存骨梁の肥厚を認める．c．骨髄に広範な集積増加がみられる．

4　骨髄線維症 myelofibrosis

　造血幹細胞レベルで生じた遺伝子異常により骨髄中で巨核球と顆粒球系細胞が増加する骨髄増殖性腫瘍である原発性骨髄線維症と，骨髄異形成症候群，真性赤血球増加症，本態性血小板血症などをはじめとする種々の基礎疾患に続発する二次性骨髄線維症に分けられる．

　原発性骨髄線維症は，異型を有する巨核球や顆粒球性細胞の増加，骨髄の線維化，血管新生および骨硬化，髄外造血による巨脾，無効造血，末梢血での涙滴状赤血球の出現，白赤芽球症などの特徴的な臨床所見を呈する．進行すると，造血不全，白血病化が生じ，5年生存率38％，生存期間中央値3.4年と予後不良である．発症年齢の中央値は65歳である．男女比は1.96：1で男性に多い．

　原発性骨髄線維症では，骨髄の細胞密度は増加しているものの，細網線維の増生はないか，あったとしてもごくわずかな「前線維期」から，骨髄において著明な細網線維，コラーゲン線維の増生，骨梁の増加（骨硬化）が生じる「線維期」に移行する．

　単純X線撮影では躯幹骨や末梢骨，特に上腕骨，大腿骨の近位部にびまん性骨硬化像が認められる．通常骨破壊の所見はみられない．MRIでは骨髄がびまん性にT1強調画像で低信号を示し，脂肪抑制T2強調画像，STIRで高信号を示すことが多いが，線維化が進行するとすべてのシーケンスで低信号となる（図6）．特に大腿骨の異常信号は大腿骨頭と大転子の脂肪髄が残るが，病勢の進行により骨頭と大転子はT1強調画像で低信号，脂肪抑制T2強調画像とSTIRで高信号を示すようになり，大腿骨全体が脂肪抑制T2強調画像とSTIRでも低信号となる．この信号変化は予後を反映するといわれる[10]．

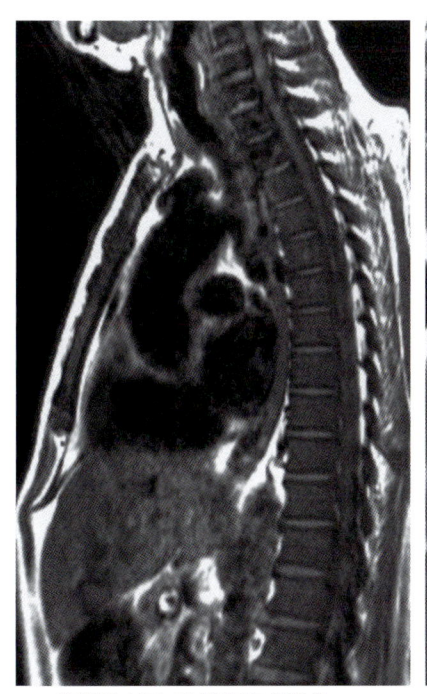

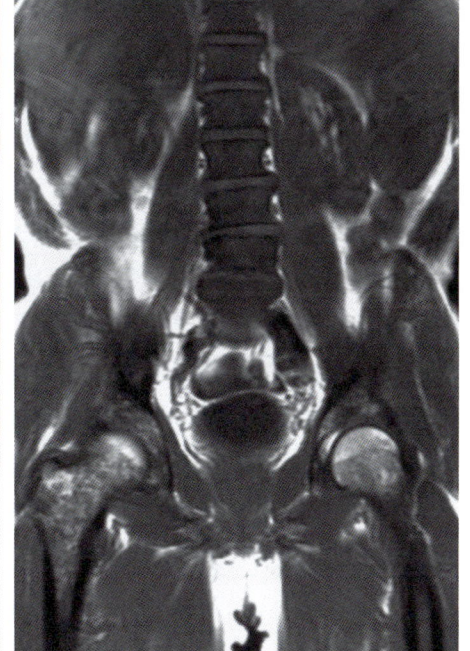

a. 胸腰椎 MRI T1 強調矢状断像　　b. 腹部・骨盤 T1 強調冠状断像

○図6　骨髄線維症（60歳代，男性）
胸腰椎の骨髄は均一に低信号化している．大腿骨近位部はまだらに低信号である．左上肢部に脾腫がみられる．

5 白血病

　造血細胞が骨髄中で腫瘍化したもので，幼弱な芽球が増殖する急性白血病とほぼ正常な形態の細胞が増殖する慢性白血病に大別され，さらに分化の方向により骨髄性とリンパ性に分けられる．幼児から高齢者まで広い年齢層に発症し，白血病細胞の増生と正常造血能障害や臓器浸潤により様々な症状がみられる．適切な治療がなされない場合，感染症や出血により短期間で致死的となる重篤な疾患である．

　画像所見では成人の白血病で骨病変がX線写真でみられることは少ないが，脊椎ではびまん性の骨濃度減弱を示すことが多い．小児では，白血病細胞の浸潤による浸透性，虫喰い状，地図状の骨破壊像がみられることがある．MRIでは骨髄浸潤がびまん性であるため，T1強調画像で骨髄のびまん性低信号がみられ，脂肪抑制T2強調画像，STIRで高信号を示す（図7）．早期には脂肪髄の残存が認められることがある．

❶ 急性骨髄性白血病（acute myelogenous leukemia：AML）

　分化・成熟能が障害された幼若骨髄系細胞（芽球）の自律性増殖を特徴とする多様性に富む血液腫瘍である．この白血病の分類は2008年改訂のWHO分類（第4版）に従ってなされる．この分類の定義では芽球（骨髄性）が末梢血または骨髄において20％を超えたものをAMLと診断する．また，カテゴリーに分けられ，①特異的遺伝子異常を有するAML，②骨髄異形成関連の変化に伴うAML，③治療に関連した骨髄性腫瘍，④上記以外のAML，⑤骨髄肉腫，⑥Down症候群関連骨髄増殖，⑦芽球性形質細胞様樹状細胞腫瘍と分類されている．AMLの90％は成人が罹患する．白血

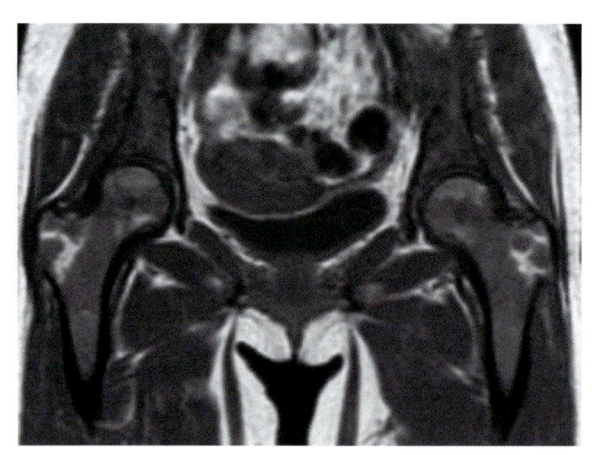

●図7 白血病 CML（40歳代，女性）
骨盤部 MRI T1 強調冠状断像．骨盤から大腿骨に均一な低信号をみる．

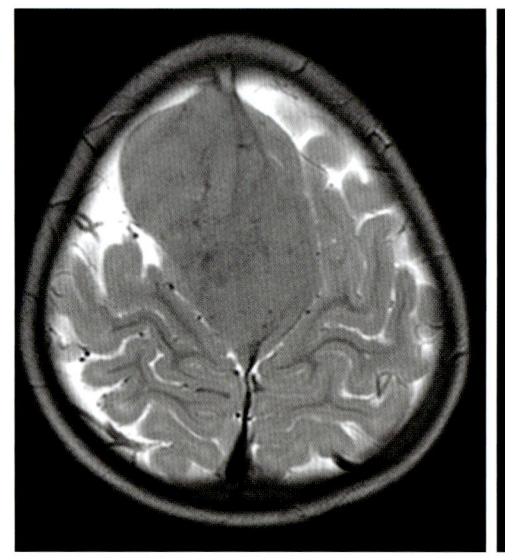

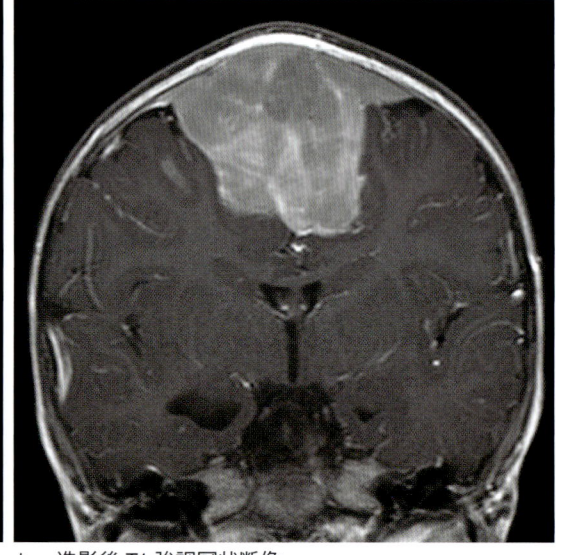

a．T2 強調横断像
b．造影後 T1 強調冠状断像

●図8 頭蓋内の腫瘤形成（granulocytic sarcoma）（10歳代，女性）
頭蓋内腫瘤で発症．生検で AML と診断される．大脳鎌を中心に腫瘤を形成し，頭蓋骨を越えて広がる．

病細胞が腫瘤を形成することがあり，顆粒球性肉腫（granulocytic sarcoma）と呼ばれる（図8）．これは未熟白血病細胞が Havers 管を介して骨膜に進展して腫瘤を形成するものであり，急性骨髄性白血病の 2.5〜8％に合併し小児に多い．好発部位は頭蓋骨，顔面骨である．骨に隣接して腫瘤が形成されており，T2 強調画像で骨髄内と等信号，筋よりやや高い信号であるが，通常より低い信号を示すことが多い．罹患した骨は白血病細胞浸潤を示す T1 強調画像で低信号，STIR で高信号を示す．

❷ **急性リンパ性白血病**（acute lymphoblastic leukemia：ALL）

WHO 分類では(I)特異的異常を伴わない B リンパ芽球性白血病/リンパ腫（B-ALL/LBL），(II)特異的遺伝子異常を伴う B リンパ芽球性白血病/リンパ腫（B-ALL/LBL-RGA），(III)T リンパ芽球性白血病/リンパ腫（T-ALL/LBL）の 3 種類に分類されている．Philadelphia 染色体陽性急性リンパ

性白血病は B-ALL/LBL-RGA に分類されている．

ALL の小児では骨幹端の予備石灰化層に濃度の低下した帯状の領域が出現し，transverse radiolucent band といわれる．ただし，この所見は神経芽細胞腫の骨転移でも認められる．T-ALL では腫瘍細胞の浸潤に伴う骨破壊が脊椎，長管骨にしばしば認められ，打ち抜き像 punched-out lesion がみられる．多発性骨髄腫の打ち抜き像が海綿骨や骨皮質内面に存在するのに対して，T-ALL では骨皮質内に多くみられる．また，溶骨性病変が手指末梢にも好発するのは骨髄腫や転移と異なる[11]．

❸ 慢性骨髄性白血病 (chronic myelogenous leukemia：CML)

多能性造血幹細胞レベルの細胞に染色体転座 t (9；22) (q34；q11.2) が起こり，変異 22 番染色体 (Philadelphia〈Ph〉染色体) 上に形成された BCR-ABL1 癒合遺伝子が恒常的活性型チロシンキナーゼとして働き，造血細胞が分化・成熟能を保ったまま，過剰な生存・増殖をもたらし，白血球や時に血小板が増加する．

MRI では成人の黄色髄に進展はみられず，赤色髄の領域（脊椎，骨盤骨，近位大腿骨など）に白血病細胞の進展が認められ，T1 強調画像で赤色髄より低信号として認められる（図7）．急性転化時には，赤色髄，黄色髄のいずれも白血病細胞の浸潤が認められる．病変はびまん性であったり，斑状であったりする．赤色髄内でも T1 強調画像ではより低信号，STIR ではより高信号として描出される．

❹ 慢性リンパ性白血病 (chronic lymphocytic leukemia：CLL)

CLL の病型には PL（前リンパ球 prolymphocyte）の比率が 10% 以下の typical CLL，典型例と異なる形態的特徴を示す CLL を mixed cell type とされる．後者には PL の比率が 10～55% の場合 CLL/PL，AL（atypical lymphocyte）が 15% を超えて混在する（PL＋AL は 55% 未満）がある．PL が 55% を超えると前リンパ球性白血病（prelymphocytic leukemia：PLL）といわれる．また，CLL の診断基準を満たさないが，末梢血中に成熟リンパ球の増加を認めるモノクローナル B 型増多症（monoclonal B-cell lymphocytosis：MBL）がある．MBL は CLL の前駆病変で MBL の中から年間 1～2% が CLL に進展する．MRI ではリンパ節浸潤を認めるほか，骨髄の所見は慢性骨髄性白血病と類似する．

6 多発性骨髄腫 multiple myeloma

B リンパ球の終末分化段階である形質細胞の単クローン性（腫瘍性）増殖と，その産物である単クローン性免疫グロブリン（M 蛋白）を特徴とする疾患である．病変の首座は骨髄であり，腫瘍症候としては①骨髄中での腫瘍増殖による貧血，易感染性，出血傾向などの血球減少に伴う症状，②破骨細胞の活性化と骨芽細胞の分化抑制に基づく骨痛，病的骨折，高カルシウム血症による嘔気や意識障害，③ M 蛋白による腎障害（骨髄腫腎 myeloma kidney），高粘稠度症候群，アミロイド浸潤による手根管症候群や巨舌，などがみられる．正常免疫グロブリン値の低下による易感染性を伴うこともあり，高アンモニア血症や高アミラーゼ血症を伴うことがある．わが国では人口 10 万人あたり 3 人の罹患率で，全造血器腫瘍の約 10% を占め，欧米罹患率の 1/2 以下である．初診時の性別では男性がやや多く，診断時の年齢中央値は男性 65 歳，女性 67 歳，全体では 66 歳で，年齢階級別では 60 歳代が最も多かった．診断基準は 2003 年に International Myeloma Working Group（IMWG）によって提唱された診

断基準が広く用いられている[12]．IgG 型が約半数を占め，IgA 型と BJP 型が 15〜20％ずつを占める．IgD 型は数％，IgE 型はきわめて稀である．現在は国際病期分類（International Staging System：ISS）が用いられている[13]．各病期の生存期間中央値は I 期 62 か月，II 期 44 か月，III 期 29 か月である．

　骨病変は成人になっても造血髄が残存する脊椎，骨盤骨，肋骨，胸骨，頭蓋骨などの躯幹骨に好発し，四肢末梢骨を冒すことは稀である．X 線写真では異常が認められず，びまん性の骨濃度減弱が唯一の所見であることが多い（図 9）．高度の骨萎縮例では椎体の圧迫骨折をきたし，骨粗鬆症との鑑別がしばしば困難である．年齢に対して骨皮質の菲薄化が強く，骨濃度の低下が目立つ場合には，骨髄腫の可能性を疑う必要がある．骨陰影の減弱以外に，多発性の打ち抜き像（punched-out lesion），地図状の骨破壊像，膨隆性腫瘤像などの多彩な骨病変が認められる．打ち抜き像は辺縁に骨硬化を伴わない境界明瞭な小円形の透亮像で頭蓋骨に好発し，特徴的とされるが特異的ではない．骨髄内から外方へ向かって拡大し，膨隆性の腫瘤を形成することがあり，内部に隔壁様構造を伴い "soap bubble" と称される．椎体の圧迫骨折などを認める．骨髄腫は，骨シンチグラフィの検出率が低く，骨病変があっても異常集積をきたさないことが多い．CT は，X 線写真では検出できない骨梁や骨皮質の微細な骨病変を鮮明に描出することができ，骨髄腫の診断に有用である．特に，脊椎の骨病変の検出に CT は適しており，椎体内の小病変，骨皮質内面の侵食や骨外軟部腫瘤の診断に有効である．MRI では T1，T2 が延長しており，T1 強調画像で低信号，T2 強調画像および STIR で高信号を示す（図 9，10）．腫瘍は結節状の多発性病変として描出されることが多く，これらが集簇し，びまん性の異常信号を呈することが多い（図 10）[14]．ときに膨隆性に発育し，骨外へ進展することがあるが，骨外軟

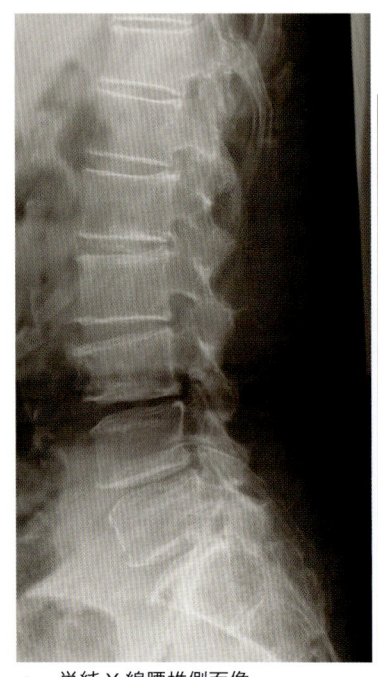

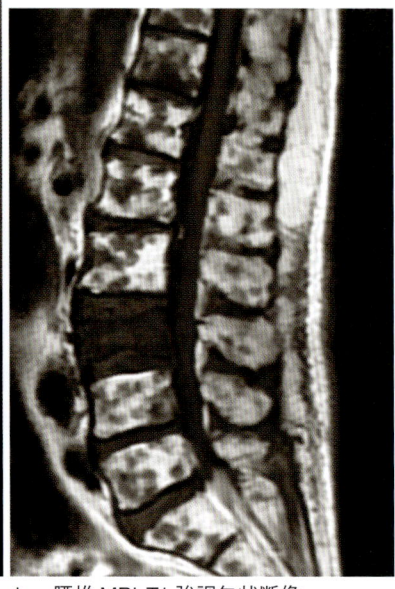

a．単純 X 線腰椎側面像　　b．腰椎 MRI T1 強調矢状断像　　c．腰椎 MRI STIR 矢状断像

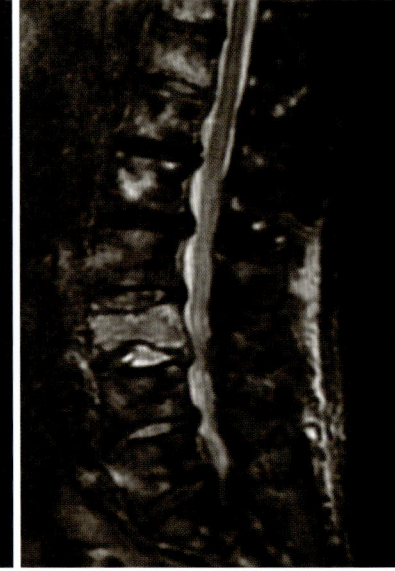

●図 9　多発性骨髄腫（70 歳代，女性）

a．全般性の骨粗鬆症の所見であり，第 3 腰椎圧迫骨折を認める．b．腰椎にはまだらな異常信号を認める．c．STIR では高信号を示す．

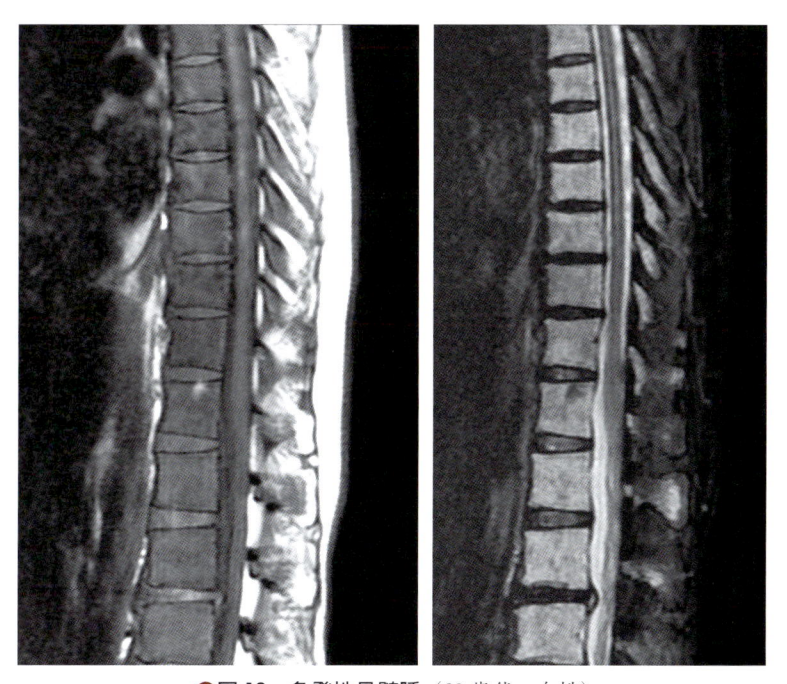

◯図10　多発性骨髄腫（60歳代，女性）
T1強調画像で椎体はほぼ均一な低信号を示し，STIRでは高信号を示す．STIRでは棘突起の病変が認めやすい．

部腫瘍の描出にはT2強調画像が適している．脊椎では硬膜外への進展例においてMRIが有用である．また，脊椎の圧迫骨折が多いため，骨粗鬆症との鑑別にもMRIは有用である．圧潰した椎体内にT1強調画像で高信号がみられると脂肪髄の残存を示し，良性の骨粗鬆症が示唆される．骨髄腫では椎体全体が低信号を示し，圧潰のない椎体内にも異常低信号を伴っていることが多い．しかし，骨粗鬆症でも急性期の圧迫骨折では出血や浮腫をきたしており，T1強調画像で低信号，T2強調画像で不均一な高信号を示すことがあり，両者の鑑別は必ずしも容易ではない[15]．

7 悪性リンパ腫 malignant lymphoma

　悪性リンパ腫の分類は，2008年WHO分類第4版が広く用いられる．また，無治療で予後が年単位の低悪性度リンパ腫（indolent lymphoma, less aggressive lymphoma），無治療で予後が月単位の中悪性度リンパ腫（aggressive lymphoma），無治療で週単位の予後である高悪性度リンパ腫（highly aggressive lymphoma）と分けている．低悪性度リンパ腫には濾胞性リンパ腫，MALTリンパ腫があり，中悪性度リンパ腫には最も頻度の多いびまん性大細胞型リンパ腫，Burkittリンパ腫がある．病期診断には非Hodgkinリンパ腫ではAnn Arbor分類が用いられる．

　非Hodgkinリンパ腫の骨病変は境界不明瞭な浸透性，虫喰い状または地図状の骨融解像として認められることが多い（図11）．骨硬化像はHodgkin病でみられることが多く，椎体の均一な硬化像は"ivory vertebra"と呼ばれる（図12）．CTは骨融解像や硬化像を検出するのにすぐれており，骨病変の評価には最も有用な検査法である．椎体周囲に軟部腫瘤を認めるにもかかわらず，骨破壊が軽微であったり，ほとんど認められないことも多く，悪性リンパ腫の特徴の一つである．MRI所見には特徴

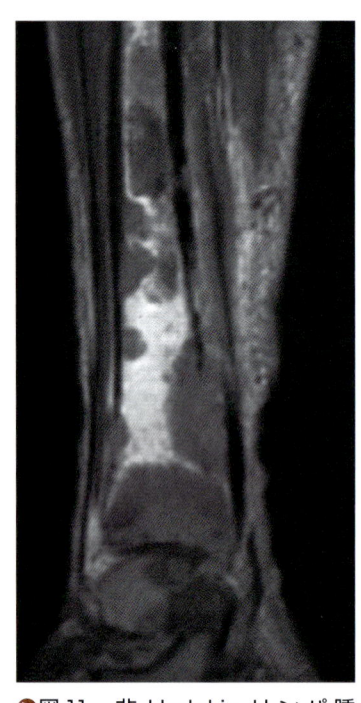

◯図11 非Hodgkinリンパ腫 DLBCL（70歳代，男性）
下腿MRI T1強調矢状断像．脛骨骨髄から骨周囲，距骨を含めて多発性の病変を認める．

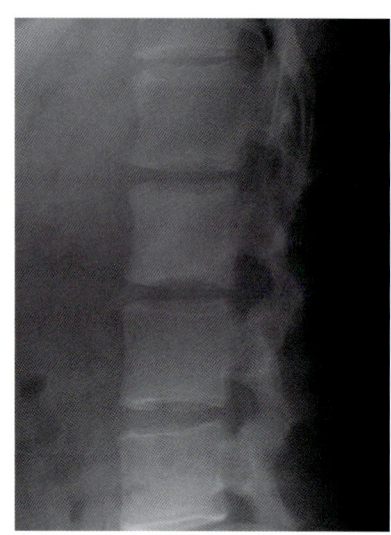

a．腰椎単純X線側面像
b．CT矢状断再構成像 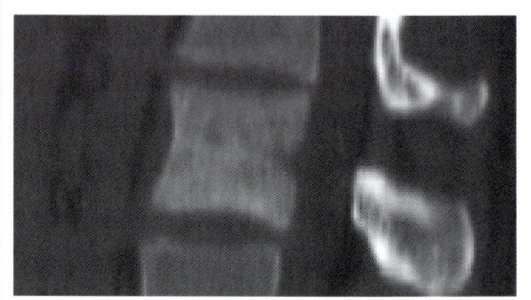

◯図12 Hodgkinリンパ腫（20歳代，男性）
第2腰椎椎体にほぼびまん性の硬化を認める．Ivory vertebraである．

的なものはないが，細胞密度が高い例では，T2強調画像で信号が低い傾向があり，変性壊死が少ないため均一な信号を示すことが多い．脊椎浸潤が多く，硬膜外へ進展した腫瘍による脊髄の圧迫の有無とその程度の診断に有用である．拡散強調画像での顕著な高信号は特徴的である．

FDG-PETの検出率が高く，病期分類に用いられている．DLBCL（diffuse large B-cell lymphoma）のような中悪性度リンパ腫では低悪性度リンパ腫に比べFDG集積が高い[16]．低悪性度リンパ腫でも濾胞性リンパ腫（FL）では一定サイズ以上のすべての病変にFDGの取り込みを示すが，MALTリンパ腫はしばしばFDGの取り込みを認めない．現在，FDG高集積の病変はDLBCL，Hodgkinリンパ腫（HL），FL，マントル細胞リンパ腫（MCL）といわれ，それ以外の病型では評価が一定しないとされる[17]．

文献

1) Zajick DC Jr, Morrison WB, Schweitzer ME, Parellada JA, Carrino JA : Benign and malignant processes : normal values and differentiation with chemical shift MR imaging in vertebral marrow. Radiology 237 : 590-596, 2005.
2) Montazel JL, Divine M, Lepage E, Kobeiter H, Breil S, Rahmouni A : Normal spinal bone marrow in adults : dynamic gadolinium-enhanced MR imaging. Radiology 229 : 703-709, 2003.
3) Daldrup-Link HE, Rummeny EJ, Ihssen B, Kienast J, Link TM : Iron-oxide-enhanced MR imaging of bone marrow in patients with non-Hodgkin's lymphoma : differentiation between tumor infiltration and hypercellular bone marrow. Eur Radiol 12 : 1557-1566, 2002.

4) Steiner RM, Mitchell DG, Rao VM, Schweitzer ME : Magnetic resonance imaging of diffuse bone marrow disease. Radiol Clin North Am 31(2) : 383-409, 1993.
5) Waitches G, Zawin JK, Poznanski AK : Sequence and rate of bone marrow conversion in the femora of children as seen on MR imaging : are accepted standards accurate? AJR Am J Roentgenol 162 : 1399-1406, 1994.
6) Zawin JK, Jaramillo D : Conversion of bone marrow in the humerus, sternum, and clavicle : changes with age on MR images. Radiology 188 : 159-164, 1993.
7) Lecouvet FE, Dechambre S, Malghem J, Ferrant A, Vande Berg BC, Maldague B : Bone marrow transplantation in patients with multiple myeloma : prognostic significance of MR imaging. AJR Am J Roentgenol 176 : 91-96, 2001.
8) Tanner SF, Clarke J, Leach MO, Mesbahi MH, Nicolson V, Powles R, Husband JE, Tait D : MRI in the evaluation of late bone marrow changes following bone marrow transplantation. Br J Radiol 69(828) : 1145-1151, 1996.
9) 飯塚雅美, 永井清久, 杉原尚, 玉田勉, 今井茂樹, 古城剛, 梶原康正, 福永仁夫：Whole-body MRI による再生不良性貧血の骨髄の評価. 日本医学放射線学会雑誌 61 : 502-507, 2001.
10) Alpdoğan O, Budak-Alpdoğan T, Bayik M, Akoğlu T, Kodalli N, Gürmen N : Magnetic resonance imaging in myelofibrosis. Blood 92 : 2995-2997, 1998.
11) Matsushima T, Yamamoto M, Sakai K : Multiple osteolysis of peripheral extremities in a patient with adult T cell leukemia/lymphoma. Inter Med 38 : 820-823, 1999.
12) International Myeloma Working Group : Criteria for the classification of monoclonal gammapathy, multiple myeloma and related disorders : a report of the International Myeloma Working Group. Br J Haematol 121 : 749-757, 2003.
13) Greipp P, Miguel JS, Durie BGM, et al : International Staging System for multiple myeloma. J Clin Oncol 23 : 3412-3420, 2005.
14) Moulopoulos LA, Varma DG, Dimopoulos MA, Leeds NE, Kim EE, Johnston DA, Alexanian R, Libshitz HI : Multiple myeloma : spinal MR imaging in patients with untreated newly diagnosed disease. Radiology 185 : 833-840, 1992.
15) Baker LL, Goodman SB, Perkash I, Lane B, Enzmann DR : Benign versus pathologic compression fractures of vertebral bodies : assessment with conventional spin-echo, chemical-shift, and STIR MR imaging. Radiology 174 : 495-502, 1990.
16) Schoder H, Noy A, Gonen M, Gonen M, Weng L, Green D, Erdi YE, Larson SM, Yeung HWD : Intensity of 18 Fluorodeoxyglucose uptake in positron emission tomography distinguishes between indolent and aggressive non-Hodgkin's lymphoma. J Clin Oncol 23 : 4643-4651, 2005.
17) Cheson BD, Pfistner B, Juweid ME, et al : Revised response criteria for malignant lymphoma. J Clin Oncol 25 : 579-586, 2007.

11 物理的因子による骨障害

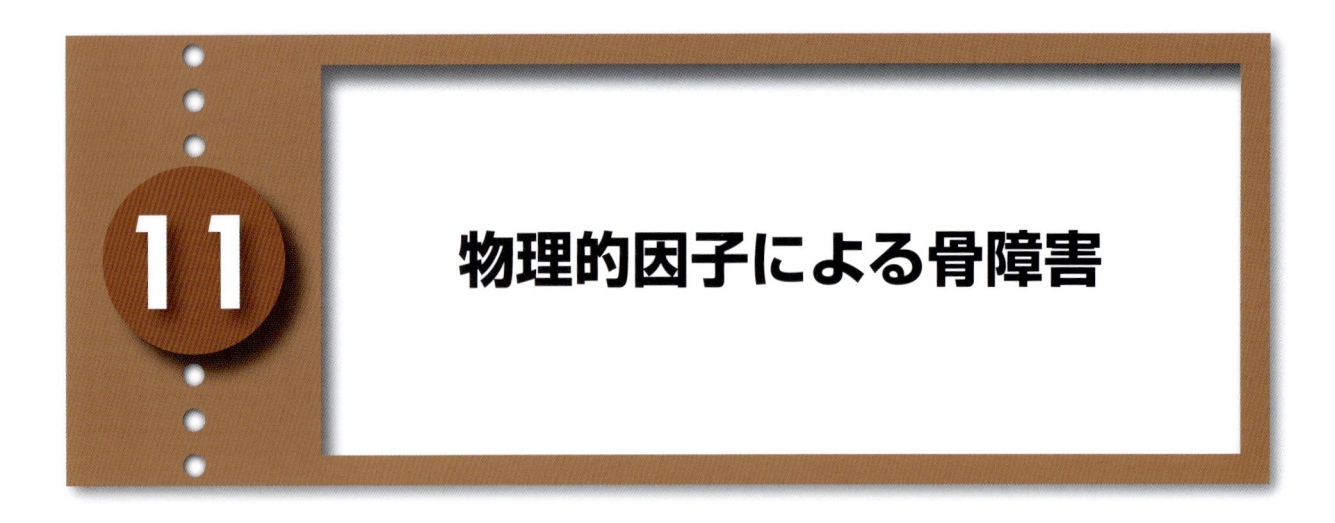

section 1 放射線による骨障害

1 成人の骨の放射線照射後変化

❶ 病態
　Radiation osteitis あるいは"放射線骨炎"は，Ewing によって作り出された骨の放射線による変化の包括的な表現であるが，この用語は現在ではあまり用いない．放射線照射により造血に関わる骨髄細胞に一過性の炎症性変化が起こるが，骨細胞，骨芽細胞，破骨細胞の放射線感受性も高く，これらも早期に死亡する．また血管内皮炎による骨壊死もその一因とされる．

❷ 影響する因子
　a．照射線量：放射線障害による閾値は通常の分割照射で 30 Gy 程度とされている．放射線照射後の骨折は一般に 45～50 Gy 以上で起こり，大腿骨頸部あるいは骨盤の変化は 50 Gy 以上でみられる[1]．
　b．照射野：照射野も障害の発生に影響し，一般に広い照射ほど障害の程度は大きい．
　c．経時変化：通常照射後 2 年程度で照射による変化は明らかになり，そのまま推移する．

❸ 画像所見
　画像所見は照射野に一致してみられる緩徐に進行する骨壊死であり，2～3 年後には骨梁の粗大化，骨皮質の肥厚，病的骨折がみられる．1 年以内にはふつう所見はみられない．
　大腿骨頭は子宮頸癌の治療で照射野に含まれる．大腿骨頸部の骨折，恥骨上下枝の骨折（図 1），仙腸関節の両側性硬化（図 2）がみられる．
　肩関節は乳癌治療で照射野に含まれる．上腕骨頭の骨壊死は稀であるが，6～7 年以降には上腕骨頭の進行性圧潰を生ずることがある．
　再発・転移との鑑別が問題となるが，腫瘍形成も含めて画像所見のみからは鑑別困難な場合も少なくない．再発・転移は比較的早期でも起こるが，放射線による変化は治療後数年経ってから明らかになり，また経時的変化が比較的緩やかであることが特徴である．

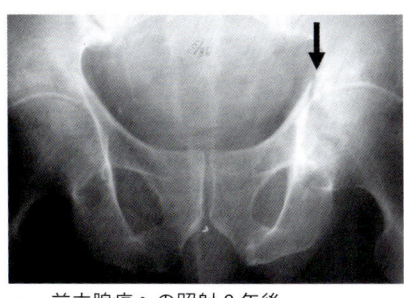

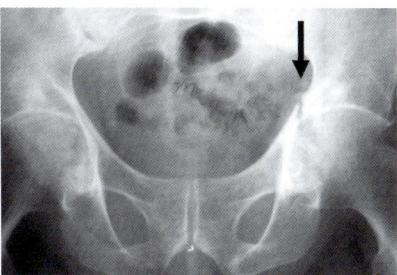

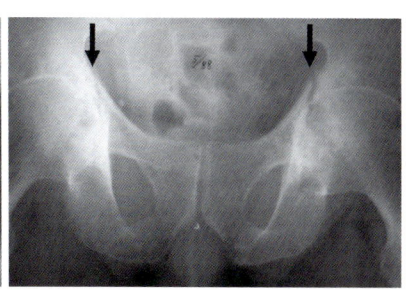

a．前立腺癌への照射2年後　　　b．さらに1年後　　　c．さらに1年後

●図1　前立腺癌治療後の臼蓋変化（股関節正面像．70歳代，男性）
a．左臼蓋の内壁に硬化と骨折（矢印）がみられる．
b．左臼蓋の骨折（矢印）と硬化には変化がないが，右臼蓋内側壁に硬化像が出現．
c．左臼蓋の骨折（矢印）には変化がない．右臼蓋にはさらなる硬化と骨折（矢印）が出現．
（図1b，図1cは江原茂著「骨・関節のX線診断」より再録）

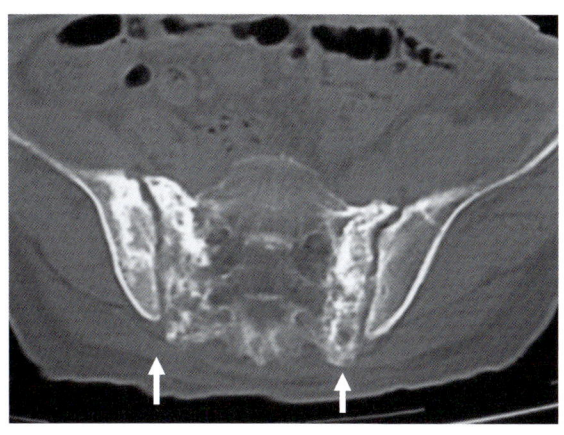

●図2　子宮頸癌照射後の仙骨変化（仙骨部CT．子宮頸癌照射後．70歳代，女性）

右仙腸関節の両側と左仙腸関節の仙骨側に不整な硬化像がみられる（矢印）．この分布は照射野の影響と考えられる．仙腸関節裂隙は保たれている．

2　小児の骨の成長障害

❶ 病態

小児では放射線による成長板の障害は成長障害の原因となる．初期には軟骨芽細胞や骨細胞に障害を生じ骨端線が開大し，数年後には成長障害が明らかになる（図3）．

❷ 影響する因子

a．線量：側彎は30 Gyを超えると起こりやすくなる．骨端線の閉鎖は40 Gy以上で起こるとされている．10 Gy以下ではいずれの変化も起きないとされている．

b．照射野：側彎には筋の障害も影響するため，照射野は広いほど変化は著しいが，特に仙骨翼を含むと発症頻度が上昇する．

c．経時変化：成長障害の出現には通常2～3年かかる．側彎の出現には5年程度かかることが多い．照射後1年以内に発生することはない．

d．照射時の年齢：一般に治療年齢が低いほど影響は大きく，特に2歳以下での変化は著しい．

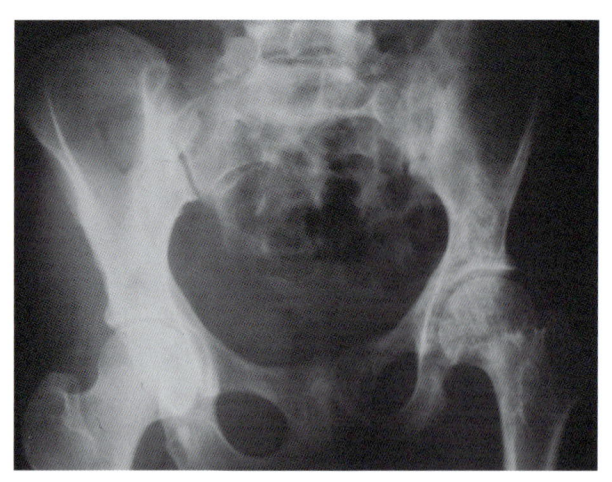

●図3　小児期の放射線照射による骨盤低形成（20歳代，女性）

幼児期のWilms腫瘍への放射線治療後．骨盤単純X線正面像．左骨盤が低形成であり，左腸骨骨髄には不整な硬化像がみられる．
（江原茂著「骨・関節のX線診断」より再録）

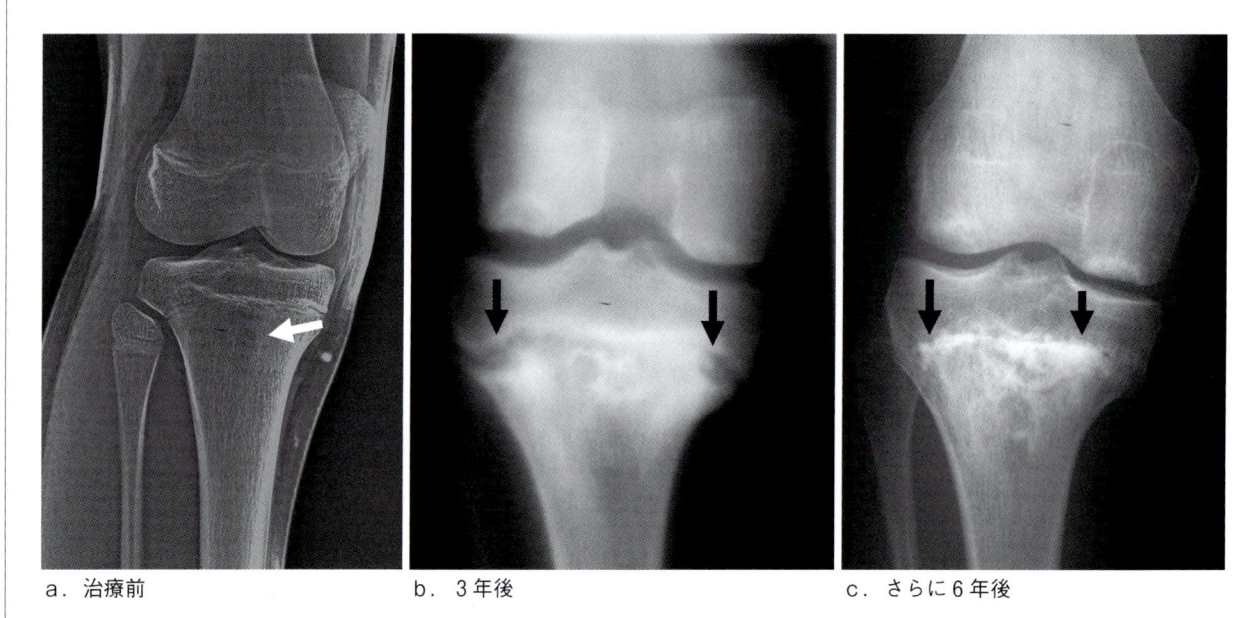

a．治療前　　　　　　　　b．3年後　　　　　　　　c．さらに6年後

●図4　Ewing肉腫治療後の骨端部の変化（膝関節正面像．10歳代前半，女子）

a．脛骨近位部骨幹端に浸潤性骨吸収をみる（矢印）．治療前のEwing肉腫の浸潤による所見である．
b．脛骨近位骨端線の開大（矢印）と不整，大腿骨内顆・外顆の骨軟骨病変を認める．いずれも照射後変化である．
c．骨端線は不整に硬化し閉鎖している（矢印）．骨軟骨損傷は不変．

❸ 画像所見

　脊椎の成長停止線（ないし成長回復線）は6か月程度で出現することもある．それに加えて終板の不整と骨梁の変化は80％程でみられる．時に血管腫に類似した所見を呈する．縦方向の完全成長停止は前方凸の椎体の楔状変形anterior beakingとしてみられる．側弯は照射側に凹になるようにみられ，後弯も合併する．成長とともに進行することがある．通常は軽度（25度以下）である．

　骨盤への照射は腸骨の低形成を生じる（図3）．臼蓋が浅くなり，股関節の亜脱臼を生じる．

　四肢では骨端線の開大が照射後2か月ほどでみられるが，ふつう6〜8か月で正常に復する．骨幹端の不整は1年ころ最も目立つ．骨端線の完全癒合は40Gy以上で起こりうる．骨粗鬆症の粗大な骨梁は長く持続する（図4）．

3 照射後に発生する腫瘍

❶ 骨・軟部肉腫

放射線誘発腫瘍の診断基準は，①治療前と二次発生腫瘍の組織型が異なること，②照射野内に発生すること，③比較的長い無症状の潜伏期が存在すること（成人で5年以上，小児で2年以上）である．組織型として最も頻度の高いのは，骨肉腫と悪性線維性組織球腫（未分化多形性肉腫）である．画像所見として類骨骨化を伴う骨肉腫以外には，照射野内で進行する骨破壊が特徴的である（図5）．再発との鑑別は困難なことが多いが，概して放射線誘発腫瘍は10年以上の長期を経過してからみられることが多い．

❷ 良性腫瘍

放射線誘発良性骨腫瘍としては骨軟骨腫のみが知られている．特に2歳以下で照射が行われたときにみられる[2]．無茎性で，形態上はふつうの骨軟骨腫と同様である．照射線量との関連は知られていない．

section 2　熱傷・凍傷による骨障害

1 熱傷

熱傷は組織の凝固壊死であり，特に小児では頻度・程度が高い．

軟部組織の欠損，四肢末梢の喪失，成長障害，局所血流の増加による骨粗鬆症，骨膜反応は非特異的所見である．

関節周囲の石灰化や骨化は火傷後1か月程度のうちに明らかになることが多い．熱傷の近傍の関節周囲に多いが，時に熱傷のない対側の関節周囲にも起こりうる．肘，股，肩関節近傍に好発する．肘，特に肘頭や鉤状突起では骨棘としてみられる（図6）[3]．

進行性の関節裂隙の狭小化や強直は熱傷に近い関節に起こりやすいが，離れた関節にも起こる．これによる拘縮や脱臼・亜脱臼が起こるが，手や肘など上肢に好発する．

2 電撃傷

電撃傷は熱傷と血管のスパスム，骨・軟部組織の壊死を生ずる．皮膚の火傷は電撃の入口と出口に起こる．深部の障害も起こり，神経・血管損傷，感染，固定などがさらに骨変化を起こす．骨壊死は遅れて発症する．

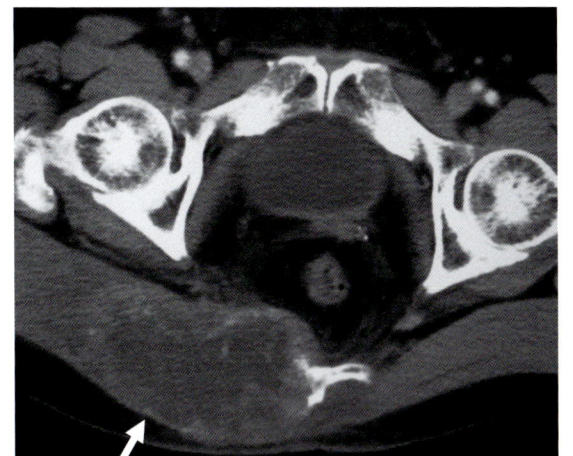

●図5　前立腺癌照射後に発症した仙骨の骨肉腫
（60歳代，女性）
子宮頸癌への照射12年後．骨盤CT.
仙骨から臀筋へ広がる骨化を含まない腫瘤（矢印）を認める．

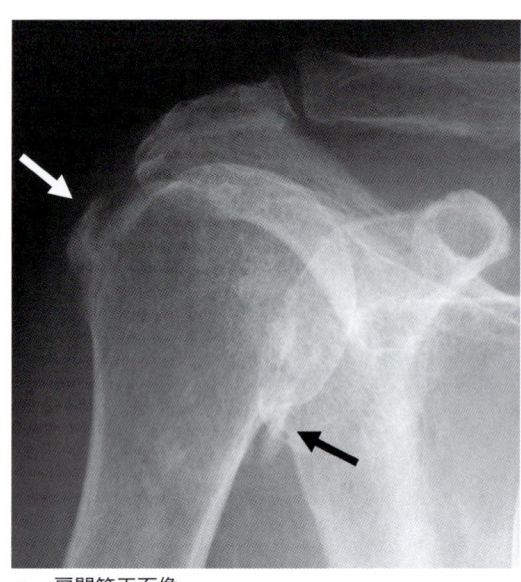

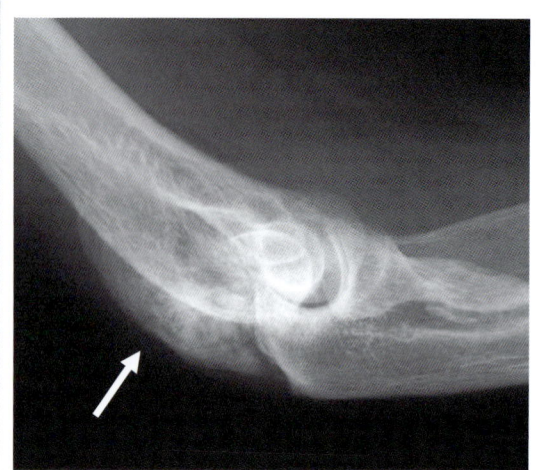

a．肩関節正面像　　　　　　　　　　　　　b．肘関節正面像

▶図6　火傷に続発した関節周囲の骨化（50歳代，女性）．肩周辺の火傷の1年後
　　　　a．上腕骨頭周囲に骨化（矢印）がみられる．
　　　　b．上腕骨遠位部背側から肘頭に伸びる骨化（矢印）をみる．

3　凍　傷

　凍傷はふつう凍結によるもので，摂氏13度以下で増加する．血流障害の影響が大きく，時間とともに骨壊死による変化を生ずる．手指・足指に好発し，母指は保たれる傾向がある．骨端線癒合による短指症，骨軟骨症に類似する指節関節の変化，指末節骨末端（phalangeal tuft）の吸収がみられる．小児手指の microgeodic disease は凍傷によると考えられている．また，寒冷刺激で外耳道に骨性隆起（骨腫）が形成されることが知られている．

文　献

1) Libshitz HI(ed.)：Diagnostic roentgenology of radiotherapy change. Williams & Wilkins, Baltimore, 1979.
2) Libshitz HI, Cohen MA：Radiation-induced osteochondromas. Radiology 142：643-647, 1982.
3) Schiele HP, Hubberd RB, Bruck HM：Radiographic changes in burns of the upper extremity. Radiology 104：13-17, 1972.

II 部位別各論

- ⑫ 頸　椎
- ⑬ 胸・腰椎
- ⑭ 胸郭（肋骨を含む）
- ⑮ 肩関節
- ⑯ 肘関節
- ⑰ 手関節
- ⑱ 骨盤・股関節
- ⑲ 膝関節
- ⑳ 足関節
- ㉑ 脊　髄

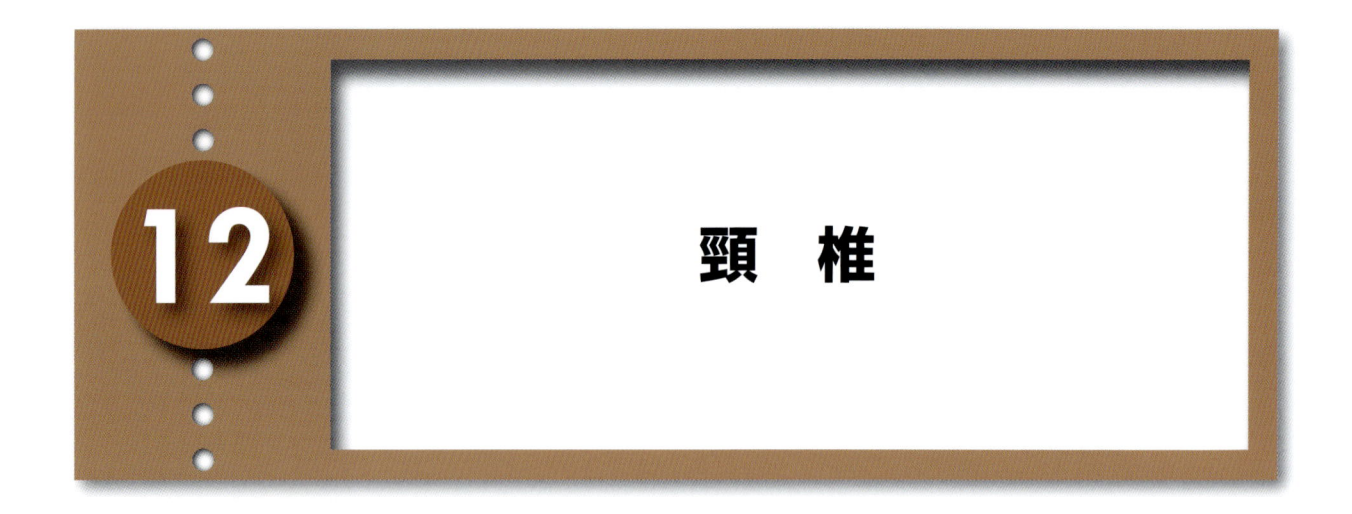

12 頸椎

section 1 検査法

1 正常解剖と検査法

　頸椎では，第1・2頸椎（環椎・軸椎）と第3頸椎以下では形態が大きく異なる．したがって，第1・2頸椎は第3頸椎以下と区別されることが多い．第3頸椎（C2/3）以下では，椎体両側後外側縁に鉤状突起があり，上下頸椎で鉤突関節（Luschka関節）を形成する．頸椎での特徴として，横突起孔に椎骨動脈が走行すること，頸神経が8対あることもあげられる．

　頸椎の画像検査は，単純X線写真正面像，側面像の2方向撮影が基本であり，側面像の診断的価値は高い．椎間孔の評価に斜位像，不安定性の評価には前屈位，後屈位を加えることがある．また，上位頸椎の評価には開口位正面像，頸胸椎移行部ではswimmer's viewを加えることがある．近年では，外傷の評価ではCTが，脊髄病変，椎間板を含めた軟部病変が疑われる場合ではMRIが適応となる．後頭環椎関節から第3胸椎が十分に撮影範囲に含まれることが望ましい．

section 2 疾患

1 外傷

❶ 環椎後頭関節脱臼（atlanto-occipital dislocation）

　きわめて重篤な外傷性脱臼で，高度の脱臼では延髄での断裂を伴い致死的である．小児では生存の可能性がある．頭蓋骨が環椎に対して前方に偏位することが多いが，頭蓋骨の頭側や後方への偏位も生じる．単純X線写真側面像で，環椎に対して後頭骨が偏位してみえる（図1）．偏位が少ない場合には軟部組織の著明な腫脹が診断の助けになる．Down症でみられることもある．

❷ 環軸関節亜脱臼 (atlantoaxial subluxation)

　外傷性のものと関節リウマチやDown症でみられるものがある．外傷性では，頸部の急激な過屈曲および回旋によって生じ，環椎横靱帯や翼状靱帯が断裂していることが多い．歯突起骨折によっても環軸関節に脱臼が生じる．環椎が軸椎に対して前方に偏位する脱臼が多いが，後方や牽引性，回旋性脱臼もみられる．単純X線写真側面像で環椎が軸椎に対して偏位してみえる．開口位正面像では歯突起と環椎外側塊との間隙に左右差を認め，環椎と軸椎の外側縁にずれや傾きがみられる．歯突起に対して環椎前弓が小児で5 mm以上（成人で2 mmを超える）の偏位では歯突起周囲の靱帯に断裂が疑われる．CTでは連続断面や3次元的な観察により，環椎の軸椎に対する偏位がより詳細に観察できる．とくに回旋性脱臼の評価に有用である（図2）．
　関節リウマチやDown症候群では，通常，環椎横靱帯や翼状靱帯の弛緩によって生じる．環椎横靱帯の評価にはMRIが有用である．

❸ 環軸関節回旋位固定 (atlantoaxial rotatory fixation)

　環軸関節の非対称性，回旋性の亜脱臼で，軽微な外傷や咽頭炎，扁桃炎後に生じる．小児にみられ，可動域制限や斜頸によって気づかれる．頸髄損傷を伴うことは少ない．CTでは回旋性亜脱臼では環椎が頭蓋とも軸椎とも逆方向に回旋していることが特徴である．

❹ 環椎破裂骨折 (burst fracture of atlas)

　環椎と軸椎の関節面は外側方向に傾斜しているため頭蓋骨からの軸圧によって環椎に破裂骨折をきたす．通常は，環椎の弱い部分2〜4か所で骨折を認める．Jefferson骨折とも呼ばれる．単純X線写真側面像ではみにくいことも多いが，開口位正面像で環椎と軸椎外側縁のずれoff-setや環椎と歯突起との間隙に左右差がみられる．単純X線写真でみにくい場合ではCTが有用である（図3）．稀に後弓のみの骨折（後弓骨折），前弓のみの骨折（前弓骨折），外側塊のみの骨折（外側塊骨折）も生じる．

❺ 歯突起骨折 (dens fracture)

　上位頸椎骨折の中では最も頻度の高い骨折である．発生機序は実際，さまざまである．骨折の部位により3型に分類（Anderson-D'Alonzo分類）（図4）されることが一般的だが，I型は通常存在せず，II型は歯突起中央部・基部での骨折，III型は軸椎椎体に及ぶ骨折である．II型が最も多く，不安定性が強い．III型は癒合しやすい．単純X線写真側面像が有用であるが，偏位の少ない場合や軽微な骨折では見逃されることがある．また，後に偽関節を形成してくることも少なくない．CT再構成矢状断像が有用である．単純X線写真やCTと臨床症状が一致しない場合では，MRIによる評価が望まれる（図5）．

❻ hangman骨折 (hangman fracture)・traumatic spondylolisthesis 軸椎関節突起間骨折

　軸椎の関節突起間部での骨折である．絞首刑でみられるような頸椎の過屈曲による骨折に類似していることから"hangman"（"絞首刑人"という意味では逆）という名前がついたが，実際には交通事故などでの頸椎の過伸屈によることが多い．単純X線写真側面像で椎体背側部と椎弓とが離開してみえる（図6）．受傷の際に回旋や側屈が加わると骨折が斜走したり，椎体後縁に及ぶことがある．このような症例では単純X線写真でみにくいことも多く，CTによる評価が有用である．また，骨折が横突起孔に及ぶ場合には椎骨動脈損傷を否定するために造影CTが有用である．

❼ 椎間関節脱臼 (facet interlocking, locked facets)

　頸椎の屈曲，牽引で椎体間の靱帯が断裂することによって生じる．上位頸椎の下関節突起が下位

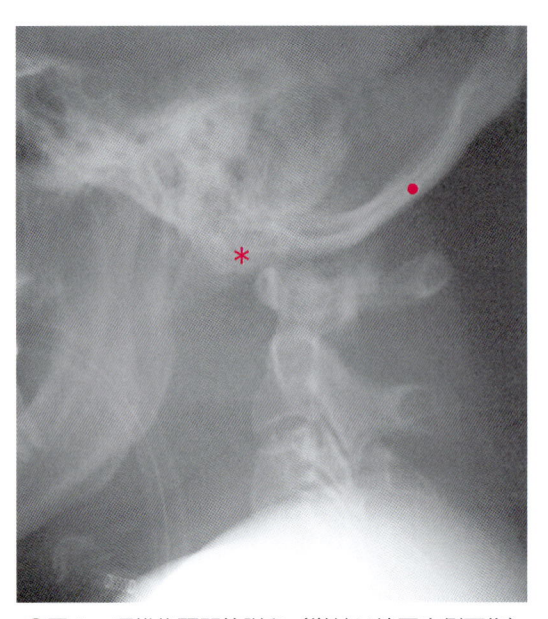

▶図1　環椎後頭関節脱臼（単純X線写真側面像）
環椎に対して頭蓋骨が前方に偏位している．
＊basion，● opisthion

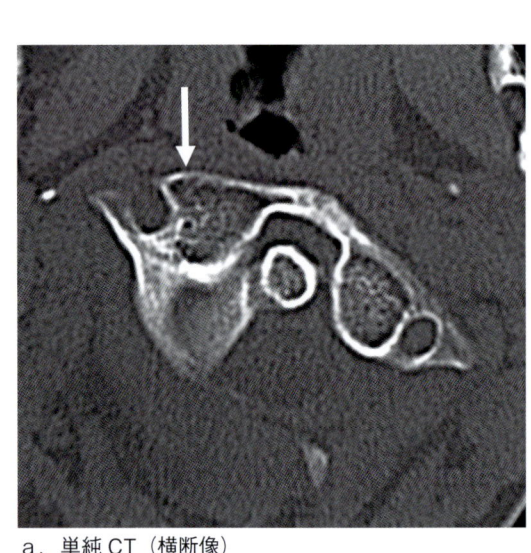

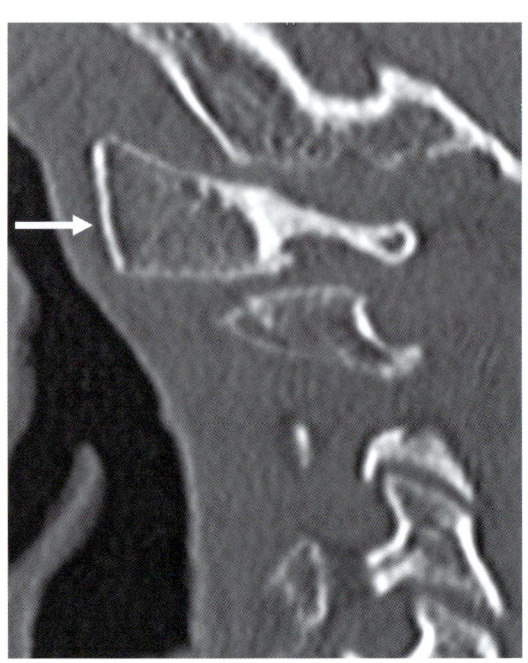

a．単純CT（横断像）　　　　b．単純CT（矢状断再構成像）

▶図2　環軸関節亜脱臼
a．環椎が軸椎歯突起左前方に偏位している（矢印）．
b．環椎右外側塊が後頭骨，軸椎に対して前方に偏位している（矢印）．

頸椎の上関節突起を乗り越えて固定される．したがって，関節面が逆転してみえる（naked facet）（図7）．椎体の40〜50％以上の偏位で両側性に生じる．両側性では重篤な頸髄損傷を伴う．回旋成分が多く，偏位が小さい場合には片側性に生じる．関節突起に骨折を伴う場合のほうが，神経症状も軽度である．椎間関節の3次元的な評価が有用である．

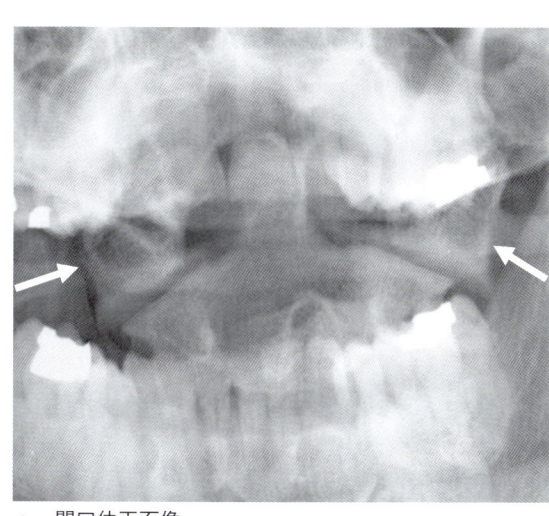

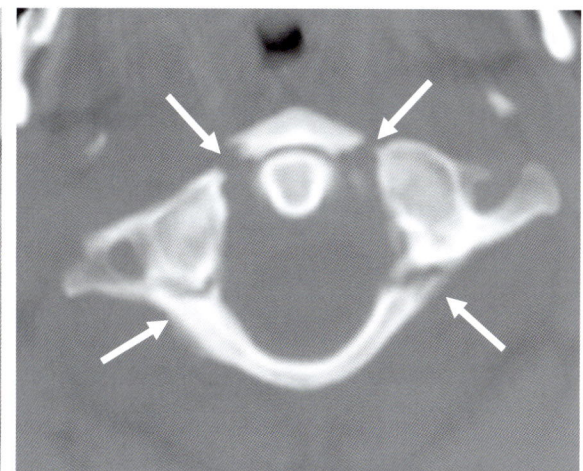

a．開口位正面像　　　　　　　　　　　b．単純CT

●図3　環椎破裂骨折（Jefferson骨折）
　a．歯突起に対して環椎外側塊が外方に偏位している（矢印）．
　b．環椎の4か所に骨折がみられ（矢印），環椎外側塊が外方に偏位している．

❽ 涙滴骨折（teardrop fracture）

　頸椎の涙滴骨折には過伸展と過屈曲によるものがある．過伸展による場合では，上位頸椎（特に第2-3頸椎）前下隅角に生じる．前縦靱帯付着部での裂離骨折である（図8）．微細な時，単純X線写真で見逃されることもある．疼痛が続く場合にはCTを追加し，矢状断再構成像での評価が有用である．一方，過屈曲によるものは下位頸椎で生じることが多く，椎体の前方部分が圧壊し，前下方部が楔状に離開してみえる（図9）．また，椎体後縁が膨隆し，脊柱管が狭窄をきたし頸髄損傷を合併する．破裂骨折の亜型と考えられている．ともに不安定型損傷であるが，過屈曲による涙滴骨折が過伸展によるものより重篤である．

❾ 横突起骨折（transverse process fracture）

　頸椎での横突起骨折は他の骨折と合併することが多い．頸椎横突起での横突起孔内には椎骨動脈が走行しているため，微細な骨折であっても横突起骨折がみられる場合には，椎骨動脈損傷を生じる可能性がある．CTによる評価が必要である．

❿ 棘突起骨折（spinous process fracture）

　横突起骨折と同様に，他の骨折と合併することが多い．単独での骨折として第7頸椎を中心とした下位頸椎の棘突起に生じる．過屈曲や急激な筋収縮による牽引により生じる．シャベルを使用する土木作業者などにストレス骨折として生じることがあり，シャベル作業者骨折 clay-shoveler's fracture とも呼ばれる（図10）．

⓫ Spinal cord injury without radiographic abnormality（SCIWORA）

　単純X線写真で脱臼や骨折などの異常がないにも関わらず，神経症状を呈するような場合を spinal cord injury without radiographic abnormality（SCIWORA シオラ）という．頸椎に多く，わが国での非骨傷性頸髄損傷に相当する．当初，骨や支持組織が柔軟な小児に生じやすいとされたが，近年では成人で，変形性頸椎症，椎間板ヘルニア，後縦靱帯骨化症を背景として軽微な外傷によって脊髄損傷をきたすことが多い．このような症例ではMRIによる評価が有用である（図11）．

Ⅱ型

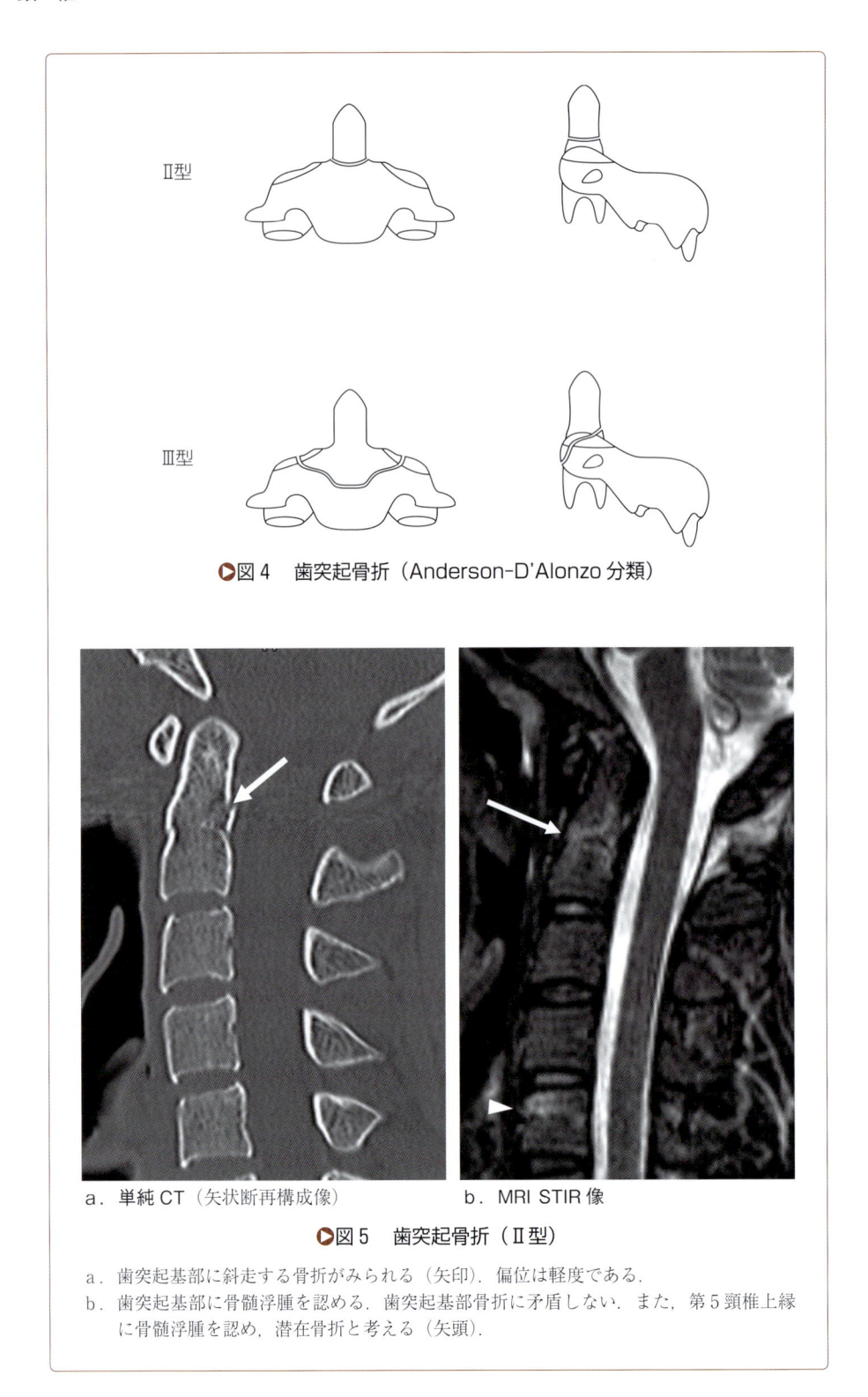

Ⅲ型

●図4　歯突起骨折（Anderson-D'Alonzo分類）

a．単純CT（矢状断再構成像）　　b．MRI STIR像

●図5　歯突起骨折（Ⅱ型）
a．歯突起基部に斜走する骨折がみられる（矢印）．偏位は軽度である．
b．歯突起基部に骨髄浮腫を認める．歯突起基部骨折に矛盾しない．また，第5頸椎上縁に骨髄浮腫を認め，潜在骨折と考える（矢頭）．

⓬ 神経根引き抜き損傷 nerve root avulsion injury

　オートバイなどの交通事故により，脊髄神経根の引き抜き損傷が生じる．C5およびC6神経根が最も損傷されやすい．MRIでは神経根部での硬膜の拡張や神経根の腫大，神経根の造影増強効果がみられる（図12）．

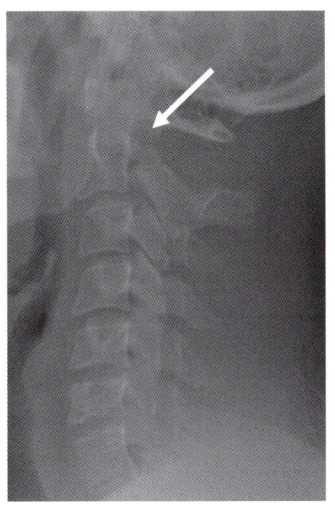

●図6 hangman骨折（単純X線写真側面像）

軸椎椎間関節間部に骨折を認める（矢印）．

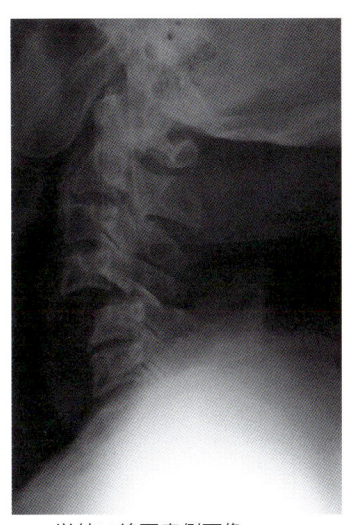

a．単純X線写真側面像

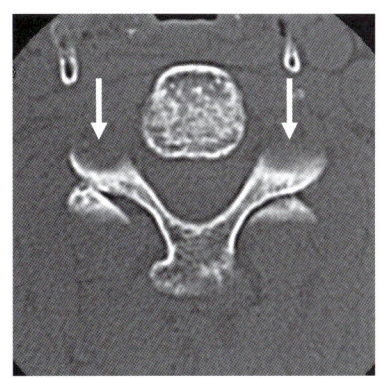

b．単純CT

●図7 両側椎間関節脱臼（C4/5）

a．頸椎C4がC5に対して前方に偏位し，関節突起を乗り越えている．
b．両側椎間関節において関節突起関節面が逆転している（naked facet）（矢印）．

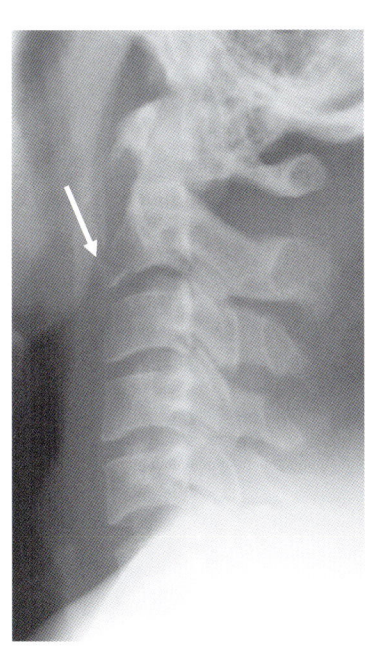

●図8 過伸展涙滴骨折（C2）（単純X線写真側面像）

頸椎C2前下縁部に裂離骨折を認める（矢印）．

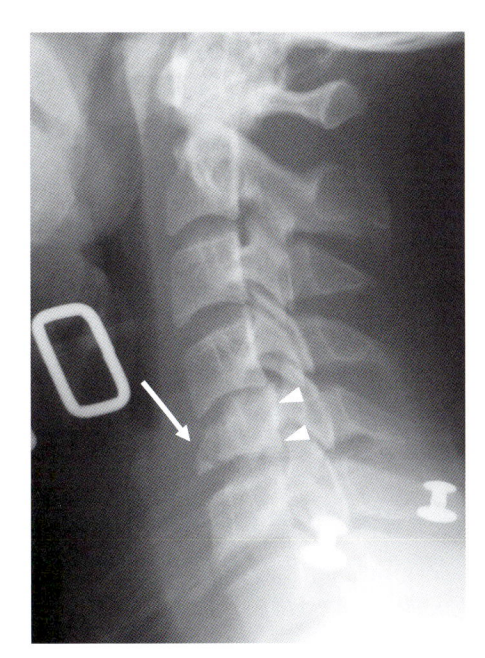

●図9 過屈曲涙滴骨折（C5）（単純X線写真側面像）

頸椎C5が前方に楔状に変形し，前下縁部が突出している（矢印）．椎体後縁は後方に突出し，脊柱管が狭くなっている（矢頭）．

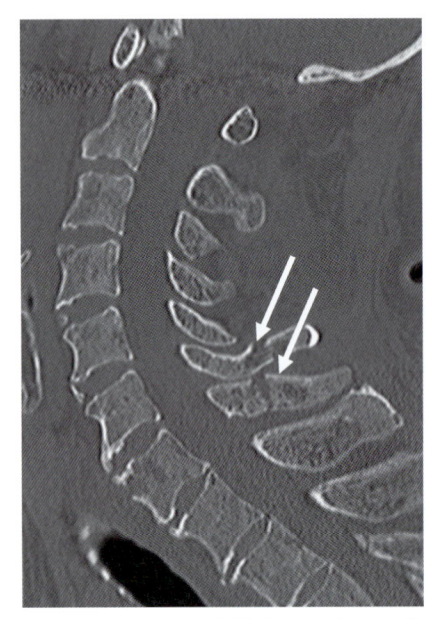

◯図10 シャベル作業者骨折（CT再構成矢状断像）

頸椎C6，C7棘突起に骨折を認める（矢印）．

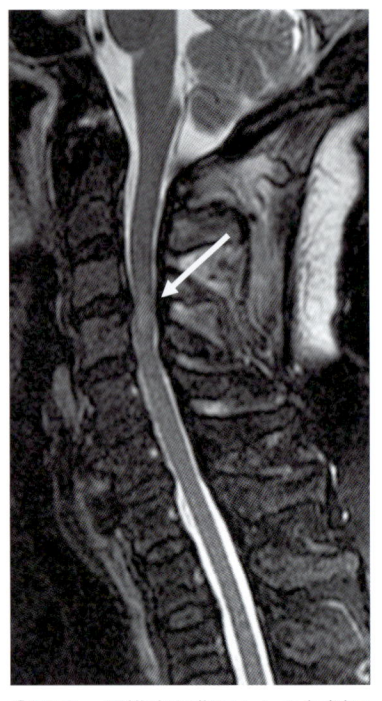

◯図11 頸椎症を背景とした転倒による成人SCIWORA（T2強調像）過伸展損傷の疑い

C3/4，C4/5，C6/7レベルで硬膜嚢が圧排されている．特にC3/4，C4/5レベルでは黄色靱帯の肥厚により狭窄が目立つ．C3/4レベルで頸髄内に高信号域を認め頸髄損傷をきたしている（矢印）．

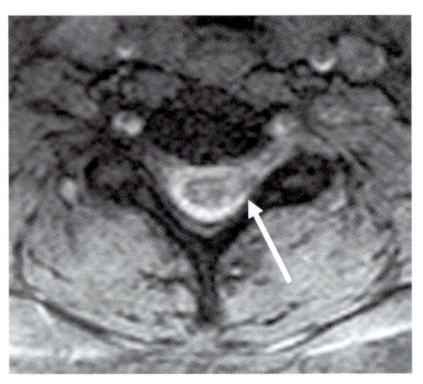

◯図12 神経根引き抜き損傷（左C6神経根）（T2*強調像）

左C6神経根部の腫大と頸髄左側部の高信号域を認める（矢印）．

2 変　性

❶ 頸椎症（cervical spondylosis）

　椎間板の退行変性に伴い椎間板腔の狭小化が生じ，椎体辺縁や鉤椎関節（Luschka関節）に骨棘形成をきたす．椎体後方での骨棘形成は脊柱管を狭窄し，頸髄を圧排するようになると頸椎症性頸髄症（cervical spondylotic myelopathy）の原因となる．また，鉤椎関節（Luschka関節）での骨棘形成は椎間孔の狭窄をきたし，頸椎症性神経根症（cervical spondylotic radiculopathy）の原因となる．可動性の高いC5，C6の下位頸椎レベルで生じることが多い．単純X線写真では，頸椎の配列の異常や椎間板腔の狭小化，椎体辺縁の骨棘形成，靱帯の石灰化がみられる．特に側面像や斜位像では，鉤椎関節（Luschka関節）の骨棘形成によって椎間孔が狭窄してみえる．CTでは骨棘形成や靱帯の石灰化，脊柱管狭窄がより明瞭に確認できる．MRIでは硬膜嚢や神経根の圧迫，頸髄の変形や頸髄内の異常信号がみられる．また，同じレベルにおいて黄色靱帯が肥厚することがあり，脊柱管の狭窄を助長することがある（図13）．

❷ 頸椎椎間板ヘルニア（disc herniation）

　椎間板ヘルニアは，椎間板の中心部に存在する髄核が線維輪を破って外方に突出した状態のことで，脊髄や神経根を圧迫することで神経症状が生じる．椎間板が後方から側方に突出することが多

いが，後縦靱帯があるために後方正中部での突出は比較的稀で，どちらか一側方へと突出することが多い．神経症状もいずれかの一側上肢に生じる（神経根障害）ことが多く，後方正中部での突出が生じた場合には下肢の症状や排尿障害が出現する（脊髄障害）．下位頸椎（C5/6, C6/7）での頻度が高い．単純X線写真では，2次的な所見として椎間板腔の狭小化がみられる．MRIでは突出し

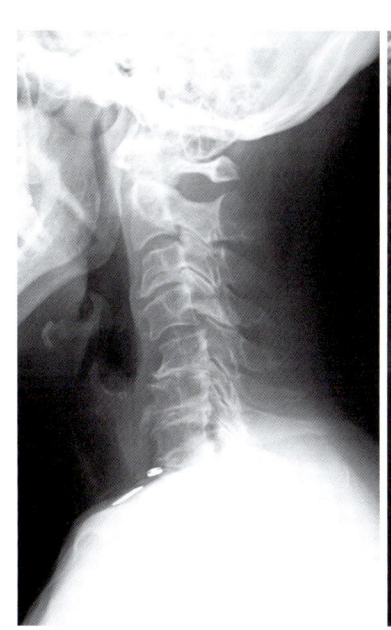

a．単純X線写真側面像 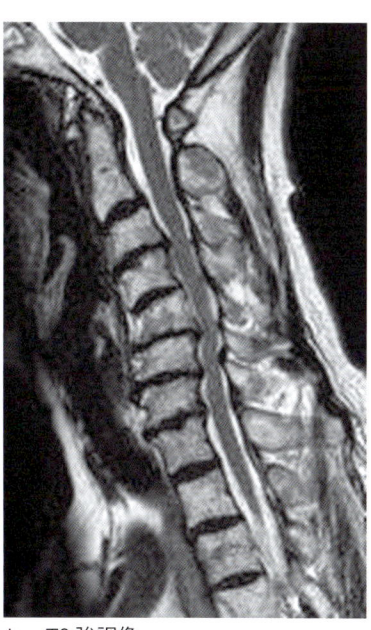　　b．T2強調像

▶図13　変形性頸椎症

頸椎の生理的前彎が消失し，むしろ後彎している．C5/6, C6/7, C7/Th1椎間板腔が狭小化し，椎体辺縁に骨棘形成を伴い，黄色靱帯肥厚も認められ，脊柱管が狭窄している．頸髄は圧排され，頸髄内に淡い異常信号を認める．

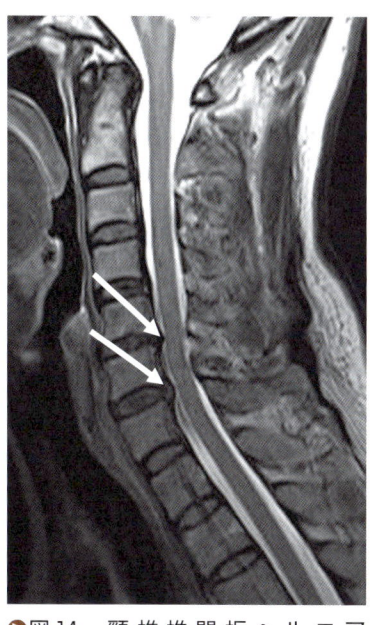

▶図14　頸椎椎間板ヘルニア（C5/6, C6/7）（T2強調像）

頸椎C5/6, C6/7椎間板腔の狭小化を認め，椎間板が後方に突出し，硬膜嚢を圧排している（矢印）．

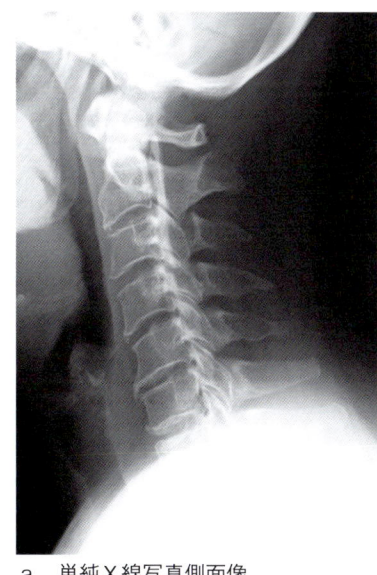

a．単純X線写真側面像 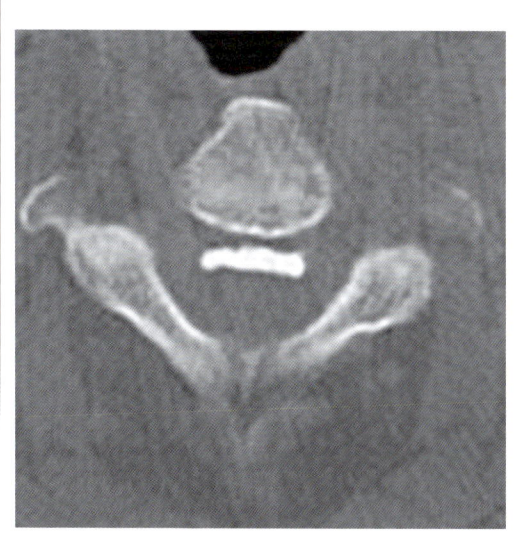　　b．単純CT

▶図15　後縦靱帯骨化症（混合型）

頸椎背側に頭尾方向に連なる骨化を認める．頸椎C2からC3では連続してみえるが，下位では分節してみえる．CTで後縦靱帯の骨化がより明瞭に観察される．

た椎間板が観察でき，頸髄や神経根圧迫の有無や程度を確認できる（図14）．突出した椎間板は，急性期では造影増強効果がみられる．MRIが撮影できない場合でも，CT（軟部組織条件）で椎間板が突出しているのが確認できる．

❸ 後縦靱帯骨化症（ossification of posterior longitudinal ligament：OPLL）

後縦靱帯に肥厚および骨化を生じ，脊髄症状をきたす難治性疾患で，日本人に多く，男性に多い．原因に関しては，遺伝的な背景や力学的ストレスなどによることがあげられる．頸椎での頻度が高い．黄色靱帯骨化症（ossification of the ligamentum flavum）やびまん性特発性骨増殖症（diffuse idiopathic skeletal hyperostosis：DISH）との合併も知られる．骨化の形態より，分節型（segmental type），連続型（continuous type），混合型（mixed type），限局型（localized type）に分類される．単純X線写真側面像では椎体背側に頭尾方向に広がる骨化を認める．MRIでは，圧排された硬膜嚢，頸髄が観察されるが，骨化と骨棘形成や靱帯肥厚との鑑別は難しい．骨化に関してはCTでより明瞭に観察することが可能である（図15）．また，脊柱管に対する骨化の占拠率が把握できる．一般的に，50％程度の占拠率で神経症状を呈するとされるが，必ずしも相関はしない．

❹ リウマチ性脊椎症（rheumatoid spondylitis）

関節リウマチは，関節滑膜の慢性的な炎症・増生により進行性に全身の滑膜関節が破壊される難治性疾患である．脊椎にも生じるが，特に環椎歯突起関節がよく知られる．歯突起周囲に滑膜が増生し，骨侵食が生じる．環椎横靱帯が弛緩し，環椎が軸椎に対して前方に偏位する（環軸関節亜脱臼；atlantoaxial subluxation）．環軸椎関節に骨破壊が生じると偽性頭蓋底陥入（pseudo basilar impression）がみられる．また，椎間関節での滑膜増生により，破壊性変化が生じると偽性亜脱臼や彎曲を生じる．亜脱臼では，脊髄損傷を伴うことがある．単純X線写真では椎体の透過性亢進や椎体高の減少，環椎歯突起間距離の拡大や左右差がみられる．歯突起周囲に骨侵食や骨破壊がみられる（図16）．また，軸椎より下位の椎間関節炎による亜脱臼も生じ，特に上位の頸椎が階段状に偏位してみえる（subaxial subluxation）．MRIでは環椎横靱帯の状態や脊柱管狭窄に伴う脊髄損傷も観察できる．造影すると著明に増生した滑膜がみられる．

3 奇形・その他

❶ 歯突起形成不全 hypoplasia of dens

歯突起が低形成あるいは欠如しているものをいう．また，分離骨片を歯突起骨（os odontoideum）という．歯突起が形成不全であり，環軸関節での不安定性を示す（図17）．また，正常であっても，環椎前弓と歯突起との間にV字状の間隙を認めることがある．

❷ Klippel-Feil 病

先天性頸椎癒合症で短頸，項部毛髪線低下を合併する．骨性斜頸，肩甲骨高位症（Sprengel変形），先天性側彎などの異常を伴う．単純X線写真では，椎体癒合，椎体の扁平化，椎間板腔の欠如や狭小化がみられる（図18）．非癒合椎体に過度のストレスが加わり，脊椎の不安定性をきたして，脊髄麻痺を伴うことがある．

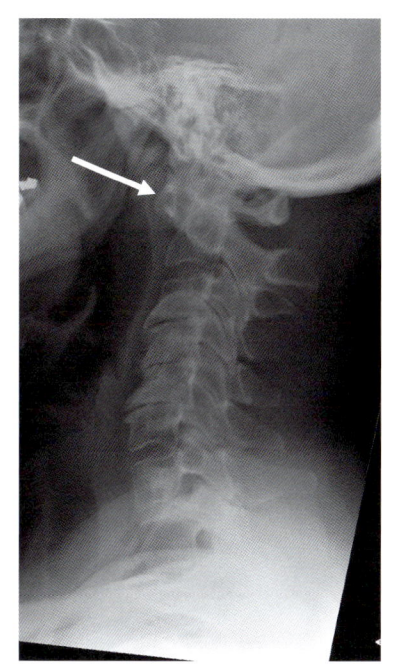

◯図16 関節リウマチ（単純X線写真側面像）

歯突起が不明瞭であり，環椎が歯突起に対して前方に偏位している（矢印）．環軸椎脱臼の所見である．また，頸椎C3からC5は椎体高が減少し，椎間板腔が狭小化している．

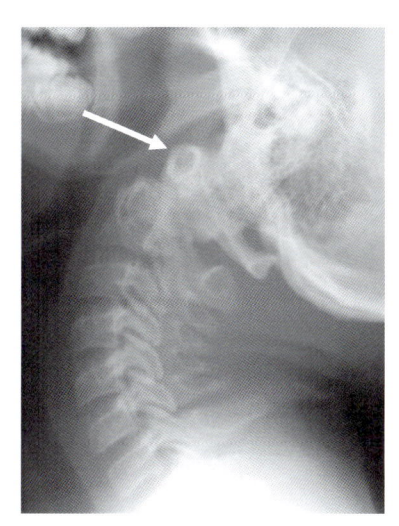

◯図17 歯突起低形成（単純X線写真側面像後屈位）

歯突起が低形成であり，環椎が軸椎に対して後方に偏位している（矢印）．不安定性を示す所見である．

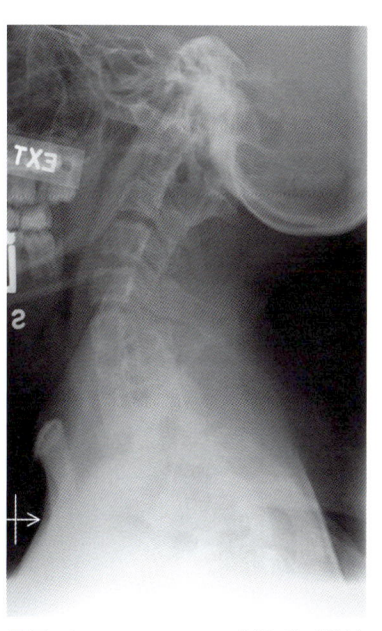

◯図18 Klippel-Feil症候群（単純X線写真側面像）

頸椎C2/3，C6/T1が癒合している．

文 献

1) Greenspan A : Cervical spine. Orthopedic imaging. Lippincott Williams & Wilkins, Philadelphia, pp 349-378, 2004.
2) Nunez D : The cervical spine. Radiology of skeletal trauma. 3rd edition. Churchill Livingstone, Philadelphia, pp 376-451, 2002.
3) Lee C, et al : Evaluation of traumatic atlantooccipital dislocations. AJNR Am J Neuroradiol 8(1) : 19-26, 1987.
4) Fielding JW, et al : Atlanto-axial rotary fixation. J Bone Joint Surg Am 59 : 37-44, 1977.
5) Anderson LD, et al : Fractures of the odontoid process of the axis. J Bone Joint Surg Am 56 : 1663-1674, 1974.
6) Pang D, et al : Spinal cord injury without radiographic abnormalities in children. J Neurosurg 57(1) : 114-129, 1982.
7) Hayashi N, et al : Avulsion injury of cervical nerve roots : enhanced intradural nerve roots at MR imaging. Radiology 206 : 817-822, 1998.
8) Tsuyama N : Ossification of the posterior longitudinal ligament of the spine. Clin Orthop Relat Res 184 : 71-74, 1984.
9) Glew D, et al : MRI of the cervical spine : rheumatoid arthritis compared with cervical spondylosis. Clin Radiol 44 : 71-76, 1991.

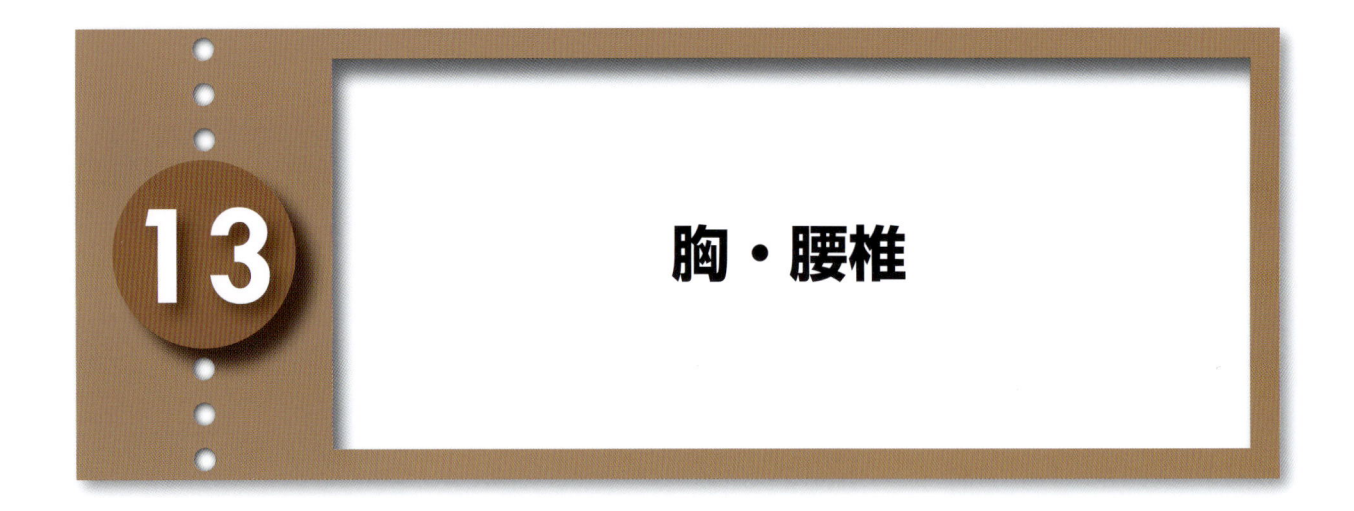

13 胸・腰椎

section 1 　正常解剖と検査法

　胸椎は胸骨や肋骨，その他の靱帯とともに強固な胸郭を形成している．第11，12胸椎では肋骨が小さく，胸骨と連続性がない（floating rib）．腰椎は椎体が大きく，扁平である．胸椎では椎間関節面が冠状断方向を向いているが，腰椎では矢状断方向を向いている．胸椎では脊柱管が狭く，脊柱管内が密であるのに対して，胸腰椎移行部で脊髄円錐となるため，腰椎では脊柱管内には馬尾が存在している．

　胸腰椎の画像検査は，単純X線写真正面像，側面像の2方向撮影が基本である．特に腰椎では椎間孔の評価に斜位像，不安定性の評価には前屈位，後屈位を加えることがある．外傷の評価ではCTが，脊髄病変，椎間板を含めた軟部病変が疑われる場合ではMRIが適応となる．

section 2 　疾　患

1 外　傷

❶圧迫骨折（compression fracture）

　屈曲および圧迫により生じる．椎体が前方凸の楔状変形（anterior wedging）を呈するが椎体後縁および後方成分が保たれているものをいう（図1）．通常，神経症状を呈することはない．

　胸腰椎骨折での安定性を評価するときに，Denisのthree column theoryが用いられる（図2）．椎体と靱帯，後方成分とを3つのcolumnに分ける．椎体前2/3と前縦靱帯をanterior column，椎体後1/3と後縦靱帯をmiddle column，後方成分をposterior columnとする．Middle columnを含む2つ以上のcolumnでの損傷は不安定型とされる．圧迫骨折は安定型損傷に含まれる．

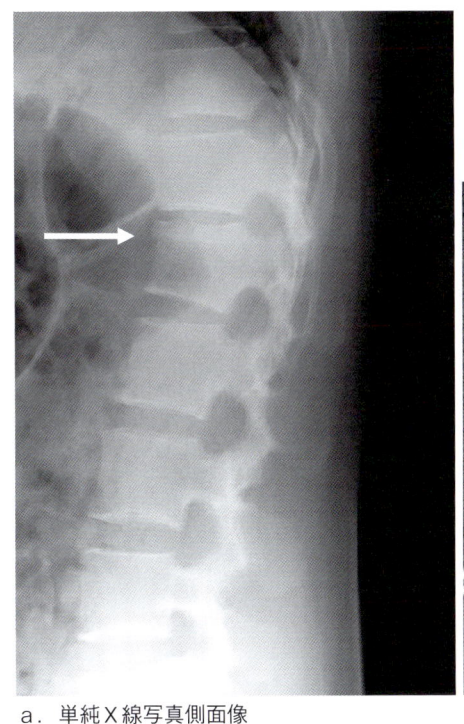

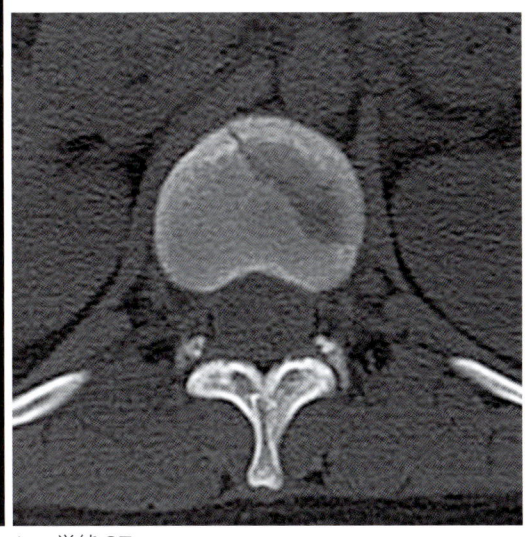

a．単純X線写真側面像　　　　　　　　b．単純CT

◯図1　上終板の圧迫骨折（第1腰椎）

第1腰椎に前方凸の楔状変形を呈し，椎体上終板に骨折を認める（矢印）．椎体後縁，後方成分は保たれている．CTでは骨折が椎体前方部分に位置し，椎体後縁が保たれているのがわかる．

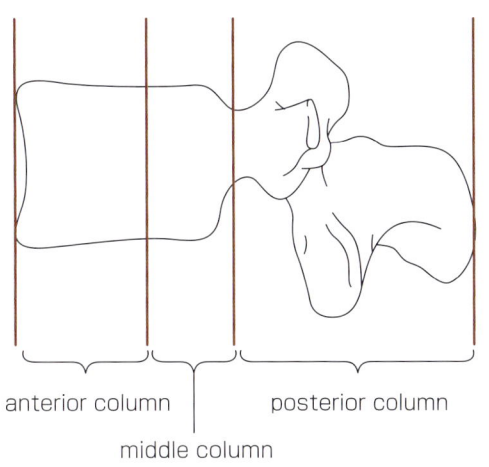

◯図2　Denis の three column theory

anterior column：椎体前2/3・前縦靱帯，middle column：椎体後1/3・後縦靱帯，posterior column：後方成分
middle column を含む 2-column 以上での骨折で不安定型損傷とする．

❷ 破裂骨折（burst fracture）

　屈曲および圧迫により椎体後縁にも骨折が及んでいるものを破裂骨折という．椎体後縁の骨折片が脊柱管内に偏位し，半数近くで神経症状を呈する．椎体後縁の詳細な評価にはCTが有用であり，椎体上半分から突出することが多い（図3）．

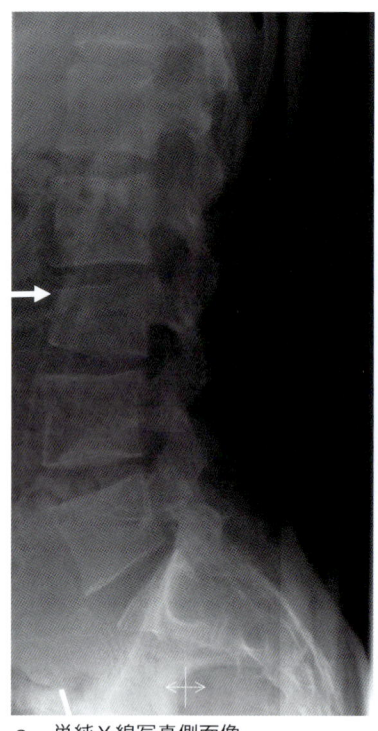

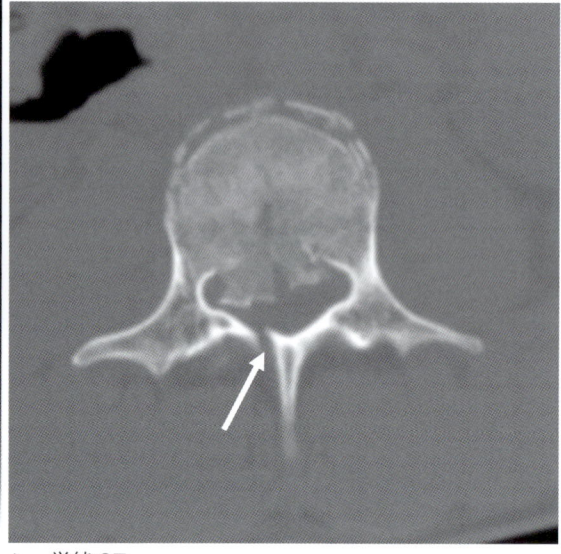

a．単純X線写真側面像　　b．単純CT

●図3　破裂骨折（第3腰椎）

第3腰椎の椎体高の減少を認め（矢印），椎体後縁にも骨折が及び，後方に突出している．脊髄管が狭窄している．CTで椎体後縁に及ぶ骨折がより明瞭に評価される．右椎弓にも骨折を認める（矢印）．前後方向に50％程度の脊柱狭窄を認める．

❸ Chance骨折

過屈曲および伸延により生じる．シートベルト骨折とも呼ばれる．後方成分から椎体にかけて水平方向に骨折がみられる（図4）．稀に椎間板や靱帯など軟部組織のみに生じる場合もある．破裂骨折の要素が少なければ，通常は脊髄損傷をきたすことは少なく，肝臓や脾臓，膵臓などの腹部臓器損傷を合併することが重要である．

❹ 脱臼骨折（fracture-dislocation）

強い外力を受けた場合に発生するきわめて重篤な外傷で，椎体および後方成分ともに断裂し，椎体間の連続性を失い偏位を伴う（図5）．重篤な脊髄損傷を合併する．強い不安定性を伴う．

2　変　性

❶ 腰部脊柱管狭窄症（spinal canal stenosis）（☞第8章）

脊柱管狭窄症とは脊柱管の狭窄によって神経症状が出現した状態であるが，全脊椎に起こる．腰部に関しては別に言及されることが多い．先天性のものとしては軟骨無形成症が知られている．また，後天性としては変性によるものが圧倒的に多く（図6），すべり症や椎間板ヘルニアを伴うものが多い．狭窄部位によって，中心性狭窄と外側狭窄に分類される．

❷ 腰椎椎間板ヘルニア（intervertebral disc herniation）（☞第8章）

椎間板ヘルニアは髄核が周囲を取り囲む線維輪を破って外方に突出し，脊髄または馬尾，神経根

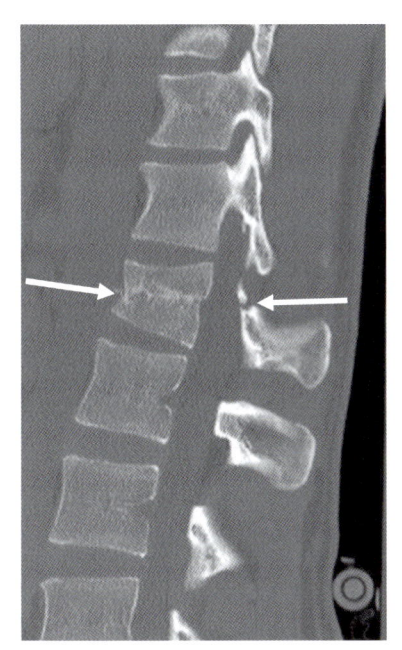

○図4 Chance骨折（L1）（CT再構成矢状断像）

第1腰椎では椎体前縁主体に椎体高の減少を認め、椎体部より後方成分にかけて水平に走る骨折を認める（矢印）．

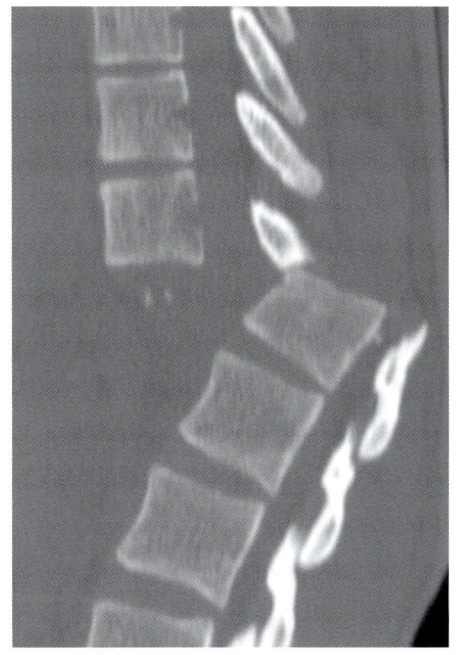

CT再構成矢状断像

○図5 前方脱臼骨折（Th12/L1）（CT再構成矢状断像）

第1腰椎では椎体前縁主体に椎体高の減少を認め、第12胸椎が第1腰椎より前方に大きく偏位している．椎体部での連続性はなく、脊柱管も断裂している．

を圧迫して神経症状をきたす．第4・第5腰椎，第5腰椎レベルに好発し，胸椎レベルでの発生頻度は低い．活動性の高い男性に多い．単純X線写真では，2次的な所見として椎間板腔の狭小化がみられる．MRIは椎間板の評価に適しており，椎間板の突出や硬膜嚢・神経根の圧排が確認できる．椎間板ヘルニアは形態学的に突出（protrusion），脱出（extrusion），遊離（sequestration）に大きくは分けられるが，突出と脱出とでは鑑別が難しい場合も少なくない．また，突出方向で後正中型 posterocentral type，傍正中型 paracentral type（後外側型 posterolateral type），椎間孔型 foraminal type（外側型 lateral type），椎間孔外側型 extraforaminal type（遠外側型 far-lateral type）に分けられ，傍正中型が最も多い（図7）．

椎体方向への髄核の突出を椎体内ヘルニア，Schmorl結節という（図8）．無症状で偶然みられることが多いが，疼痛の原因となることもある．

❸ 黄色靱帯骨化症（ossification of the ligamentum flavum）

下部胸椎レベルに多い．黄色靱帯骨化の単独でみられるよりは，後縦靱帯骨化と合併することが多い．片側性，両側性ともにみられる．脊柱管の狭窄をきたし，下肢のしびれや脱力などの神経症状を呈する．単純X線写真，CTでは椎弓前縁に骨化がみられる．特にCTが有用で，脊柱管狭窄の程度が把握できる．MRIでは硬膜嚢や脊髄の圧迫や変形が観察できるが，単なる黄色靱帯の肥厚と骨化とを鑑別することは難しい．

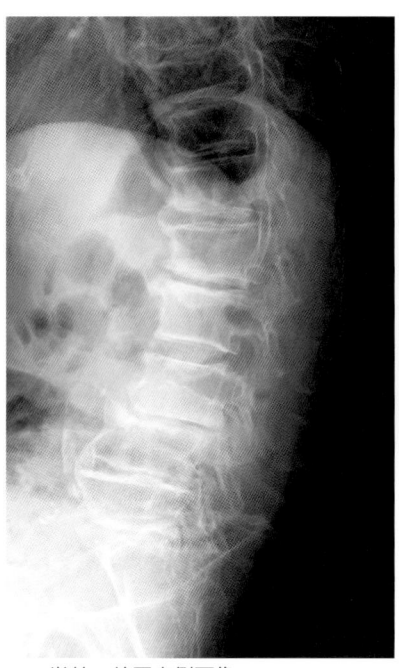

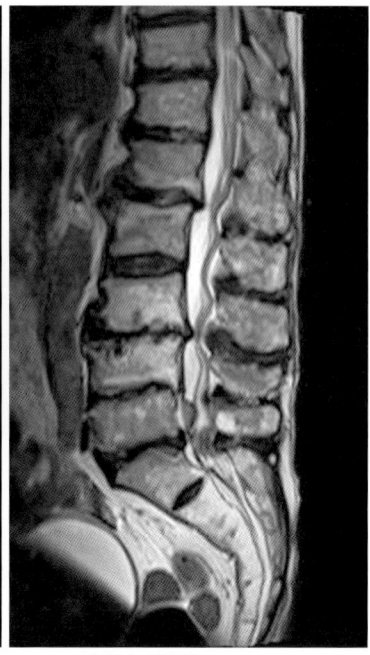

a．単純X線写真側面像　　　b．T2強調矢状断像

●図6　腰部脊柱管狭窄（変性性）

椎間板腔の狭小化を認め，腰椎辺縁に骨棘形成と黄色靱帯の肥厚がみられる．脊柱管が狭窄し，馬尾が屈曲・弛緩している．

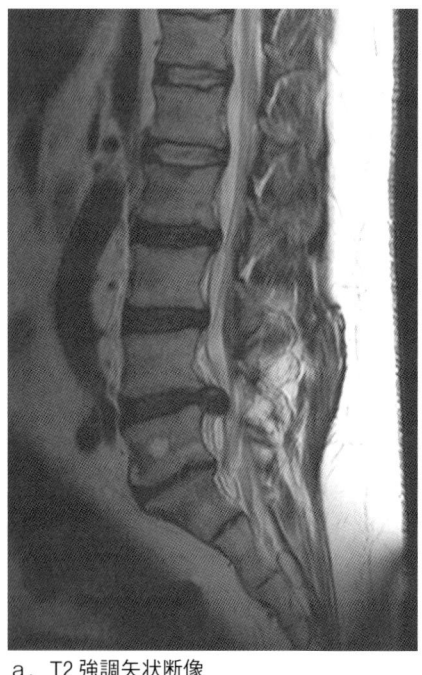

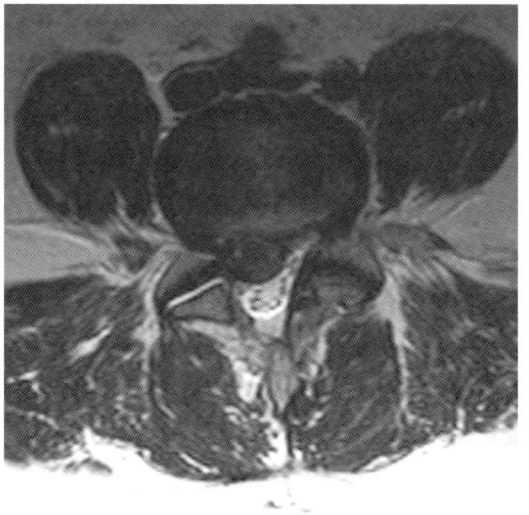

a．T2強調矢状断像　　　b．T2強調横断像

●図7　腰椎椎間板ヘルニア（傍正中型）

腰椎第4・第5椎間板が後方に突出し，椎間板脱出の所見と考えられる．右傍正中型であり，脊柱管が著明に狭窄している．

❹ **脊椎すべり症**（spondylolisthesis）（☞第8章）
❺ **変形性脊椎症**（spondylosis）

変形性関節症は関節での加齢性変化であるが，膝関節，股関節，手と同様に脊椎も好発部位である．変形性脊椎症といわれ，椎間関節，椎間板部に生じる．頻度は高く，腰痛症の原因となる．

❻ **骨粗鬆症**（osteoporosis）（☞第6章）

3 炎 症

❶ **化膿性脊椎炎**（pyogenic spondylitis）（☞第9章）

一般細菌の血行性感染あるいは直接浸潤によって感染する．感染経路として経動脈性のものが多いが，Batson 静脈叢を介するものも重要である．

❷ **結核性脊椎炎**（tuberculous spondylitis）（☞第9章）

下位胸椎に最も好発する．後方成分や他椎体への非連続性の病変がみられる．腸腰筋などに膿瘍形成を伴う．進行が緩徐である．

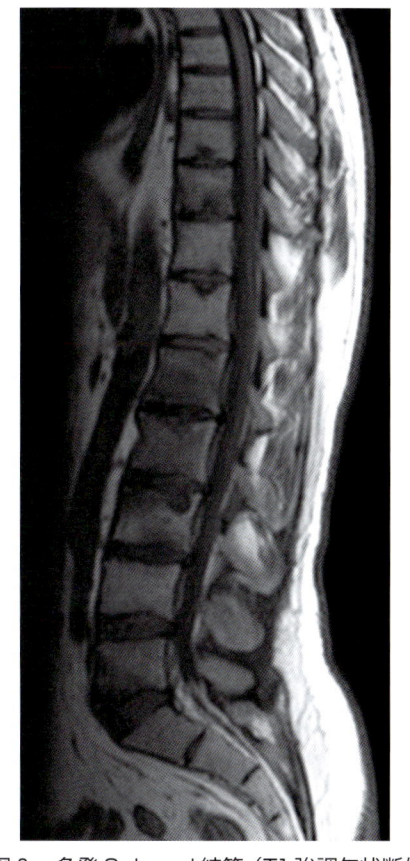

●図8　多発 Schmorl 結節（T1 強調矢状断像）
椎体上下終板に結節様構造が多発している．

❸ **強直性脊椎炎**（ankylosing spondylitis）（第4章も参照）

血清反応陰性脊椎関節症（seronegative spondyloarthropathy）の一つである．男性に多く，比較的若年で発症し，中年で鎮静化する．両側仙腸関節および腰椎を中心に上行性に進行する仙腸関節炎と椎間関節炎，脊椎靱帯付着部での炎症（enthesopathy）が主体である．単純X線写真では，仙腸関節炎と脊椎の変化によって靱帯骨棘（syndesmophyte）や骨強直（bamboo spine）が認められる（図9）．脊椎が直線化してみえる．

❹ **びまん性特発性増殖症**（diffuse idiopathic skeletal hyperostosis：DISH）（第8章も参照）

躯幹部や四肢での骨の靱帯や腱付着部に著明な骨化がみられる（図10）．脊椎では癒合傾向のある前縦靱帯の骨化を主体とし，椎体前方に巨大な骨棘形成を認める．中高年にみられる．変形性脊椎症や強直性脊椎炎と鑑別が問題となるが，4椎体以上につながる骨棘・骨化形成，椎間板腔が比較的保たれること，椎間関節や仙腸関節での変化がないことなどが異なる．また臨床症状に乏しい．

4 奇形・その他

❶ **二分脊椎（脊椎破裂）**（spina bifida）

二分脊椎とは後部正中で癒合すべき椎弓が癒合しない状態をいう．

❷ **分節化異常**：脊椎の分節化の異常は頻度が高く，第5腰椎の仙骨化（sacralization）が多くみられる．

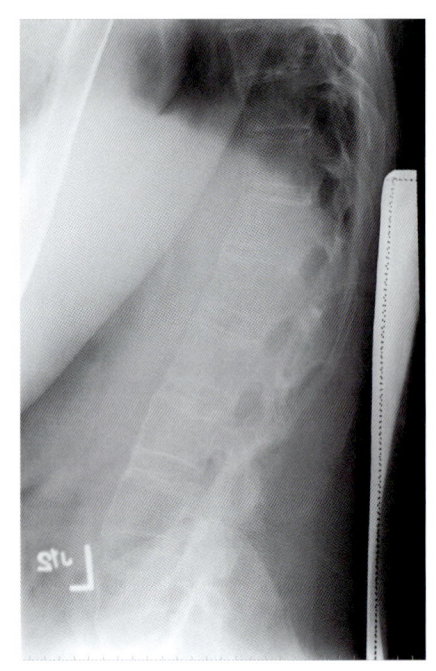

◯図9 強直性脊椎炎（単純X線写真側面像）

椎体辺縁に頭尾方向につながる骨強直がみられる．脊椎が直線化してみえる．

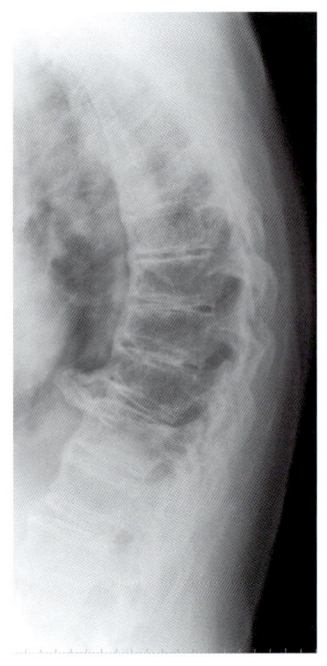

◯図10 びまん性特発性骨増殖症（単純X線写真側面像）

椎体前縁につながる骨強直を認め，粗大な水平方向へと突出する骨棘形成を認める．

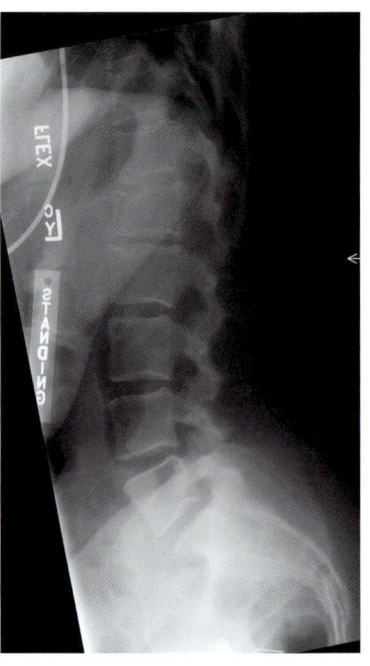

◯図11 Scheuerman病（単純X線写真側面像）

下位胸椎，上位腰椎レベルで椎体辺縁に不整像を認め，前方への楔状変形 anterior wedging がみられる．

❸ Scheuermann 病（☞第8章）

若年者での円背を伴う．椎体の前方への楔状変形（anterior wedging）と椎体辺縁部での不整像や Schmorl 結節を連続 3 椎体以上に認める．胸椎にみられることが多い．単純X線写真側面像で，椎体の前方への楔状変形や椎体辺縁の不整像，椎間板腔の狭小化がみられる（図11）．症状はさまざまで，無症状や胸部痛・違和感がみられる．

文 献

1) Greenspan A : Thoracolumbar spine. Orthopedic imaging. Lippincott Williams & Wilkins, Philadelphia, pp 378-412, 2004.
2) Daffner RH : The thoracic and lumbar spine. Radiology of skeletal trauma. 3rd edition. Churchill Livingstone, Philadelphia, pp 453-540, 2002.
3) Denis F : The three column spine and its significance in the classification of acute thoracolumbar spinal injuries. Spine 8(8) : 817-831, 1983.
4) Ballock RT, et al : Can burst fractures be predicted from plain radiographs? J Bone Joint Surg Br 74 : 147-150, 1992.
5) Bernstein MP, et al : Chance-type fractures of the thoracolumbar spine : imaging analysis of 53 patients. AJR Am J Roentgenol 187(4) : 859-868, 2006.
6) Groves CJ, et al : Chance-type flexion-distraction injuries in the thoracolumbar spine : MR imaging characterstics. Radiology 236 : 601-608, 2005.
7) Arnoldi CC et al : Lumbar spinal stenosis and nerve root entrapment syndromes : definition and classification. Clin Orthop 115 : 4-5, 1976.

14 胸郭（肋骨を含む）

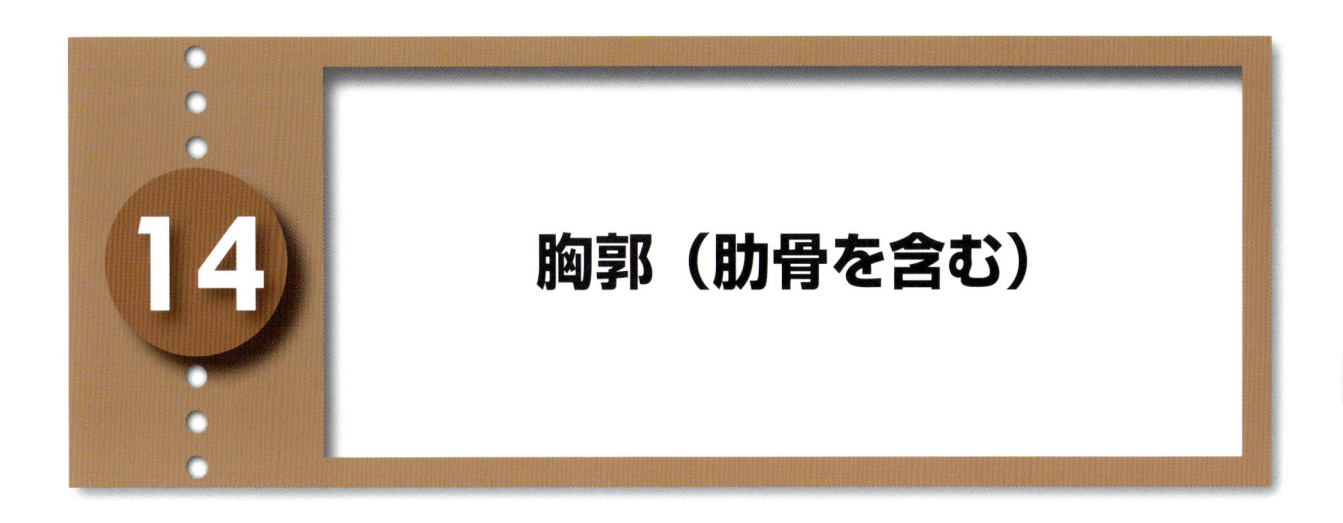

section 1　胸郭の解剖

　胸郭のうち骨性胸郭は胸骨，肋骨，および胸椎から構成される．さらに胸郭と自由上肢骨を連結する骨性構造として鎖骨と肩甲骨がある．

　胸骨は扁平骨で，胸骨柄，胸骨体，剣状突起の3つから構成される．肋骨は扁平管状骨で，12対から構成される．肋骨の前端には硝子軟骨である肋軟骨がついており，第1-7肋骨は直接に胸骨の外側縁に付き，真肋といわれる．第8-10肋骨の肋軟骨は互いに接着して，すぐ上位の第7肋軟骨に結合し胸骨につく．第11，12肋骨は胸骨に付着しないで遊離して終わり，浮肋と呼ばれる．これら第8-12肋骨はその肋軟骨が直接に胸骨に付着しないため，仮肋といわれる．鎖骨は管状骨であり，内側端で胸骨と関節を形成し，外側端で肩甲骨と関節を形成する．

　胸郭を形成する骨の関節には滑膜関節と軟骨結合が混在しており（表1），多様な関節疾患が存在する．

section 2　胸郭の主な疾患と画像所見

1　肋骨骨折

　肋骨骨折は，打撲・転倒などの直達外力による曲げ力と剪断力により生じるのが一般的であるが，咳嗽やくしゃみでも生じる．肋骨の疲労骨折では第1肋骨に発生するものと，いわゆる「ゴルフ骨折」といわれるような第4-7肋骨の中央部に発生するものとがある．第1肋骨の疲労骨折では解剖学的に脆弱な鎖骨下動脈溝に，ストレスが加わり発生すると考えられている．肋骨骨折は前方部，側方部，後方部と発生部位がさまざまであり，斜位2方向での観察がよい．胸郭動揺のみられない骨折と，前方から側方にかけての連続する3本以上の肋骨が同時に前後側2か所で折れた場合にみられる

○表1　胸壁の関節

名称	型	関節を形成する構造物
椎間結合	二次軟骨性結合（線維軟骨性結合）	隣接する椎体の結合を椎間円板が介在する
肋骨頭関節	滑膜関節	肋骨頭と椎体の肋骨窩
肋横突関節	滑膜関節	肋骨結節と椎骨の横突起
胸肋関節	第1：一次軟骨性結合 第2-7：滑膜関節	第1肋軟骨と胸骨柄 第2-7肋軟骨と胸骨
胸鎖関節	滑膜関節	鎖骨と胸骨柄と第1肋軟骨
肋骨肋軟骨結合	一次軟骨性結合	肋軟骨の外側端と肋骨の内側端
肋軟骨間関節	第6-7，7-8，8-9：滑膜関節 第9-10：二次軟骨性結合（線維軟骨性結合）	第6-7，7-8，8-9の肋軟骨間 第9-10の肋軟骨間
胸骨柄結合	二次軟骨性結合（線維軟骨性結合）	胸骨柄と胸骨体
胸骨剣結合	一次軟骨性結合	剣状突起と胸骨体

胸郭動揺（flail chest）がある．後者では致死的となることがある．胸郭動揺の場合は骨折部が通常の呼吸運動とは逆の動き（奇異呼吸運動）をするため，有効換気量が著しく減少する．この場合には肺挫傷，血気胸を伴うことが多い．

　肋軟骨部での骨折は単純写真では確認できないことが多い．また，小児の胸郭では石灰化がないため，可塑性が高く，成人に比べて骨折は生じにくい．そのため，乳幼児（特に3歳以下）で肋骨骨折がある場合には虐待の可能性がきわめて高くなる．多発肋骨骨折は骨軟化症や骨転移，骨髄腫など代謝性疾患や腫瘍性疾患の初発症状としてみられることもある．

2　胸骨骨折

　胸骨骨折は，自動車のハンドル外傷などの前方からの大きな直達外力によるものと，頸部の過屈曲をきたす外力によるものと2つの受傷機転がある．胸骨体部の横骨折が多く，胸骨柄や剣状突起部にも生じる．後者の受傷機転では，胸骨骨折に加え，胸骨柄結合の離断がみられることがある．胸骨の転位を伴うような骨折の場合は心大血管や肺の合併損傷を伴うことがあり，CTの適応（図1）となる．高齢者や骨粗鬆症患者では脆弱性骨折を生じ，転位を伴わずに単純写真やCTで見落としやすいことにも注意が必要である．

3　鎖骨骨折

　鎖骨骨折は，乳児においては分娩損傷としてみられ，成人では転倒や直達外力などでよくみられる．解剖学的部位によって，遠位端骨折と中1/3骨折と近位端骨折の3つに分けられ，介達外力を受けた場合に剪断力が集中しやすい中1/3骨折が全体の80％と最も多い．遠位端骨折および近位端骨折は直達外力により生じる．遠位端骨折ではNeerの分類がしばしば用いられる．I型は烏口鎖骨靱帯の断裂も骨折の転位もないもの，II型は烏口鎖骨靱帯が断裂し，近位骨片が上方へ転位しているもの，III型は肩鎖関節内骨折であるが，烏口鎖骨靱帯の保たれているものである．III型は見落とされて外傷後関節症になりやすく注意が必要である．

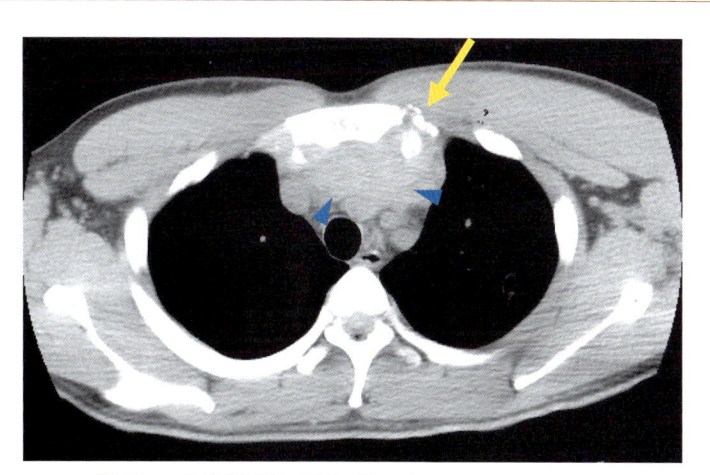

◯図1　左胸鎖関節骨折と縦隔血腫（10歳代，男性）
ラグビーにて前胸壁を強打し受傷．左胸鎖関節部，特に第1肋軟骨と胸骨柄の間で骨折を認め（矢印），前縦隔に大きな血腫を形成している（矢頭）．

4 胸郭出口症候群 thoracic outlet symdrome

　腕神経叢と鎖骨下動静脈は末梢に向かう途中で，3つの絞扼を受けやすい部位を通過する．

　斜角筋三角は前斜角筋，中斜角筋，第1肋骨（あるいは頸肋）で形成される三角部で，胸郭出口の最も内側に位置する．第1肋骨上面に付着する前斜角筋の前方を鎖骨下静脈が通過し，前斜角筋と中斜角筋の間を鎖骨下動脈と腕神経叢が通過する．頸肋が存在するとこれが後方から圧迫するので，症状が出現しやすい（図2）．

　肋鎖間隙は上縁を鎖骨，前縁を鎖骨下筋，後縁を第1肋骨に囲まれる部位で，胸郭出口の中間部に位置する．その内部で前方を鎖骨下静脈，後方を鎖骨下動脈，鎖骨下動脈の上方に腕神経叢の3幹が通過する．同間隙は肩関節を外転・外旋することで鎖骨が後方へ引かれて狭くなる．

　後胸筋間隙は前縁を小胸筋，後縁と上縁を肩甲下筋，後縁と下縁を胸壁で囲まれる部位で，胸郭出口の外側に位置する．上肢を過外転する際に症状が増強する．

　これら3つの部位で腕神経叢，鎖骨下動静脈が圧迫されて生じる背部痛，上肢の知覚障害などの諸症状に対して，それぞれ斜角筋症候群，肋鎖症候群，過外転症候群などといわれていたが，現在はこれらを一括して胸郭出口症候群という．狭窄の原因として古くから頸肋，あるいは長い第7頸椎横突起が知られているが，頸肋から起始した胸郭出口を横切る異常な線維性索状物なども圧迫の原因になる．20歳代の女性に多い．

　胸郭出口症候群の画像診断は決め手となりにくいことが多いとされるが，胸郭出口の描出にMRIの矢状断が有用で，同部位を通過する血管・神経と鎖骨，肋骨，周囲の筋肉との関係が明瞭に描出できる．さらに過外転の肢位で同様の撮影を行うことで，血管・神経の圧迫状態を確認することができる（図3a，b）．

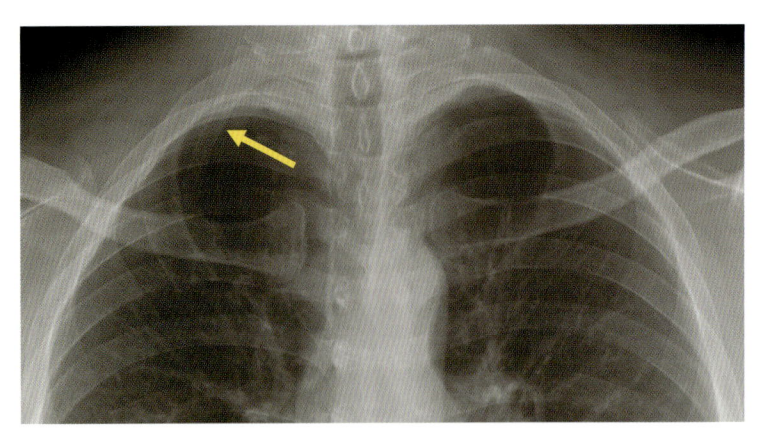

▶図2　頸肋（40歳代，男性）
右第7頸椎から延びる頸肋を認める（矢印）．

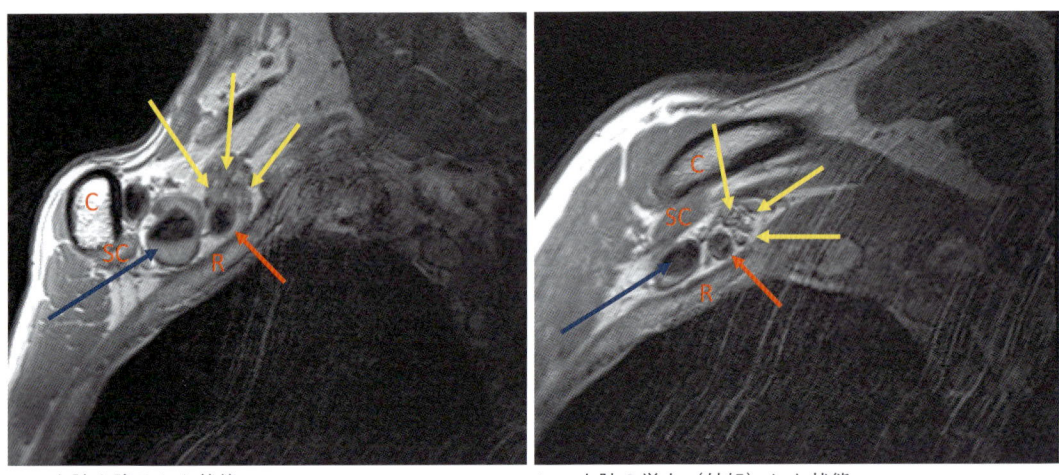

a．上肢を降ろした状態

b．上肢の挙上（外転）した状態

▶図3　肋骨鎖骨間隙部でのMRI矢状断プロトン密度強調画像（30歳代，男性．正常ボランティア）
a．腕神経叢の3幹（黄矢印）と鎖骨下動脈（赤矢印），鎖骨下静脈（青矢印）が鎖骨（C），鎖骨下筋（SC），第1肋骨（R）に囲まれている．
b．腕神経叢の3幹（黄矢印）と鎖骨下動脈（赤矢印），鎖骨下静脈（青矢印）が鎖骨（C）・鎖骨下筋（SC）と第1肋骨（R）の間で生理的に狭くなる．

5　SAPHO症候群（胸肋鎖骨肥厚症・掌蹠膿疱症性骨関節症）

　胸肋鎖骨肥厚症（sterno-costo-clavicular hyperostosis）は，30〜50歳代に好発する疾患で，胸肋関節部と鎖骨関節部を主体として限局性に発赤，腫脹と疼痛が生じ，胸骨，肋骨，鎖骨を中心とした骨硬化，骨増殖性変化がみられ，多くの例で掌蹠膿疱症を合併する（図4a，b）．
　掌蹠膿疱症性骨関節症（pustulotic arthro-osteitis）は，成人発症の掌蹠膿疱症を伴う肥厚性骨関節症であり，鎖骨と第1肋骨の骨化を示す症例で掌蹠膿疱症との合併があるものが報告されたのが始まりである．前胸壁のほかに，脊椎，骨盤，四肢の骨関節にも好発し，脊椎関節炎の所見に類似する．
　SAPHO症候群はsynovitis（滑膜炎），acne（痤瘡），palmoplantar pustulosis（掌蹠膿疱症），hyperostosis（骨過形成・骨増殖症），osteitis（骨炎）の頭文字の略称であり，掌蹠膿疱症，重症の痤

a．単純写真　　　　　　　　　　　　　　　　　　　b．胸部CT（骨条件）

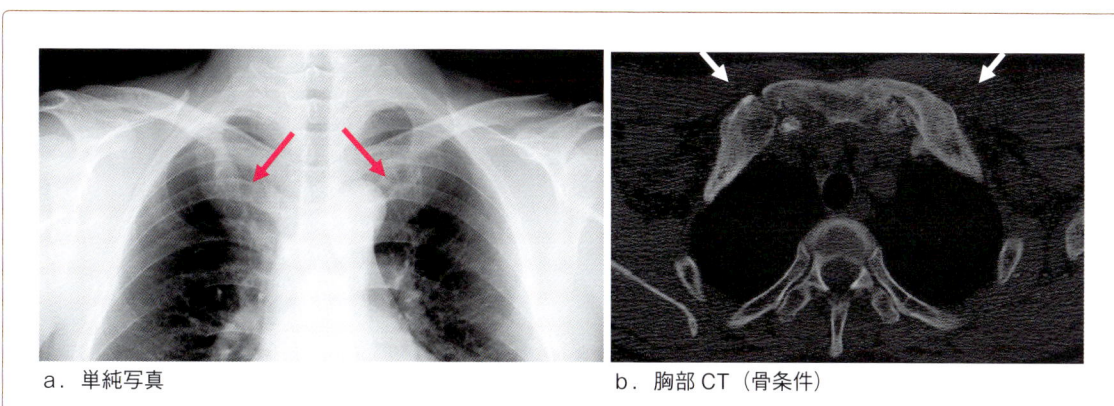

●図4　胸肋鎖骨肥厚症（40歳代，女性）
a．両側上肺野の内側部分で濃度が高くなっている．b．両側の胸肋鎖骨部の骨が肥厚している（矢印）．

瘡，乾癬などの皮膚病変と骨関節病変を統合するために提案された臨床放射線学的診断名である．そのため，1つの症候群という見解と，多数の疾患のスペクトラムあるいは疾患群をまとめるための1つの概念という見解とあり，現在でも議論が多い．病変の主座は骨と軟骨，および靱帯付着部（enthesis）にある．炎症巣は線維性瘢痕内で骨新生を伴って治癒するために，骨性強直や不可逆的な骨化が生じる．前胸部病変はSAPHO症候群に特徴的な所見であり，かつ頻度の高いものである．前胸部のすべての部位に生じるが，特に肋鎖関節，胸鎖関節，上部の胸肋関節，肋軟骨，胸骨柄結合が好発部位で変化が強いとされる．初期には肋鎖靱帯の付着部，胸鎖関節に病変が生じ，鎖骨近位部，胸肋関節，胸骨柄結合へと進展していく．それら骨炎の単純写真の所見として付着部炎，骨硬化，骨侵食，骨増殖症がみられ，その後，骨性強直・骨癒合といった変化を呈するようになる．骨シンチグラフィは大変有用とされ，胸骨柄と胸鎖関節の集積による牛角状集積（bull's horn pattern）は特異的な所見とされる．MRIでも活動性の炎症巣では骨髄の異常信号に加え，軟部組織の腫脹など骨外病変の有無もあわせて観察できるため診断に有用である．SAPHO症候群は前胸部の病変のほかにも，強直性脊椎炎と同様の変化がみられることがあり，Romanus病変といわれる椎体隅角の変化や，Andersson病変といわれる椎間板病変，またsyndesmophyte形成をみることがある．ほかに仙腸関節炎も生じることがあり，仙腸関節部の骨侵食や骨硬化，骨性強直などの変化もみられうる．

　これらの病態・疾患は相互に重複しており，臨床的位置づけ・関連性についてはかなり多くの議論があり，研究者間でも意見の相違があるため，今後さらに研究が進み，考え方や疾患概念が変わっていく可能性がある．

6　Tietze病

　第2，3肋軟骨や胸肋関節の領域に限局した疼痛と腫脹を伴う非化膿性の原因不明の疾患である．自然治癒の傾向があるが，疼痛が数年に及び消長するものもある．40歳代以下の女性に好発する．単純X線では同部位に一致して一過性の石灰化があるというものや，CTでは同部位の軟骨の腫大と軽度の石灰化がみられるというもの，MRIでは同軟骨の浮腫がみられるといった報告などがあるが，統一した見解はない．大切なのは肋骨腫瘍や肋軟骨腫瘍などの腫瘍性病変と鑑別することである．この疾患は胸肋鎖骨肥厚症・掌蹠膿疱症性骨関節症・SAPHO症候群の初期変化や進行過程の一変化であ

る可能性も指摘され，独立した疾患でない可能性もあるが，まだ不明な点が多い．

7 漏斗胸

　胸郭変形の代表として，胸郭前壁が陥凹した変形である漏斗胸と，胸郭前壁が突出した変形である鳩胸がある．後者はMarfan症候群や心房・心室中隔欠損でみられることが多いが，一般的にはこれ自体は治療の対象にならない．胸郭の変形は外見上の問題だけでなく，機能的にも呼吸，循環系に悪影響を及ぼしうる．漏斗胸は胸郭前壁の陥凹があり，変形が高度であると，肺活量の低下など心肺機能障害が生じる．そのため，変形が高度な場合は手術の適応となりうる．肋軟骨の過成長が原因とされるが，過成長の機序は不明とされる．男女比は6：1で男児に多く，3歳位までに自然軽快するものもある．家族性に多発したり，Marfan症候群や片側の大胸筋欠損を呈するPoland症候群に合併することがある．胸部単純写真では，心臓の左方偏位および右心縁の消失や肋骨前部が下方に向かう所見がみられ，側面像で胸骨の変形が確認できる（図5a）．変形の重症度の指標としてHaller indexがある．これは胸部CTの軸位断で，漏斗胸の前後径が最も狭いレベルでの胸郭の左右径と前後径との比をとったものである．3.25以上が中等度以上の漏斗胸とされ，外科手術の適応になりうる（図5b）．

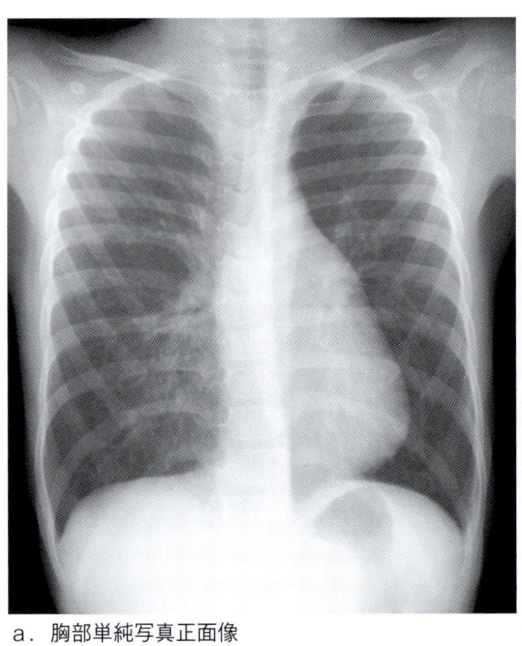

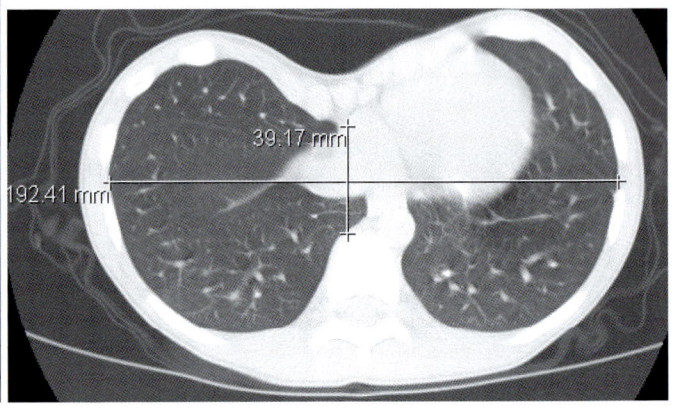

a．胸部単純写真正面像　　　　b．胸部CT

○図5　漏斗胸（7歳，男児）
a．心臓の左方偏位および右心縁の消失と肋骨前部が下方に向かっており，通常より角度が急峻になっている．
b．前後径が最も狭いレベルでの胸郭の前後径が39.17 mmと左右径が192.41 mmであり，Haller indexは4.91となり，中等度以上の漏斗胸である．

文　献

1) Jeung MY, et al : Imaging of chest wall disorders.　Radiographics 19 : 617-637, 1999.
2) Restrepo CS, et al : Imaging appearances of the sternum and sternoclavicular joints.　Radiographics 29 : 839-859, 2009.
3) Collins J : Chest wall trauma : J Thorac Imaging 15 : 112-119, 2000.
4) Lafferty PM, et al : Operative treatment of chest wall injuries : indications, technique, and outcomes.　J Bone Joint Surg Am 93 : 97-110, 2011.
5) Demondion X, et al : Imaging assessment of thoracic outlet syndrome.　Radiographics 26 : 1735-1750, 2006.
6) 上谷雅孝：上肢の神経絞扼障害．画像診断 31：930-938，2011．
7) Salles M, et al : The SAPHO syndrome : a clinical and imaging study.　Clin Rheumatol 30 : 245-249, 2011.
8) Earwaker JW, et al : SAPHO : syndrome or concept? Imaging findings.　Skeletal Radiol 32 : 311-327, 2003.
9) Cotton A, et al : SAPHO syndrome.　Radiographics 15 : 1147-1154, 1995.
10) Volterrani L, et al : Magnetic resonance imaging in Tietze's syndrome.　Clin Exp Rheumatol 26 : 848-853, 2008.
11) 伊坪喜八郎，他：Tietze syndrome．呼吸 11：555-559，1992．
12) Dwek J, et al : Chest wall.　Caffey's pediatric diagnostic imaging 11th edition.　Mosby, pp1389-1430, 2008.

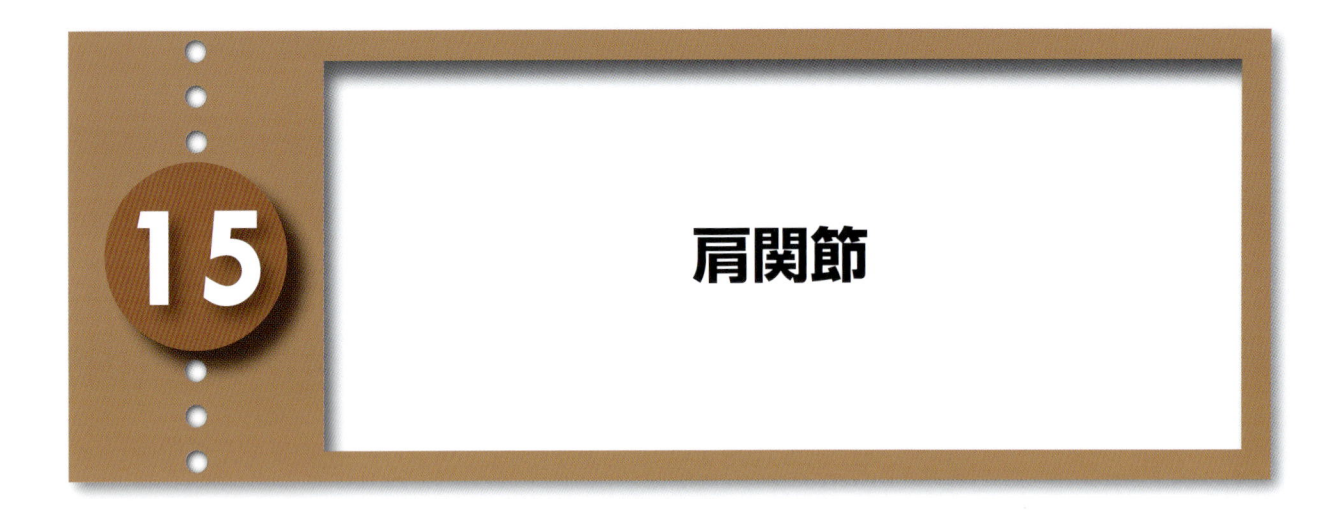

15 肩関節

section 1　解　剖

　肩甲上腕関節（glenohumeral joint）は肩甲骨関節窩と上腕骨頭がつくる球関節である．関節包は上腕骨解剖頸と肩甲頸と関節唇に付着し，骨性構造を連結する．この関節包が局所的に靱帯様に肥厚したものが上・中・下関節上腕靱帯（superior・middle・inferior glenohumeral ligament：SGHL, MGHL, IGHL）とである．関節の上方は烏口上腕靱帯（coracohumeral ligament）がアーチ状に覆っている．

　腱板は肩甲骨と上腕骨を結ぶ4つの回旋筋の腱からなり，前方を肩甲下筋腱（subscapularis tendon），上後方を棘上筋腱（supraspinatus tendon），後下方を棘下筋腱（infraspinatus tendon），さらにその下方は小円筋腱（teres minor tendon）で構成されている．関節包と癒合して関節包を補強し，肩甲上腕関節の安定性に貢献している（図1）．

　腱板疎部（rotator interval）とは上縁を棘上筋腱の前縁，下縁を肩甲下筋腱の上縁，内側を烏口突起（coracoid process）の基部，外側を上腕二頭筋長頭腱（long head of biceps tendon：LBT）と結節間溝（bicipital groove）によって囲まれる三角形の領域を指し，文字通り腱板が疎となっている領域である．この内部をLBTが走行し，その安定機構が長頭腱滑車（biceps pulley）である．

　上腕二頭筋長頭の起始は肩甲骨関節唇の上部（関節上結節 supraglenoid tubercle）にあり，関節腔内を通って上腕骨の結節間溝を下行する．短頭は烏口突起から起こり，結節間溝を出た関節外部分の長頭と合流して筋腹となった後，橈骨粗面に停止する．

　腱板疎部の天井はrotator interval capsuleとこれに癒合する烏口上腕靱帯で覆われ，内側のLBTは外側をSGHLと関節包の癒合靱帯，上方を前述の烏口上腕靱帯が包み込むようにして上腕骨小結節に付着する．これがbiceps pulleyであり，腱板疎部の上縁と下縁である肩甲下筋腱の上方線維と棘上筋腱の一部もこの支持機構の構成要素として重要である（図2）．

　以上が狭義の肩関節となる．広義には肩関節を肩甲骨，上腕骨，鎖骨から構成されるものとして，肩甲上腕関節（狭義の肩関節），肩鎖関節，胸鎖関節，肩甲胸郭関節が含まれる．さらに肩峰の下面，腱板の滑液包側，烏口肩峰靱帯，上腕骨の大・小結節，烏口突起下面部により構成され，腱板や大結

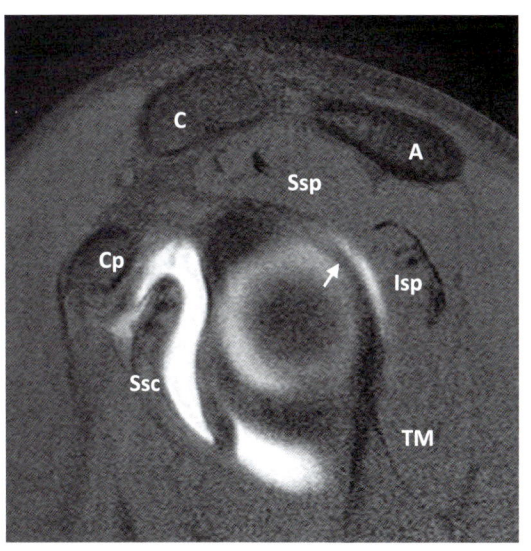

●図1 MR 関節造影 斜矢状断像

上腕骨頭を取り除いて関節窩をみた状態であり，腱板を構成する4つの筋を認める．(Ssc：肩甲下筋，Ssp：棘上筋，Isp：棘下筋，TM：小円筋）関節唇が関節窩を取り囲んでいる（矢印）．A：肩峰，C：鎖骨，Cp：烏口突起

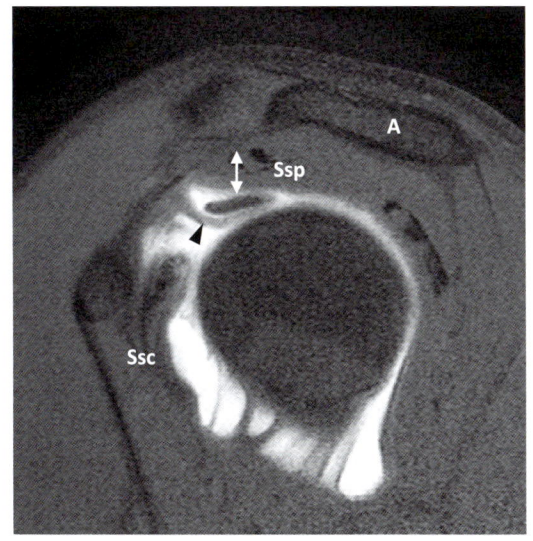

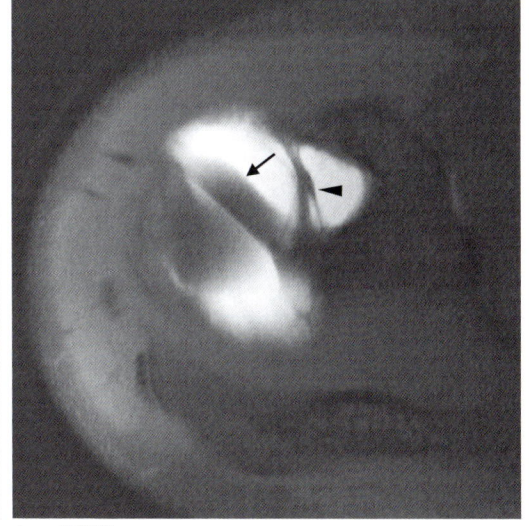

a．斜矢状断像　　　　　　　　　　b．横断像
●図2 腱板疎部 MR 関節造影

a．腱板疎部（Ssp：棘上筋と Ssc：肩甲下筋の間）に上腕二頭筋長頭腱（矢印）を認め，これを包み込むように SGHL（矢頭）を認める．
b．SGHL（矢頭）と上腕二頭筋長頭腱（矢印）を最も頭側に近いスライスで認める．関節包が十分伸展していない通常撮影時には同定できないことが多い．

節の運動を滑らかにする機能的関節としての肩峰下関節（上腕上方関節）や烏口鎖骨間メカニズムなどが含められる．

　単純X線写真は正面像と軸位の2方向を基本とし，正面像は下垂内旋位，外旋位，挙上位などが選択される．正面像では肩甲骨外側縁と上腕骨内側縁が作るなめらかなアーチは Moloney 弓と呼ばれ骨頭内下面と臼蓋下縁は同じ高さにある．脱臼や動揺肩ではこの曲線が乱れる．また，肩峰下縁と鎖

骨下縁は同じ高さに認められ，脱臼時には不連続となる．挙上位はゼロポジションと呼ばれる肩関節の最も安定した状態で前後像を撮像すると肩甲棘軸と上腕骨軸が一致するため，動揺肩ではこの関係が崩れる．肩甲骨Y撮影は肩峰下面の関節に適しており，インピンジメント症候群が疑われる場合に用いる（図3）．

　MRIは肩関節を構成する骨性構造や軟部組織の描出能の高さにより解剖学的構造の観察に欠かせない検査となっている．MR arthrography（MRA）は関節唇や腱板疎部の病変に有用であり，上腕二頭筋腱滑車の構成要素は通常のMRIでは確認できずに評価できないことが多いため注意が必要である．基本的な撮像は，斜冠状断像，斜矢状断像，横断像の3方向からなり，斜矢状断像は関節窩に平行，腱板疎部と腱板に直交するように撮像する．

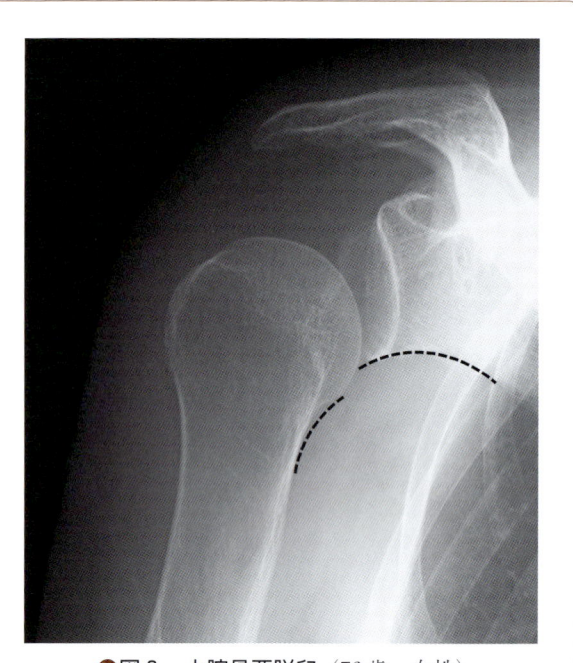

◯図3　上腕骨亜脱臼（76歳，女性）
脳梗塞による右上肢麻痺があり，誘因のない右肩痛の訴え．Moloney弓（点線）の不連続を認める．

section 2　発症する疾患

1　上腕骨近位端骨折 proximal humeral fracture

　転倒して手を伸ばしてついたり，過外転を強制されたり，直達外力によるものや脱臼に伴う剪断力に伴い起こり，骨粗鬆症を伴う高齢者に増加する傾向がみられる．

　骨頭骨折（解剖頸骨折），外科頸骨折，大結節骨折，小結節骨折，脱臼骨折などの骨折部位，転位の程度，骨片の数などによって分類する方法がある．これらを判断するためには単に単純X線写真で骨折線を認めるというだけでは観察が不十分であることが多く，CTでの観察が適している．Neer分類で転位が少ない2 part骨折は保存的に治療されることが多いのに対して，転位のある3 part，4 part骨折では人工骨頭置換術が選択されることが多い．また，転位の少ない骨折ではMRIも有用で，骨折線と周囲の骨髄浮腫様の信号変化を確認できる（図4）．

2　上腕骨骨端線離開 proximal humeral epiphysiolysis (little leaguer's shoulder)

　10〜15歳前後の思春期に生じる上腕骨近位骨端線離開で，投球動作を繰り返す野球少年にみられるため little leaguer's shoulder とも呼ばれる．

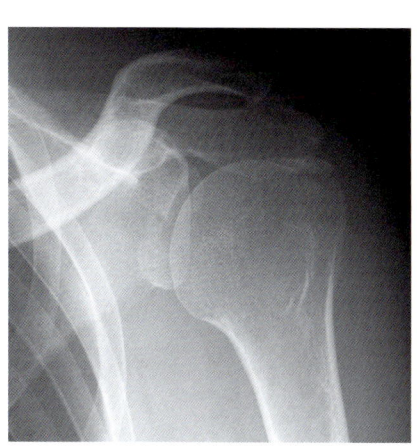

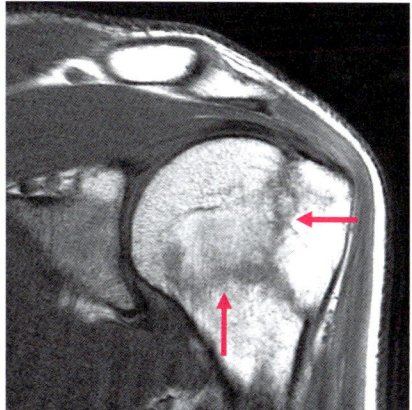

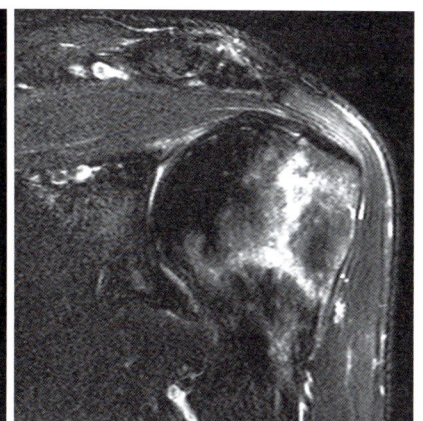

| a．単純X線写真 | b．MRI T1強調斜冠状断像 | c．MRI STIR 斜冠状断像 |

◯図4　上腕骨大結節骨折（36歳，男性）

スキーで転倒．
a．では骨折線は不明瞭であるが，よくみると骨梁の不連続が認められる．経時的に硬化が出現し明瞭化したが受傷直後は骨折片の転位もなく一見はっきりとしない．
b．骨折線が単純X線写真より明瞭である．1 part骨折であるが，転位はない．
c．骨折線に沿って信号上昇が認められる．腱板断裂を疑う所見はない．前方関節唇にも断裂あり（非提示）．

　単純X線写真では上腕骨近位骨端線の拡大や内反や骨幹端側の不明瞭がみられる．外旋位正面像での描出が比較的良好であり，反対側との比較が診断に有用である．投球動作の禁止により仮骨形成や骨端線早期癒合をみることもある．インピンジメント症候群やその他の疾患との鑑別のためにMRIが撮影されることもあるが，骨端線の拡大や周囲骨髄の異常信号は患側のみでは気づきにくいこともあるため，単純写真（左右）と比較して評価する（図5）．

3　肩関節脱臼 shoulder dislocation

　肩関節は四肢関節のなかでも最も脱臼しやすい関節であり，外傷性脱臼が9割以上である．脱臼する方向としては前方脱臼がその8～9割とほとんどを占める．若年者の外傷性肩関節脱臼は反復性脱臼に移行しやすく（30代までで全体の9割弱），年齢とともに減少する傾向にある．高齢者では脱臼位のまま日時が経過することがあり，腱板断裂が原因となっていることがあり，関節造影やMRIなどが必要である．

❶ 前方脱臼 （anterior dislocation of shoulder）

　前方脱臼は上肢が外転・外旋・伸展位を強いられた際に生じやすく，烏口下脱臼が最も多い．subglenoid dislocationがそれに次ぐ．関節窩前下方部の関節唇や関節包損傷（Bankart病変），上腕骨後外側の骨欠損（Hill-Sachs病変），腱板断裂，大・小結節骨折，上腕骨近位端骨折，腋窩神経麻痺などの合併損傷を評価することが治療方針や予後に関わってくるため重要である．

　Bankart病変は関節窩の骨折を伴うことがあり，osseous Bakart病変といわれ，MRIでは関節唇の変形，腫大，信号上昇や偏位，骨髄信号異常として認められる．Hill-Sachs病変は単純写真では内旋位正面像や軸位像で認められることもあるが，CTやMRIで骨頭後面の陥凹や骨髄信号異常として認められる（図6）．

a．右肩正面像　　　　　　　　　　　　　　b．左肩正面像

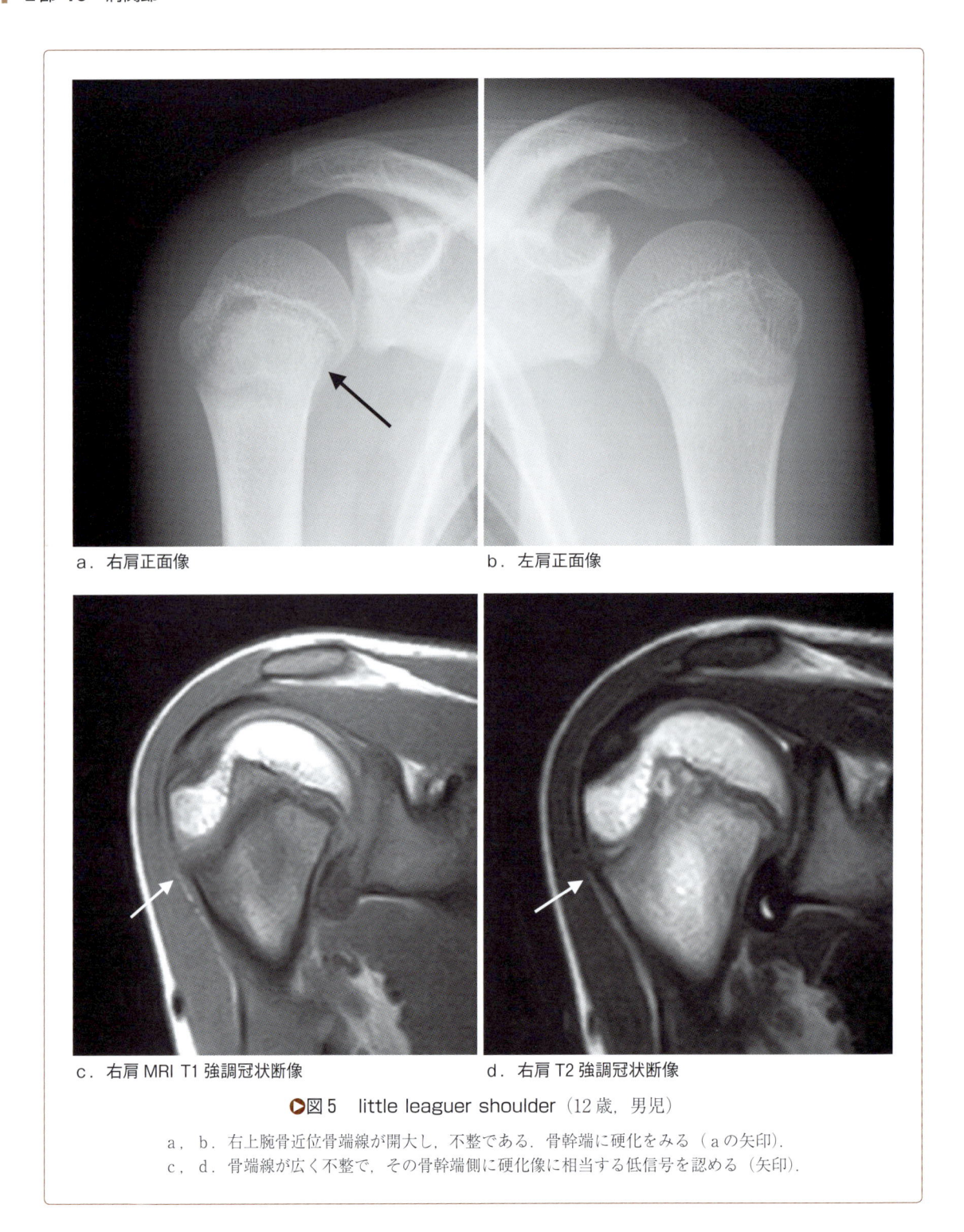

c．右肩MRI T1強調冠状断像　　　　　　　d．右肩T2強調冠状断像

●図5　little leaguer shoulder（12歳，男児）
　a，b．右上腕骨近位骨端線が開大し，不整である．骨幹端に硬化をみる（aの矢印）．
　c，d．骨端線が広く不整で，その骨幹端側に硬化像に相当する低信号を認める（矢印）．

❷ 後方脱臼（posterior dislocation of shoulder）

　後方脱臼の頻度は低いが，肩峰下に脱臼することが多い．単純X線写真正面像では見逃されやすく，上腕骨頭はまっすぐ後方に偏位し，内旋位で固定されるため，軸位像や肩甲骨Y撮影が有用である．合併症には骨頭内側の陥凹（骨折）がtrough lineとして骨頭内側の関節面に平行に認められることがある．reverse Hill-Sachs病変とも呼ばれる．他に関節唇・関節包損傷，関節窩後縁骨折，腱板損傷などがある．前方脱臼同様に合併損傷の評価にCTやMRIが有用である．

4 腱板断裂 rotator cuff tear

　腱板を構成する4つの腱のいずれかが断裂した状態を指す．断裂が全層に及ぶ完全断裂，腱の一部が断裂する部分断裂があり，部分断裂はさらに関節面断裂（深層断裂），滑液包面断裂（表層断裂）に分けられる．

　発生の機序には腱板の上腕骨付着部の血流分布が相対的に少なく変性に陥りやすいと考える説や肩峰のインピンジメントによる説などがあるが，一定した見解は得られていない．明らかな外傷機転に合併することもあるが，無症候性の断裂も多く，腱板の変性に，種々の程度の外傷が加わって発症すると考えられている．

　単純X線写真では診断が困難なことも多いが，陳旧例や大断裂などの症例では肩峰骨頭間距離の狭小化や骨棘形成などがみられる．MRIにおいて完全断裂では腱の連続性が途絶しており，断裂部に液体貯留や肉芽組織を反映するT2強調像やSTIR像で高信号を示す領域を認める．断裂した腱の牽引による偏位や，筋の萎縮や脂肪変性をみることもある．部分断裂では腱の菲薄化，信号上昇がみられる．複数の腱にまたがって断裂がある場合は斜冠状断による観察のほかに斜矢状断像の観察が重要であり，横断像も肩甲下筋や上腕二頭筋腱の観察に欠かせない（図7）．

5 関節唇損傷 glenoid labral injuries

　上腕骨関節窩を取り囲む関節唇の損傷であるが，その部位や程度により種々の分類が知られている．そのうち上腕二頭筋腱起始部近傍の上方関節唇損傷はSLAP（superior labrum anterior and posterior）病変と呼ばれ，Snyderらが4つに分類した．転倒などの外傷や投球運動などの反復性のストレ

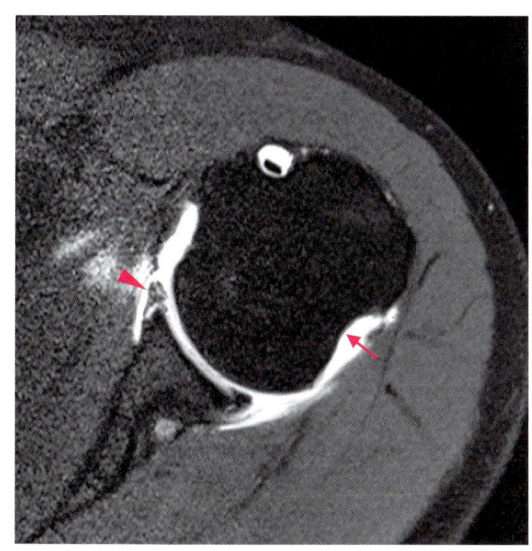

●図6　肩関節前方脱臼（34歳，男性）

10年前より年に5〜6回脱臼を繰り返す反復性肩関節脱臼．MR関節造影横断像では関節唇前下方の信号上昇と変形を認め，Bankart病変である（矢頭）．上腕骨頭後外側面には骨性の陥凹がみられ，Hill-Sachs病変である（矢印）．

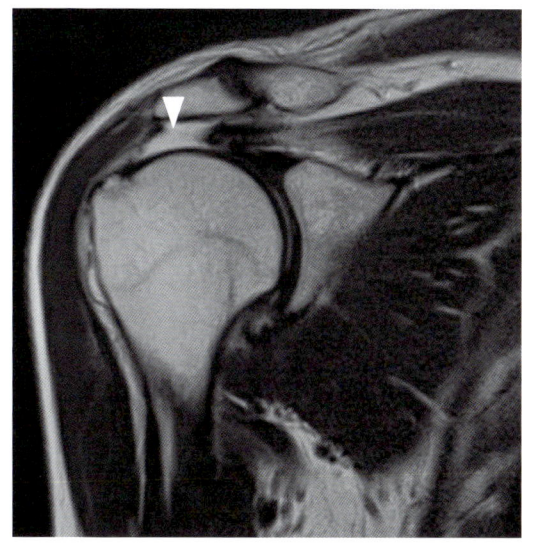

●図7　腱板断裂（67歳，男性）

特に誘因のない10年以上続く肩関節痛．2〜3年前より痛みが増強．T2強調斜冠状断像では棘上筋の完全断裂（矢頭）があり，近位側の断裂腱の退縮，断裂部に液体貯留を認める．

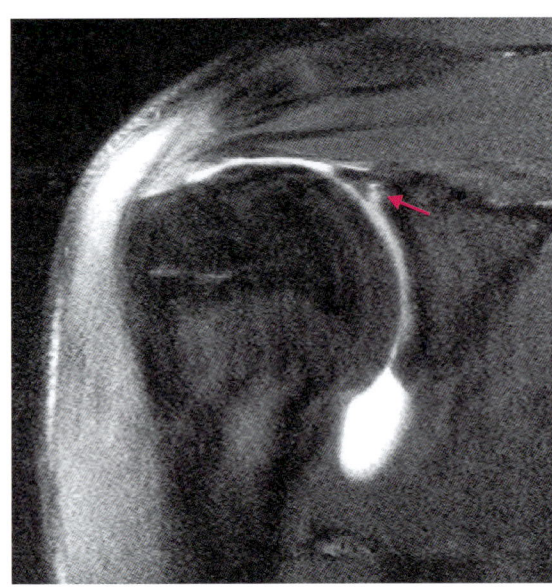

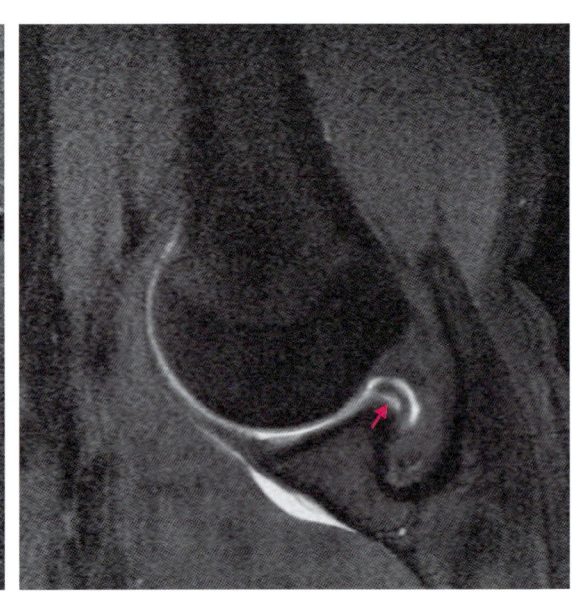

a．MR 関節造影斜冠状断像　　　　　b．MR 関節造影 ABER 位

図8　関節唇損傷（16歳，男性）

高校野球のピッチャー．数か月前から右肩関節痛あり．
a．MR 関節造影斜冠状断像で関節唇上方部分にスリット上の高信号（矢印）を認める．
b．ABER（abduction external rotation：外転外旋位）でも同様に関節唇断裂部の異常信号を確認できる（矢印）．II 型 SLAP 病変である．

スに伴い生じるとされ，原因として上腕骨頭の不安定性を認めるものもあり，さらに関節唇損傷を生じることによりこの不安定性が増悪する．現在ではさらに 10 のタイプが追加報告されているが，最初の 4 つに分類する方法が最も広く使われている．1 型は関節唇上部の毛羽立ち，2 型は関節唇の剝離を伴う断裂，3 型は関節唇のバケツ柄様断裂，4 型は上腕二頭筋腱に断裂が及ぶバケツ柄様断裂である．解剖学的にこの領域に損傷が疑われる場合は SLAP 病変，腱板疎部病変や上腕二頭筋腱の損傷がお互いに合併していないか注意して評価する必要がある．

MRI では断裂した関節唇の菲薄化，不整，信号上昇として認められる．MRA は造影剤が損傷部位に入り込むため，診断に有用であるが，関節唇のバリエーションも存在するため小さな病変については評価が困難な場合がある（図 8）．

6　石灰沈着性腱板炎（石灰性腱炎）calcific tendinitis（☞第 4・6 章）

上腕骨付着部近傍の腱板や滑液包に石灰沈着（ca ハイドロキシアパタイトが主体）がみられる疾患．単純 X 線写真では肩峰下，上腕骨頭の上方に石灰化を認める．

文　献
1）橋本淳，他編：肩診療マニュアル　第 3 版．医歯薬出版，2004．
2）堀尾重治：骨・関節 X 線写真の撮りかたと見かた　第 8 版．医学書院，pp 2-46, 2010．
3）Iannotti JP, et al：Disorders of the shoulder：Diagnosis and management. Lippincott Williams & Wilkins, p 3-29, 1999.

4) Sanders TG, et al : Conventional radiography of the shoulder. Semin Roentgenol 40(3) : 207-222, 2005.
5) 福田国彦, 他編：骨折の画像診断. 羊土社, pp 46-64, 2011.
6) 高岸憲二, 他編：肩関節外科の要点と盲点. 文光堂, pp 120-273, 2008.
7) Iannotti JP, et al : Disorders of the shoulder : Diagnosis and management. Lippincott Williams & Wilkins, pp 639-708, 1999.
8) Beltran J, et al : Glenohumeral instablitiy : evaluation with MR arthrography. Radiographics 17 : 657-673, 1997.
9) Neer CS 2nd, et al : Inferior capsular shift for involuntary inferior and multidirectional instability of the shoulder. A preliminary report. J Bone Joint Surg Am 62 : 897-908, 1980.
10) Snyder SJ, et al : SLAP Lesions of the shoulder. Arthroscopy 6(4) : 274-279, 1990.
11) Chang D, et al. : SLAP lesions : Anatomy, clinical presentation, MR imaging diagnosis and characterization. Eur J Radiol 68 : 72-87, 2008.
12) Nakata W, et al : Biceps pulley : Normal anatomy and associated lesions at MR arthrography. Radiographics 31(3) : 791-810, 2011.
13) Zubler C, et al : MR arthrography in calcific tendinitis of the shoulder : diagnostic performance and pitfalls. Eur J Radiol 17 : 1603-1610, 2007.
14) Ogon P, et al : Prognostic factors in nonoperative therapy for chronic symptomatic calcific tendinitis of the shoulder. Arthritis Rheum 60(10) : 2978-2984, 2009.
15) Cho NS, et al : Radiologic course of the calcific deposits in calcific tendinitis of the shoulder : Does the initial radiologic aspect affect the final results? J Shoulder Elbow Surg 19 : 267-272, 2010.

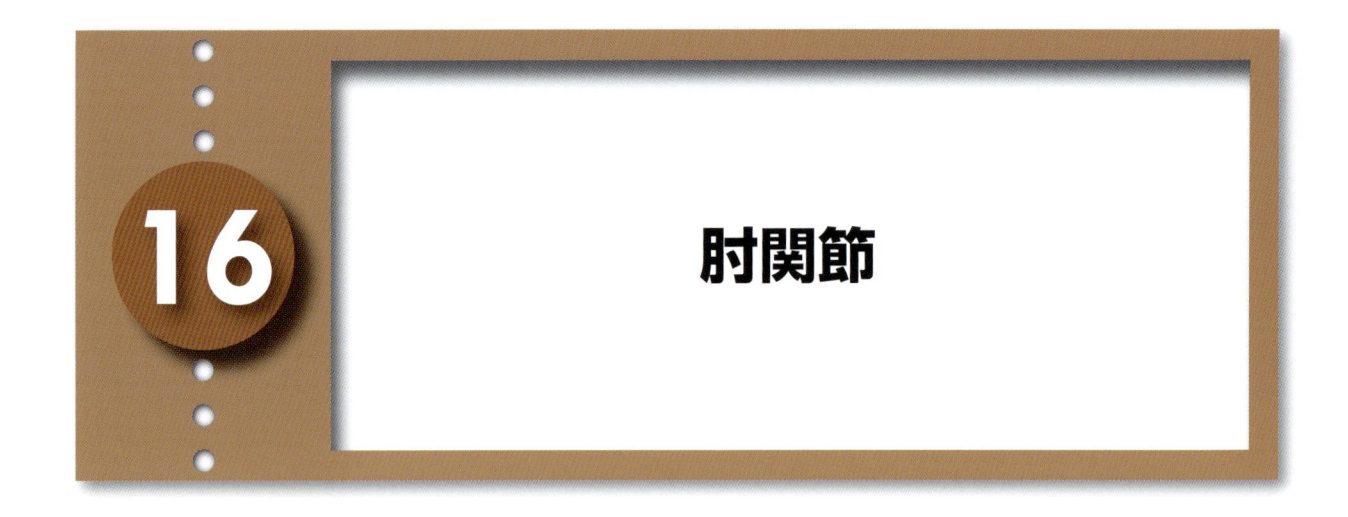

16 肘関節

section 1 解剖と画像評価法

1 肘関節

　肘関節は上腕骨と橈骨，尺骨がそれぞれ腕橈関節，腕尺関節，近位橈尺関節を関節包内で構成する複合関節である．さらに内・外側副靱帯，輪状靱帯および関節包によって安定化されているが，内・外側副靱帯は関節包が肥厚した，いわゆる関節包靱帯である．

　肘関節には2つの運動があり，1つは上腕骨遠位端と橈・尺骨近位端で行われる蝶番運動で，もう1つは腕橈関節，近位橈尺関節で生じる回旋運動である．遠位橈尺関節でも回旋が生じることにより肘での回旋が可能となる．尺骨は回内および回外の運動時に回旋しない．橈骨頭は尺骨の橈骨切痕と上腕骨小頭に接して輪状靱帯内を回旋する．このため，単純X線写真側面像で，橈骨の長軸は常に上腕骨小頭の中央を通る（radio-capitellar line）．これは肘関節の屈曲・伸展，回旋に関わらず，常に一定している．anterior humeral line は同様に側面像で上腕骨前面に接して引いた線で，正常では上腕骨小頭の中央1/3を通る．上腕骨顆上骨折ではこの関係がくずれる（図1）．

　一般に肘関節を伸展させていくと，前腕が上腕に対して外方に偏位する．この外反角度を carrying angle といい，完全伸展位で上腕骨長軸と尺骨長軸とのなす角度である（5°～15°）．これに対してBaumann角は上腕骨とフィルムを平行にして撮影した正面像で計測し，上腕骨長軸に垂直な線と外顆部骨端線に平行な線のなす角度である．肘関節の屈曲角度に関係なく骨折後の遠位骨片の内・外反変形の状態を把握できる（10°～20°）（図2）．

2 単純X線写真による評価法

　単純X線写真は正面と側面の2方向を基本として，上腕骨小頭病変や内側側副靱帯起始部の剥離骨折の観察には45°屈曲位撮影，肘頭・滑車・内上顆・尺骨神経溝の観察には尺骨神経溝撮影（軸写），滑車・肘頭・鉤状突起には内斜位像，腕橈関節・内側上顆・近位橈尺関節・鉤状突起の観察には外斜

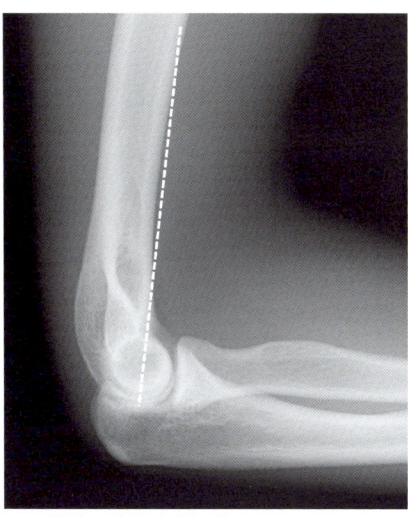

a．単純X線写真側面像 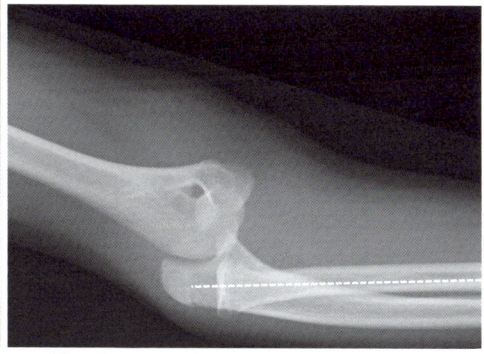　　　　　b．橈骨後方脱臼（11歳，女児）

◯図1　肘関節側面像

a．上腕骨前面に接して引いた線で，正常では上腕骨小頭の中央1/3を通る（点線：anterior humeral line）．
b．正常であれば橈骨の長軸は常に上腕骨小頭の中央を通る（点線：radio-capitellar line）が，aと比較してこの軸が上腕骨小頭を通らない．

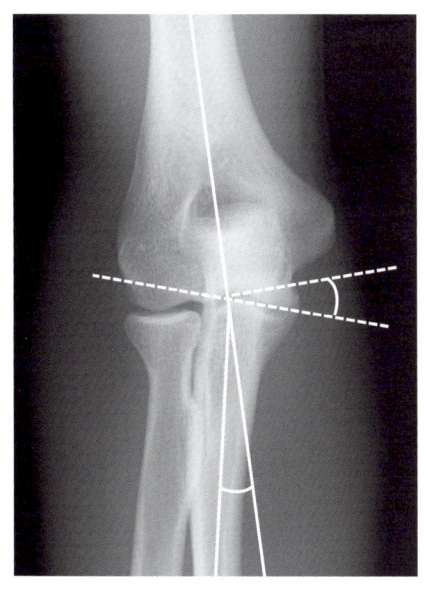

◯図2　肘関節正面像（単純X線写真正面像）

完全伸展位で上腕骨長軸と尺骨長軸とのなす角度を carrying angle（実線）と呼び，上腕骨長軸に垂直な線と外顆部骨端線に平行な線のなす角度である Baumann 角（点線）とほぼ一致する．

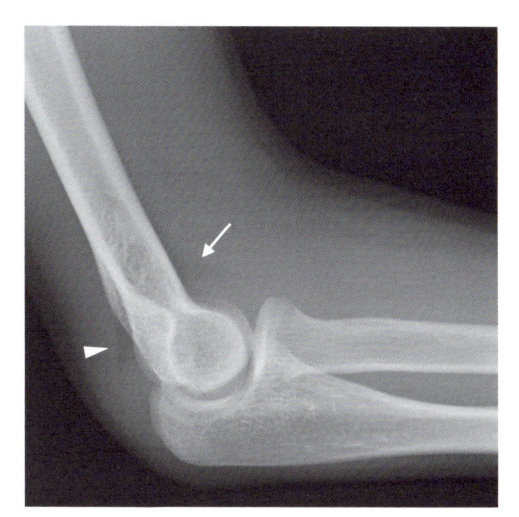

◯図3　fat pad sign（16歳，男性）

自転車で転倒し右上肢を打撲．肘関節の後方に透亮像（矢頭：posterior fat pad）を認める．前方にも同様の所見があり（矢印：anterior fat pad），関節内容液貯留による脂肪の偏位を認める．

位像，および動態撮影として内・外反ストレス撮影など，他の撮影を適宜追加する．単純X線写真側面像で有用なサインに fat pad sign がある．関節包内において上腕骨遠位端の前後に認められる脂肪層が関節包内の出血や液体貯留に伴い上方に押し上げられて描出されることを指す．通常，後方の posterior fat pad は肘頭窩に隠れており描出されることはなく描出されれば異常であるが，前方の anterior fat pad は正常でも認められることがある．関節内の異常により前方ではこの fat pad の上方への偏位がみられることがある（図3）．

3 肘周囲の筋群

上腕骨外側上顆に起始する短橈側手根伸筋（extensor carpi radialis brevis：ECRB），総指伸筋（extensor digitorum communis：EDC），尺側手根伸筋（extensor carpi ulnaris：ECU）および小指伸筋（extensor digiti minimi），回外筋（supinator）は総伸筋腱（common extensor tendon：CET）という共通腱を形成する．ECRB は CET の深層前方に位置し，運動時には上腕骨小頭とその外側縁との接触があるため，反復運動による外側上顆炎の際にはほぼ常に ECRB（次いで EDC）病変を認めるとされている．

これに対して肘の内側では橈側手根屈筋（flexor carpi radialis：FCR），長掌筋（palmaris longus：PL），尺側手根屈筋（flexor carpi ulnaris：FCU）が内側上顆から起こり，肘窩の内側縁となって総屈筋腱（common flexor tendon：CFT）を形成する．円回内筋（pronator teres muscle：PT）は FCR とともに flexor-pronator mass と呼ばれ，内側上顆の前方部分に付き，内側上顆炎の際には最も損傷されやすい．浅指屈筋（flexor digitorum superficialis：FDS）は内側上顆および尺骨鉤状突起，橈骨前縁の上部に起始する．

4 肘部管

尺骨神経は上腕では上腕動脈に沿って走行するが，下部では上腕骨の内側上顆の後方の尺骨神経溝を走行する．肘部管（cubital tunnel）とは前方を内側上顆，外側を MCL（内側側副靱帯），後内側を FCU で取り囲まれた領域で Osborne band と呼ばれる腱膜状の索状構造が天井を構成している．

5 支持機構

肘関節の安定化に関与する構造として腕尺関節には内側支持機構，腕橈関節には外側支持機構がある（図4a，b）．

内側支持機構（内側側副靱帯：MCL）は上腕骨内側上顆と尺骨滑車切痕の内側縁を結び，前線維束，後線維束，横線維束からなる．外反ストレスに対して最も重要なのが前線維束である．MRI では通常，前線維束は観察されるが後線維束や横線維束は同定が難しいことが多い．

外側支持機構（外側側副靱帯）は上腕骨外側上顆から橈骨輪状靱帯外側へ広がり，橈骨輪状靱帯に付着する橈側側副靱帯（radial collateral ligament：RCL）と尺骨の橈骨切痕後方に付着する外側尺側側副靱帯（lateral ulnar collateral ligament：LUCL），および輪状靱帯遠位縁から尺骨に停止する副側側副靱帯からなるとされているが，機能解剖学的にまだあいまいな点があるとされている（図5）．

○図4　肘関節の側副靱帯

a.内側側副靱帯
前線維束
後線維束　横線維束

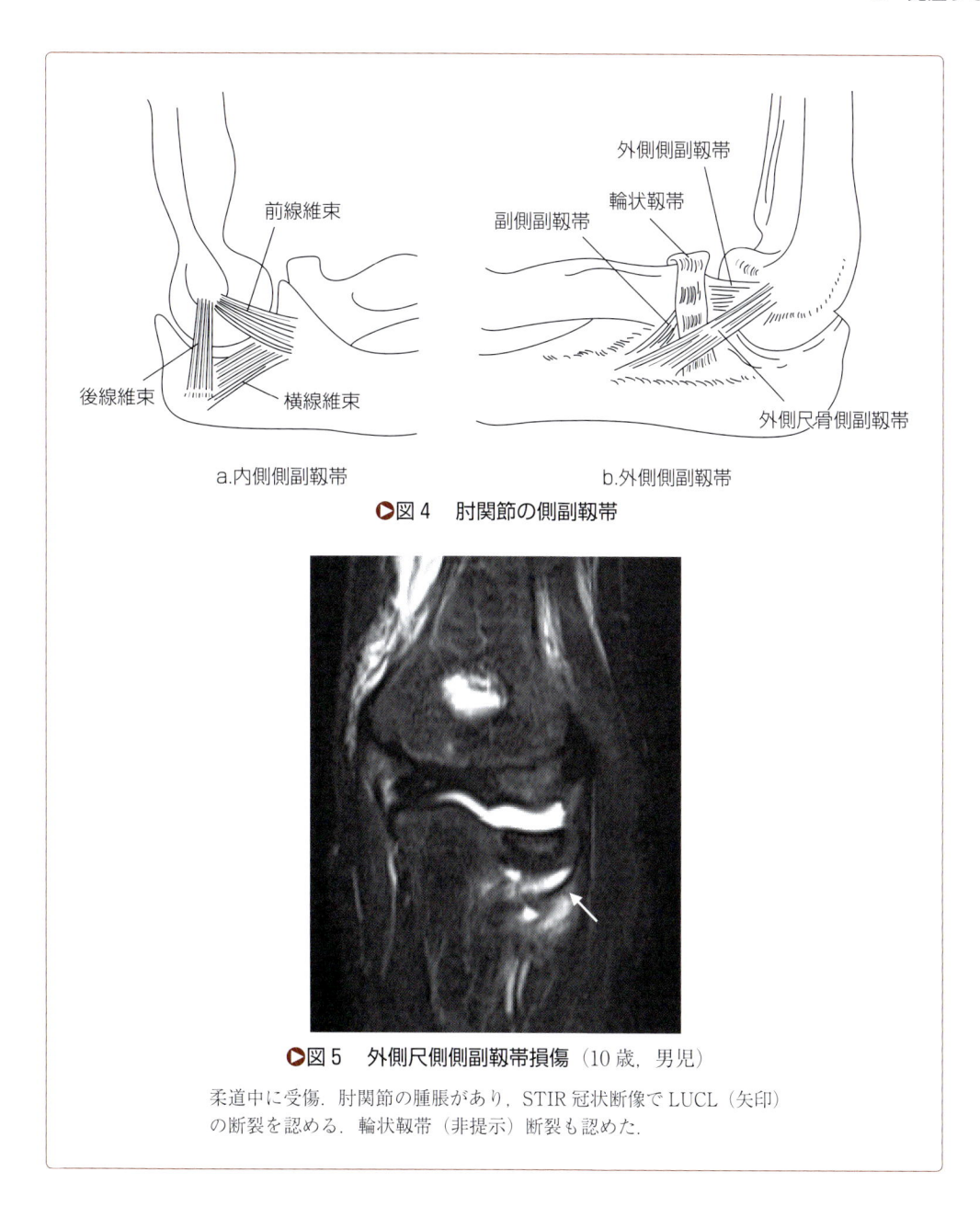

b.外側側副靱帯
外側側副靱帯
輪状靱帯
副側副靱帯
外側尺骨側副靱帯

○図5　外側尺側側副靱帯損傷（10歳，男児）
柔道中に受傷．肘関節の腫脹があり，STIR 冠状断像で LUCL（矢印）の断裂を認める．輪状靱帯（非提示）断裂も認めた．

内・外側副靱帯は上腕骨近位付着部で信号上昇が正常でも認められることがあるといわれており，異常信号を認める際には複数のシーケンスで所見の再現性があるか確認する必要がある．

section 2　発症する疾患

1　上腕骨顆上骨折 supracondylar fracture

肘関節部の骨折は小児では前腕骨骨折に次いで多く，なかでも上腕骨顆上骨折が最も頻度が高い．外側上顆骨折，内側上顆骨折がこれに次ぐ．肘を伸ばして手をついて受傷する伸展型（97％以上）と肘をついて受傷する屈曲型があり，伸展型では骨折線は前下方から後上方へ斜走し，遠位骨片は後上

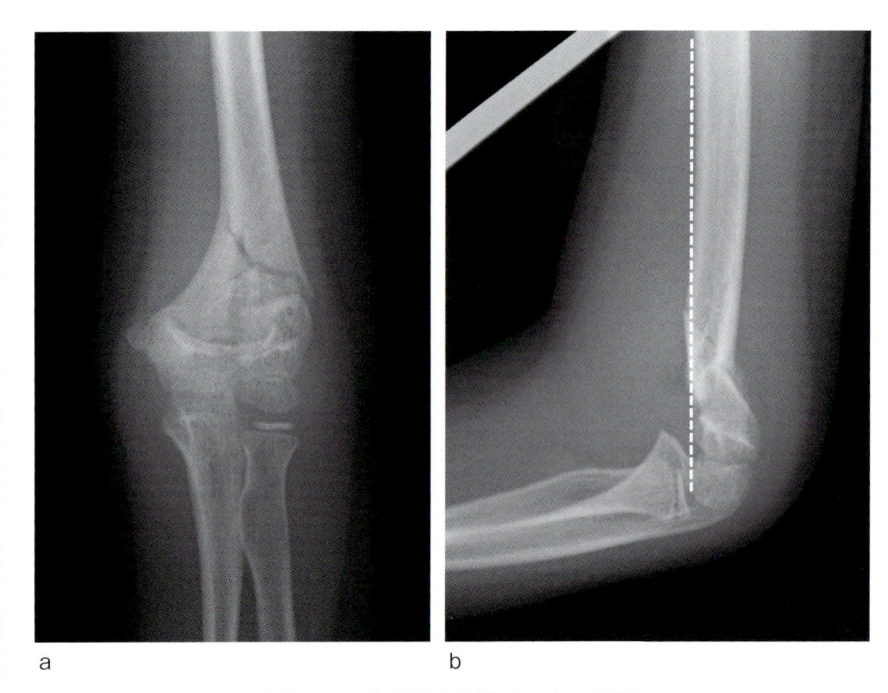

◯図6 　上腕骨顆上骨折（10歳，男児）
滑り台から転落，左肘をついた．
a．上腕骨遠位骨幹端の骨折を認める．
b．側面像では anterior humeral line が通常上腕骨小頭の前方を通っている（点線）．

方へ転位するとともに内方もしくは外方へ転位し，内旋位をとる．単純X線写真では特に正確な側面像が重要である．末梢骨片の転位の程度により4型に分けた阿部の分類が用いられることが多い．

治療においてはVolkmann拘縮の予防と変形治癒の防止が重要である．整復後に再転位の有無を確認するためにBaumann角を計測する．整復位が失われると，この角度が減少し，整復不全により内反肘変形をきたすことが多い（図6）．

2 橈骨頭骨折 radial head fracture

肘外傷の17〜30％を占め，成人に多く，小児発症例は15〜20％とされる．肘をやや屈曲し前腕回内位で手をついて転倒した際に，軸圧が加わって発生する．頸部骨折と骨頭骨折があり，転位の程度や脱臼の有無による分類が知られている．成人では関節面縦断型の骨頭骨折が多く，上腕骨小頭面損傷や内側側副靱帯損傷，異所性骨化などを合併することがある．小児では骨端線損傷による頸部骨折を起こしやすい．

単純X線写真では正面像および側面像に加えて，側面像の撮像肢位でX線管球を45°片方向に傾けた橈骨頭撮影が選択されることがある．転位の少ない骨折で単純X線写真で骨折線がはっきりしない場合が多く，関節内出血の所見のみで治療することも多い．

3　野球肘 little leaguer elbow

　投球動作によって生じる肘関節部の障害の総称．肘関節内側にかかる過緊張，外側部の橈骨頭と上腕骨小頭の圧迫，関節後方への負荷が関与する．上腕骨小頭の骨軟骨損傷を伴っていることが多い．

4　上腕骨内側上顆炎 medial epicondylitis

　病態としては上腕骨内側上顆に起始する腱炎，腱組織の肉眼的ないし顕微鏡的断裂やその修復不全と考えられている．投球動作で前腕の回内および手関節の屈曲時にかかる肘関節の反復する外反ストレスが，支持機構である筋や腱，靱帯の限界を超えてかかると上腕骨内側上顆炎をきたす．まず屈筋・回内筋群の損傷が最も多く，次いで長掌筋が障害される．靱帯では内側側副靱帯が最も障害される．

　MRI では屈筋・回内筋群の腱の腫大，信号上昇，菲薄化や断裂などが認められ，内側側副靱帯損傷や PL や FDS の筋損傷（muscle strain），尺骨神経に異常を伴うこともある．

5　上腕骨内側上顆剥離骨折 medial epicondylar avulsion

　上腕骨内側上顆の骨端線が残存している成長期（骨端線閉鎖年齢は 14〜18 歳）に認められる．投球運動時に発生する外反ストレスによる前腕の屈筋・回内筋群の収縮により内側上顆の剥離骨折，骨端線離開をきたす．

　骨端線が残存している場合，小さな遊離骨片の多くは前腕屈筋・回内筋内にあり，内側側副靱帯による剥離骨折であることは少ない．小児では内側上顆全体が剥離するタイプもある．単純 X 線正面像で小骨片を認めた場合は 45〜60°屈曲位正面撮影で内側上顆前面の骨片が描出される．骨端線離開で転位が少ない場合は健常側と比較する（図 7）．

6　離断性骨軟骨炎 osteochondritis dissecans of capitellum humeri

　亜急性側から慢性期の骨軟骨骨折であり，骨軟骨片には血流がないため壊死に陥る．繰り返す外反ストレスによる橈骨頭と上腕骨小頭の衝突により生じる上腕骨小頭に好発するが，橈骨頭に発生することもある．単純 X 線写真（肘 45°屈曲位が有用）では透亮期，分離期，遊離期と病期分類され，MRI では分離期をさらに前期・後期に分類する．予防が最も重要ではあるが，発症した際には早期診断が必要であり，病期により治療方針が異なる．

　単純 X 線写真で透亮期にはごくわずかな透亮像を認め，分離期には透亮像内に島状の小骨片を認め，母床の骨硬化を認める．遊離期には遊離骨片を認める．

　MRI では通常，T1 強調画像で低信号，T2 強調画像で等〜低信号を示す．分離期では安定性病変の場合には，骨片と正常骨髄の境界は明瞭な低信号を示すが，不安定性病変の場合には，分離骨片との間に関節液介在や肉芽形成と考えられる T2 強調画像で高信号を示す領域を認めるようになり，遊離期へ移行していくと考えられている．骨軟骨片の安定性の鑑別は重要ではあるが，難しいこともしばしばである（図 8）．

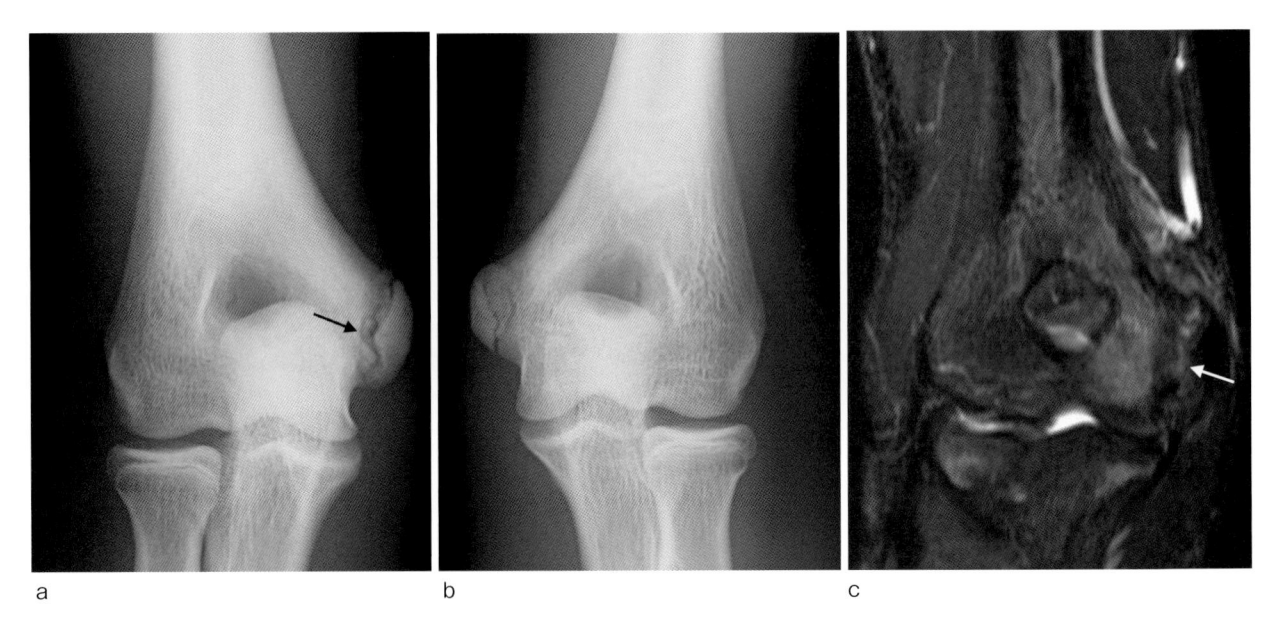

●図7　上腕骨内側上顆剥離骨折（15歳，男性）

野球少年．昨年より徐々に増強する肘関節痛出現．
　a，b．右では上腕骨内側上顆の骨端線離開が認められ（a矢印），対側（b）と比較すると明瞭である．c．MRI STIR 冠状断像では骨端線に沿った信号上昇（矢印）と周囲骨髄の浮腫を認める．

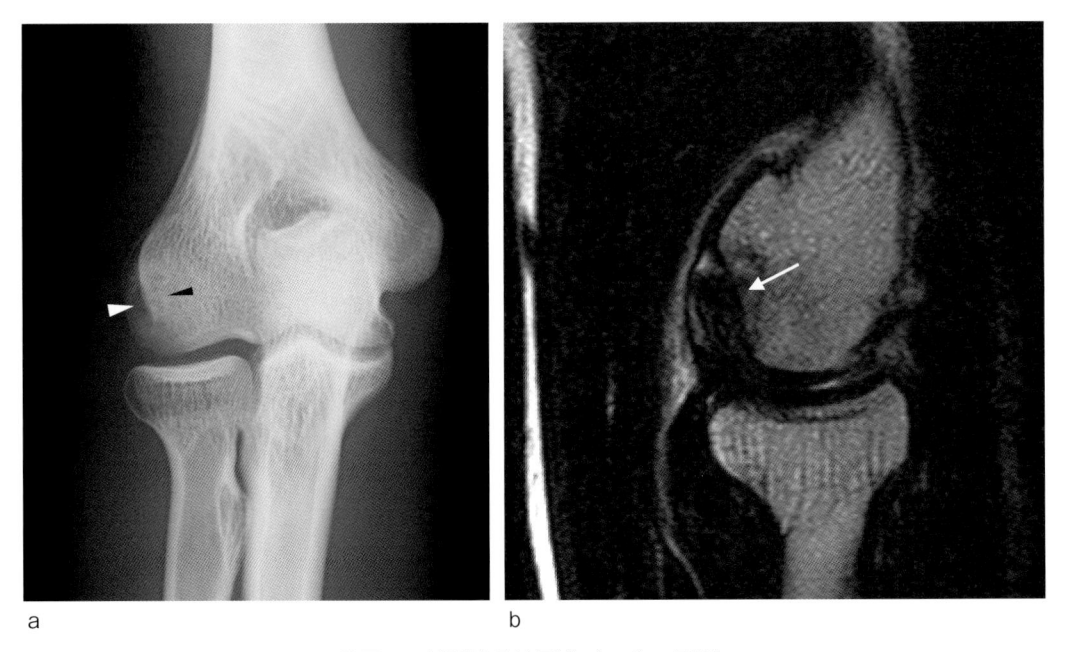

●図8　離断性骨軟骨炎（16歳，男性）

野球肘と診断された既往があり，その後バレーボールへ転向して肘関節痛出現．
　a．上腕骨小頭に辺縁に硬化を伴う不整形の透亮像を認める（矢頭）．
　b．MRI T2強調矢状断像では軟骨下骨に低信号を示す病変として認められ，母床骨との境界は低信号である．

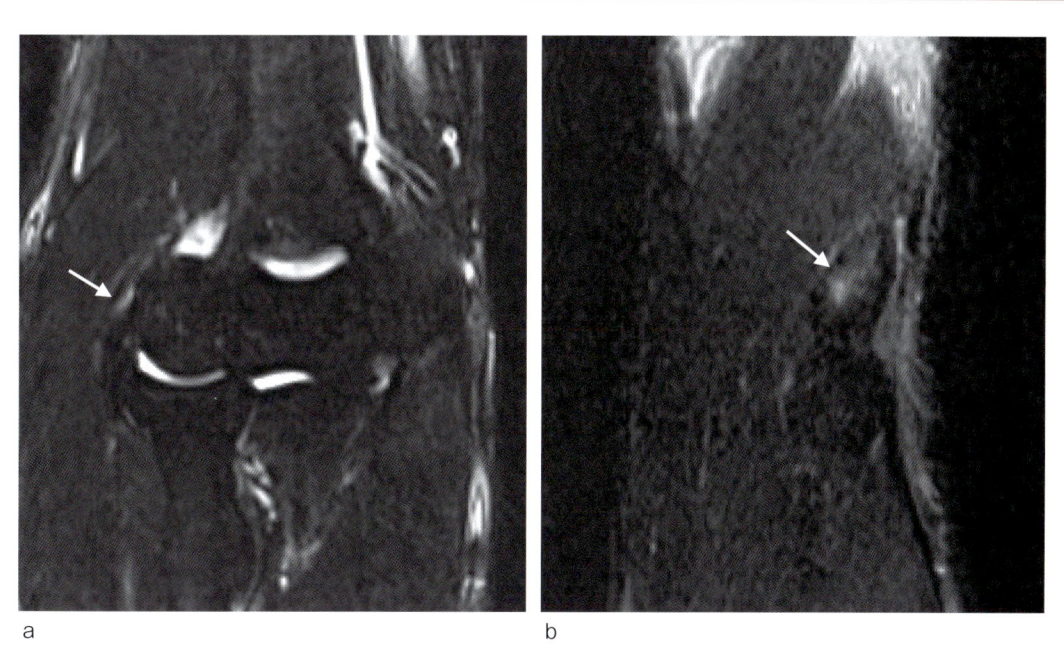

● 図9　上腕骨外側上顆炎（56歳，男性）

数年前より誘因なく肘関節外側の疼痛出現．
a．MRI STIR 冠状断像では総伸筋腱の起始部に信号上昇を認める（矢印）．
b．STIR 矢状断像でも同様に信号上昇（矢印）を示している．腱の連続性は保たれ，外側上顆の骨髄信号異常は認めない．

7 上腕骨外側上顆炎 lateral epicondylitis

　テニス肘としてもよく知られている．上腕骨外側上顆に起始する伸筋腱起始部（特にECRB）の腱炎，腱組織の肉眼的ないし顕微鏡的断裂と考えられており，内側に発生する上腕骨内側上顆炎（野球肘）と同様の病態である．テニス選手以外にも加齢とともに発生率が増加するといわれており，40～50歳代の罹患率が高い．

　MRIでは総伸筋腱（特にECRB）の腫大と信号上昇，菲薄化などを認め，外側側副靱帯複合体に損傷を伴うこともある（図9）．

文　献

1）石井清一，他編：肘診療マニュアル　第2版．医歯薬出版，2007．
2）堀尾重治：骨・関節X線写真の撮りかたと見かた　第8版．医学書院，pp 47-76，2010．
3）Castaing J, et al（井原秀俊，他訳）：関節・運動器の機能解剖　上肢・脊椎編．共同医書出版，pp 45-67，2009．
4）Husarik DB, et al：Ligaments and plicae of the elbow：normal MR imaging variability in 60 asymptomatic subjects. Radiology 257(1)：185-194, 2010.
5）福田国彦，他編：骨折の画像診断．羊土社，pp 65-90，2011．
6）John SD, et al：Improving detection of pediatric elbow fractures by understanding their mechanics. Radiographics 16：1443-1460, 1996.
7）Walz DM, et al：Epicondylitis：pathogenesis, imaging, and treatment. Radiographics 30：167-184, 2010.
8）Kijowski R, et al：Magnetic resonance imaging of the elbow. Part I：normal anatomy, imaging technique and osseous abnormalities. Skeletal Radiology 33：685-697, 2004.
9）Kijowski R, et al：Magnetic resonance imaging of the elbow. Part I：abnormalities of the ligaments, tendons, and nerves. Skeletal Radiology 34：1-18, 2005.
10）O'Driscoll SW, et al：Posterolateral rotatory instability of the elbow. J Bone Joint Surg Am 73(3)：440-446, 1991.

17 手関節

section 1 尺骨長の変異 ulnar variance

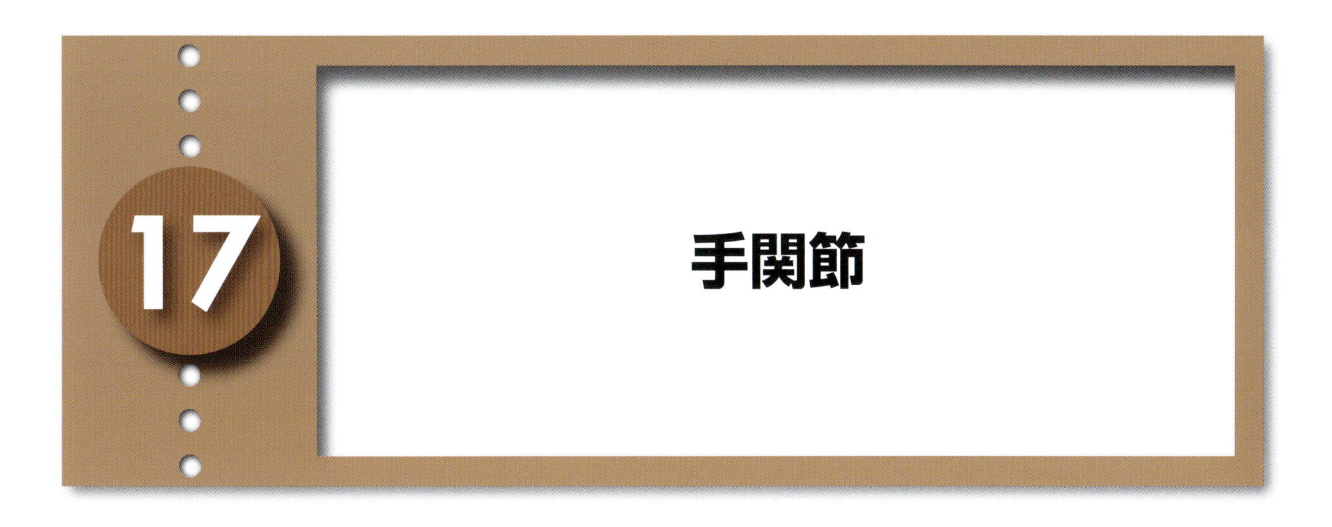

　Ulnar varianceは尺骨遠位端の橈骨遠位端に対する位置のことを指す（図1）．単純写真において，正常では尺骨遠位端と橈骨遠位端の長さに違いはない（neutral ulnar variance, zero variance）が，positive varianceでは，尺骨遠位端は隣接する橈骨遠位端よりも遠位に位置し，negative varianceでは，逆に尺骨遠位端が相対的に近位に位置する．Positive varianceでは，尺骨突き上げ機序（impaction）により三角線維軟骨複合体（triangular fibrocartilage complex：TFCC）や月状骨の変性（尺骨突き上げ症候群；ulnar impaction syndrome）をきたすことがある．MR画像では月状骨近位端の骨髄浮腫が観察できる．この病変は月状骨近位部の軟骨損傷に関連している．進行すると骨硬化を反映した信号変化が認められる．Negative varianceでは，血流障害による月状骨の骨壊死である，Kienböck病との関連があると考えられている．月状骨壊死の臨床所見と画像所見との関連を表1に示す．

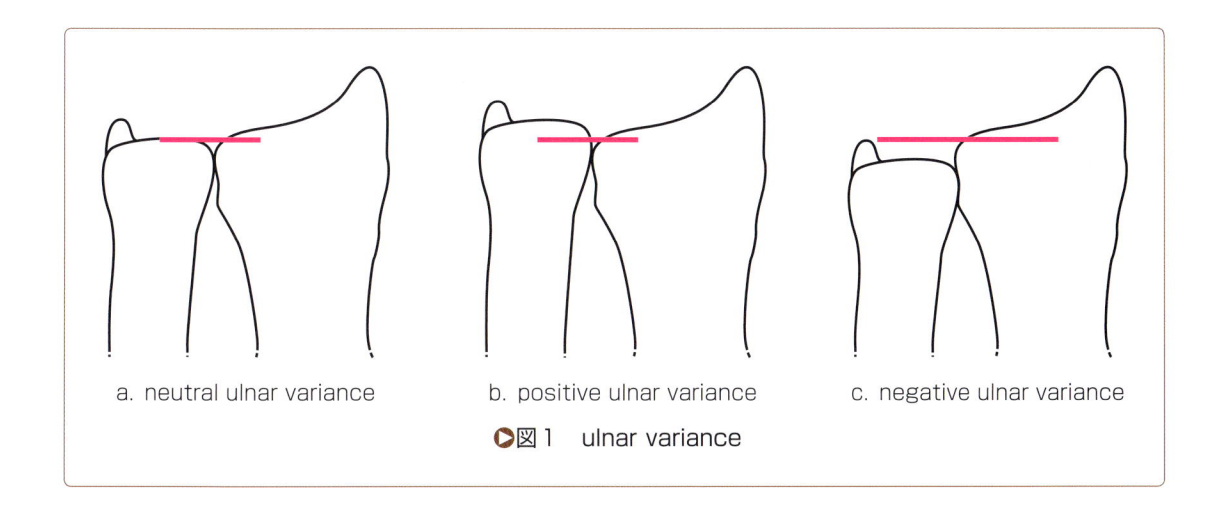

a. neutral ulnar variance　　b. positive ulnar variance　　c. negative ulnar variance

●図1　ulnar variance

◯表1 月状骨壊死の病期分類

ステージ	単純写真所見	MRI	造影 MRI
I	正常	限局性あるいはびまん性の信号変化（T1↓T2↑）	均一な骨の造影効果
II	骨硬化，圧潰のない骨壊死	骨硬化を示す信号低下（T1↓T2↓）	不均一な骨の造影効果，あるいは造影効果なし
IIIA	手根骨断片化（舟状骨・月状骨離解なし）	手根骨断片化を伴う信号変化（T1↓T2↑）	手根骨断片化，骨に造影効果なし
IIIB	手根骨断片化（舟状骨・月状骨離解あり）	手根骨断片化を伴う信号変化（T1↓T2↑），手根部不安定	手根骨断片化，骨に造影効果なし，手根部不安定
IV	ステージIIIおよび関節症	ステージIIIおよび軟骨菲薄化，関節裂隙狭小化	ステージIIIおよび軟骨菲薄化，関節裂隙狭小化，滑膜の増強効果

section 2　三角線維軟骨複合体 triangular fibrocartilage complex（TFCC）

TFCCは，三角線維軟骨（TFC），橈尺靱帯，尺側手根伸筋腱腱鞘床，尺側側副靱帯（UCL），半月板軟骨類似体（meniscus homologue）から構成される（図2）．断裂には外傷性と変性性がある．膝の半月板と同様に，異常信号の表面到達をもって断裂と診断する．Prestyloid recessや尺側手根伸筋腱周囲以外の液体貯留がある場合は末梢側断裂を考える．尺骨付着部側20％は血流豊富であり保存的治療で対応可能である．橈骨付着部は軟骨が介在しており冠状断画像で断裂があるかのようにみえることがある．橈尺靱帯の尺骨小窩付着部付近にも正常でもT2強調画像で高信号にみえる部分がある．画像所見と症状は必ずしも一致しない．

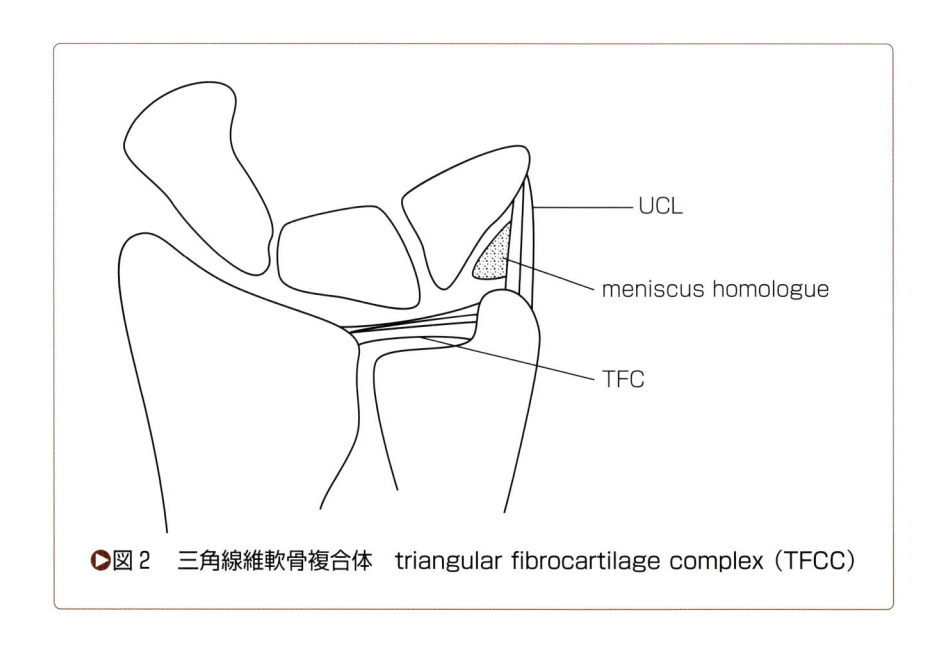

◯図2　三角線維軟骨複合体　triangular fibrocartilage complex（TFCC）

section 3 腱の異常

　伸筋腱や屈筋腱は使い過ぎ損傷や外傷により変性をきたし断裂することがある．筋腱に変性や炎症が生じるとその信号はT2強調画像で上昇し，筋腱周囲に液体が貯留する．筋腱部分断裂では菲薄化し，筋腱が断裂すると収縮によりあるべき位置に指摘できなくなる．このような腱の形態的な変化は超音波でも評価可能である．また，腱の障害により屈曲や伸展の不具合が生じ，また，手指に変形をきたす．マレット（mallet）変形は末節骨付着部での伸指筋腱断裂あるいは骨折によるものであり遠位指節間関節が屈曲してしまう状態である．腱性マレット変形か骨性マレット変形かの鑑別は治療法の選択に影響するため重要である．腱の機能不全はまた，腱の支持組織の異常によっても生じうる．伸筋腱は線維性の支持組織によって位置を保っており，収縮時に変位することを防いでいる．屈筋腱も支持組織によって位置と機能が保たれている．この支持組織に断裂があると，屈曲時に骨から浮いたようになってしまう．屈筋腱支持組織の断裂はロッククライマーに多く認められる．これは超音波検査で再現可能である．

　伸筋腱には橈側から尺側に順序付けされた6個の腱区画がある（図2）．伸筋腱第1区画の病変が最も多く，de Quervain病と称されている．de Quervain病は男性よりも女性に多く，妊娠や使い過ぎ損傷で生じうる．この疾患は肩の癒着性関節包炎と類似性がある．MRIでは伸筋腱第1区画の正常脂肪信号が消失，液体が貯留，造影後強い造影効果を示す．伸筋腱第6区画には尺側手根伸筋腱があり，腱鞘炎が好発する．

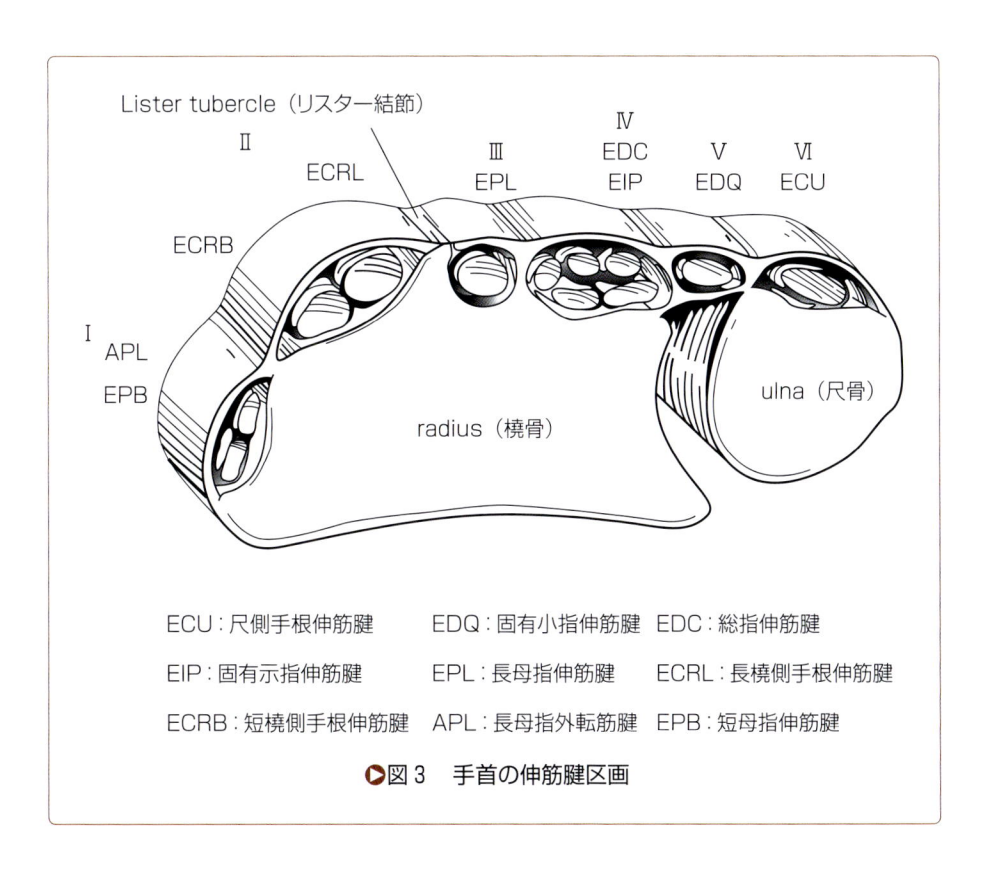

▶図3　手首の伸筋腱区画

ECU：尺側手根伸筋腱　EDQ：固有小指伸筋腱　EDC：総指伸筋腱
EIP：固有示指伸筋腱　EPL：長母指伸筋腱　ECRL：長橈側手根伸筋腱
ECRB：短橈側手根伸筋腱　APL：長母指外転筋腱　EPB：短母指伸筋腱

section 4　手根管の異常

　浅指・深指屈筋腱，長拇指屈筋，正中神経からなり手根骨と屈筋支帯に囲まれている．屈筋支帯は表在性の帯状構造で有鉤骨と大菱形骨の間を橋渡ししている．手根管症候群は正中神経の絞扼性神経症である．通常は反復性の外傷に起因する．半数の症例では両側性で正中神経支配域に疼痛や痺れ感，麻痺を訴える．稀ながら手根管内のガングリオン，脂肪腫，アミロイド沈着により生じることもある．通常は臨床的に診断されるが神経伝達速度が測定されることもある．MRIや超音波では手根管内圧上昇に伴う伸筋支帯の外方への著明な弓状突出が典型的所見である．正中神経近位側の腫脹は神経周囲のうっ血により生じると考えられている．また，MRIのT2強調画像で正中神経が高信号にみえることがあるが，これは正常でも認められる所見であり，あまりあてにならない．片側性の罹患が疑われる場合には超音波やMRIで両側撮像し比較検討することも有用である．

section 5　Guyon管症候群

　Guyon管は有鉤骨の浅部内側に位置する線維骨性の管であり，内部に尺骨動静脈・神経が走行する．Guyon管内の尺骨神経絞扼の原因として最も多いのは細い線維性構造であり画像で描出することは困難である．あるいは管内のガングリオンや有鉤骨の鉤状突起骨折により生じることがある．

section 6　骨折

　橈骨遠位部や舟状骨をはじめとする手関節の潜在性骨折は高頻度に認められる．単純写真で骨折所見がなくても疼痛などにより骨折の可能性が否定できない場合，10日後から2週間後の単純写真再検を要する．あるいはその他の画像により評価することも可能で，その場合，MRIによる精査が望ましい．CTや骨シンチグラフィによる精査も可能であるが前者では骨髄浮腫を評価できず，後者では骨折と骨髄浮腫の鑑別が困難である．MRIでは加えてTFCCなどの軟部組織の詳細評価も可能である．舟状骨骨折は大人と子供の両者において頻度の高い骨折である．MRIで舟状骨を撮像する場合，舟状骨の長軸に沿った斜矢状断画像が有用である．骨折線は典型的にはT1およびT2強調画像で低信号の線として描出される．転位を伴う舟状骨骨折では転位のない骨折よりも壊死の可能性が高く，すべての撮像法で低信号であれば壊死を示唆する所見である．慢性期において骨折線に一致した高信号がT2強調画像で認められれば偽関節と診断できる．手根骨骨折に対する術後状態で骨癒合が得られているかどうかを判断する目的でCTが撮像される．骨折線を跨ぐように骨形成していれば癒合があると判断する．

section 7　関節リウマチ rheumatoid arthritis（RA）

　超音波検査によりRAの早期の特徴を認識できることがある．たとえば関節液，関節滑膜増殖，腱鞘滑膜炎，軟骨非被覆部の骨侵食である．Bモード法による手指関節の正常像では，骨皮質に凹凸は認めず滑らかである．関節包内部の輝度には個人差があるが，低輝度でほぼ均一に描出されることが多い．骨皮質の表面には無エコー域の軟骨層を認める．ただし，関節包内部と明瞭に鑑別できないこともある．扇状に探触子を動かすことにより，関節全体を観察し，骨侵食，骨棘，関節液貯留の有無を確認する．Bモードでは，関節腔内の軟骨，滑膜，関節液は画像上，鑑別困難である．次に関節腔内の血流信号をパワードプラ法で評価する．血流信号陽性の場合には，関節内では血流が増加するなんらかの異常が存在すると考えられる．多くの場合は炎症が原因である．血流を評価する場合に重要なことは，探触子で関節表面を圧迫せず探触子と皮膚の間には厚めのエコーゼリー層を残し走査することである．関節全体を縦断面で走査し，最も血流信号が豊富で関節腔が明瞭に描出される画像で評価する．関節腔の周囲には正常血管からの血流信号も検出されるため，その構造や血流速度などの情報から鑑別することが重要である．

　MRIでは骨侵食，骨髄浮腫，滑膜炎を段階的に評価する方法が確立している．MRI上の骨侵食は2方向の断面で観察可能な境界明瞭な骨病変で関節近傍に位置し，典型的な信号パターンを有し，少なくとも1断面で皮質の断裂が確認可能である．骨侵食の半定量的評価は，各骨（手関節：手根骨，橈骨遠位部，尺骨遠位部，中手骨近位部，中手指節間関節〈metacarpophalangeal joint：MP関節〉：中手骨頭，基節骨基部）を別々に評価する．評価している骨に対する侵食の割合で，侵食なしであれば0，10%程度までであれば1，20%程度までであれば2，以下同様に，最高10までで評価する．なお，長管骨の場合は，評価している骨は関節面（みえなければ最も妥当な位置）から1cm，手根骨の場合は骨全体を評価対象とする．MRI上の骨髄浮腫は海綿骨内の病変で境界不明瞭，水成分の増加に一致した信号変化を呈する．骨髄浮腫も個別に評価する．骨髄浮腫がなければ0，浮腫がある場合は，骨に対する浮腫の割合に応じて1/3程度までの範囲の浮腫を1，2/3程度までの範囲の浮腫を2，それ以上を3とする．MRI上の滑膜炎は正常滑膜よりも肥厚し，造影される滑膜領域である．滑膜炎は手関節の3部位（遠位橈尺関節，橈骨手根骨間関節，手根骨間・中手手根骨間関節）とMP関節で評価する．なお，第1指の手根中手関節（carpometacarpal joint；CM関節）や第1指のMP関節は含まない．関節炎は各評価関節で段階評価する．スコア0は正常，病変は程度に応じて1〜3（軽度，中等度，高度）に段階評価する．

section 8　骨腫瘍

　比較的頻度が高いのは，内軟骨腫，巨細胞腫，類骨骨腫，動脈瘤様骨嚢腫などである．内軟骨腫は手において最も頻度の高い良性骨腫瘍である．単発と多発の場合があり，基節骨や中節骨に好発する．骨幹端の中央部に認められることが多い．病変内部に軟骨基質と石灰化を含む．病的骨折で腫瘍の存

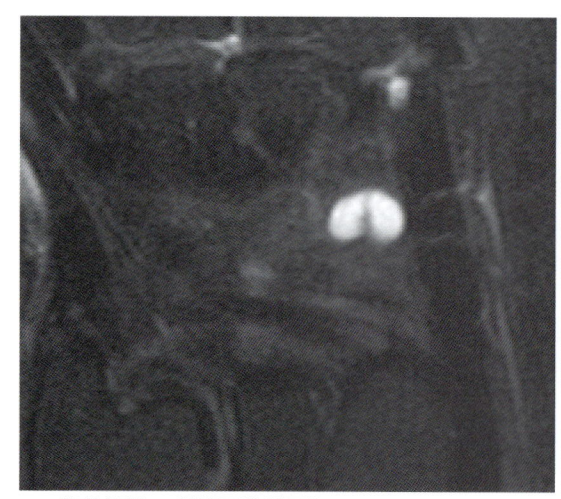

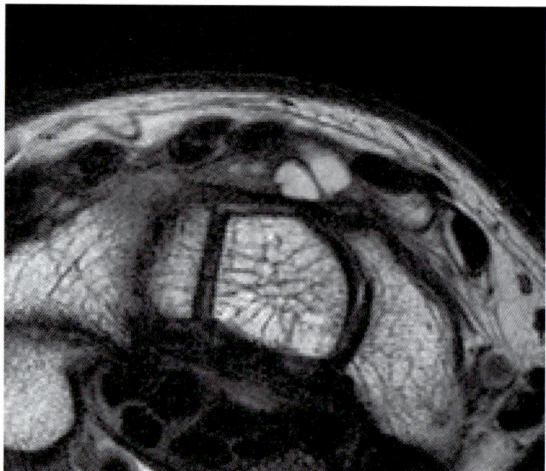

a. 脂肪抑制 T2 強調冠状断画像　　　　　b. T2 強調水平断画像

▶図4　ガングリオン（40歳代，男性）
　a．手根骨背側に囊胞性病変がある．
　b．病変は手根骨間靱帯の表面に接しているが，関節内への進展所見はない．

在が判明することもあるが，単純写真で偶然発見されることもある．単純写真上の所見は境界明瞭な骨の透亮像であり，部分的に石灰化器質を含む．MRI では T2 強調画像で高信号の分葉状形態を示し，T1 強調画像では筋と等信号である．皮質の破壊像があっても悪性の可能性は低い．

section 9　軟部腫瘤

　手の軟部腫瘤は稀ではないが，大部分は良性病変である．ガングリオンは最も頻度の高い手の軟部腫瘍で手根部背側に好発する．ガングリオンは単房性あるいは多房性の囊胞で出血を伴うこともある．MRI では典型的には T2 強調画像で高信号，T1 強調画像で低信号の病変で，周囲構造との関係把握に有用である（図4）．glomus 腫瘍は末節骨と爪の間に好発する特徴的な病変であるが手掌部に生じることもある．境界明瞭で，T2 強調画像で高信号を示し被膜を有する．多血性であるので，造影ダイナミック MRI が有用である．病変は通常，非常に小さいため画像は部位同定に有用である（図5）．腱鞘巨細胞腫は手の軟部腫瘤で2番目に多い．T1 および T2 強調画像で低信号を示す典型的な症例では診断が容易である（図6）．

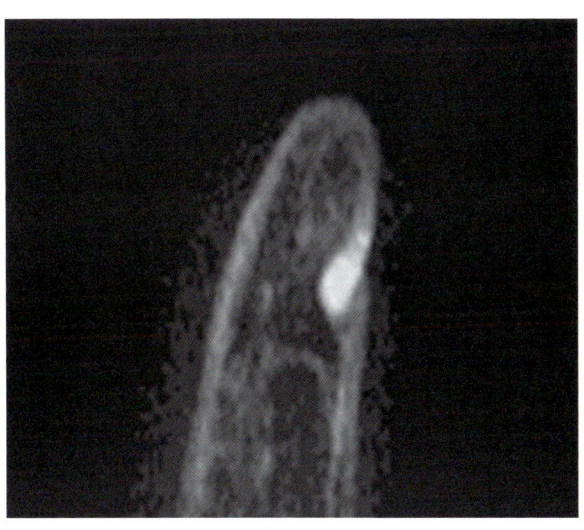

◯図5 glomus 腫瘍（30歳代，女性）
造影後脂肪抑制 T1 強調矢状断画像
第5指爪床部に著明な造影効果を示す小結節がある（爪は無信号であり同定困難）．

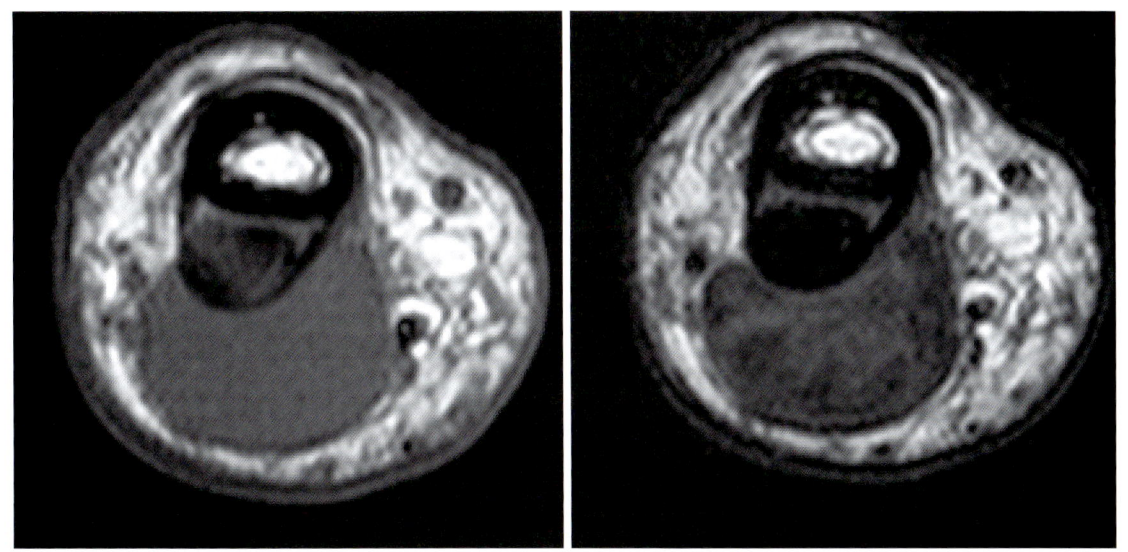

a．T1 強調水平断画像　　　b．T2 強調水平断画像

◯図6 腱鞘巨細胞腫（40歳代，女性）
a．第2指屈筋腱掌側に中間程度の信号を示す境界明瞭な結節がある．
b．病変は不均一で低信号部分を含んでいる．腱鞘巨細胞腫を示唆する所見である．

文　献

1) Schweitzer ME: wrist and hand, Theodore Miller, et al: Diagnostic musculoskeletal radiology. McGraw-Hill Professional, pp 320-333, 2004.
2) Berquist TH: MRI of the hand and wrist. Lippincott Williams & Wilkins, 2003.
3) Bird P, et al: The development of the EULAR-OMERACT rheumatoid arthritis MRI reference image atlas. Ann Rheum Dis 64 (Suppl 1): i8-10, 2005.
4) McQueen F, et al: Pitfalls in scoring MR images of rheumatoid arthritis wrist and metacarpophalangeal joints. Ann Rheum Dis 64 (Suppl 1): i48-55, 2005.
5) Østergaard M, et al: An introduction to the EULAR-OMERACT rheumatoid arthritis MRI reference image atlas. Ann Rheum Dis 64 (Suppl 1): i3-7, 2005.
6) Ejbjerg B, et al: The EULAR-OMERACT rheumatoid arthritis MRI reference image atlas: the wrist joint. Ann Rheum Dis 64 (Suppl 1): i23-47, 2005.
7) Conaghan P, et al: The EULAR-OMERACT rheumatoid arthritis MRI reference image atlas: the metacarpophalangeal joints. Ann Rheum Dis 64 (Suppl 1): i11-21, 2005.

18 骨盤・股関節

section 1　骨盤・股関節の主な疾患と画像所見

1　骨　盤

❶ 外傷性骨折（fracture）

交通外傷や転落など，高エネルギー外傷で引き起こされる骨折で，年齢を問わず発生する（図1）．

多発外傷の一環として認められることが多く，頭蓋内，胸部，腹部などにも致命的な外傷を伴うことが多い．特に初期治療において最も重要なことは，周囲への出血状況を把握することで，これが生命予後を左右する．診断の gold standard は CT で，可及的速やかに造影 CT を実施して，周囲軟部の損傷や出血の有無を調べることが必須である．

骨折自体はさまざまに分類されるが，Tile 分類は骨盤輪の安定性と方向に着目したものである[1]（表1）．回旋・垂直方向ともに安定なものを A 型，回旋方向は不安定だが垂直方向は安定なものを B 型，回旋・垂直方向ともに不安定なものを C 型とする．

❷ 脆弱性骨折（insufficiency fracture）

なんらかの原因で脆弱化した骨に，日常的な活動による外力が加わって生じる骨折を脆弱性骨折と称する．骨が脆弱化する原因はさまざまであるが，日常診療で遭遇する頻度が圧倒的に高いのは骨粗鬆症と放射線照射後である．骨盤はその好発部位で，とりわけ仙骨と恥骨結合周囲で高頻度にみられる．

仙骨病変は仙骨翼に沿って縦走する骨折線と，S2 レベルで横走する骨折線から構成される（詳細は第1章9頁，図14を参照）．

恥骨病変は，恥骨結合近傍を縦走し，単純写真でも十分に描出可能である．進行例では周囲に仮骨形成が著明で，時に骨腫瘍と紛らわしい外観を呈するので注意を要する[2]．

❸ 仙腸関節炎（sacroiliitis）

仙腸関節にはさまざまな種類の関節炎が生じうる．これらは感染性のものと非感染性のものに2

●表1　骨盤骨折のTile分類

Type	頻度	安定性	骨折部位	備考
A	50〜70%	回旋方向・垂直方向とも安定		腸骨翼の単独骨折を Duverney 骨折という
A1			骨盤輪以外の部位の骨折	
A2			転位のほとんどない骨盤輪の骨折	
B	20〜30%	回旋方向：不安定　垂直方向：安定		
B1			仙腸関節前方の開大 ＋恥骨結合離開または恥骨枝骨折	いわゆる open book 型損傷
B2			仙腸関節前方の圧潰 ＋同側の恥骨枝骨折	
B3			仙腸関節前方の圧潰 ＋対側または両側の恥骨枝骨折	いわゆる bucket handle 型損傷
C	10〜20%	回旋方向・垂直方向とも不安定		
C1			片側性	
C2			両側性	
C3			臼蓋骨折を合併	

●表2　仙腸関節炎の原因疾患

感染性	化膿性仙腸関節炎 pyogenic sacroiliitis	片側
	結核性仙腸関節炎 tuberculous sacroiliitis	片側
非感染性	変形性関節症 osteoarthrosis	両・片側
	関節リウマチ rheumatoid arthritis	両側
	強直性脊椎炎 ankylosing spondylitis	両側
	乾癬性関節炎 psoriatic arthritis	両側
	Reiter 症候群 Reiter's syndrome	両側
	腸疾患合併関節症 enteropathic arthropathy	両側
	硬化性腸骨炎 osteitis condensans ilii	両・片側
	副甲状腺機能亢進症 hyperparathyroidism	両側
	痛風 gout	両側

大別されるが，その主な原因疾患を**表2**に示した[3]．

　感染性仙腸関節炎の多くは血行性感染に起因し，起炎菌としては黄色ブドウ球菌が最多である．ほとんどは片側性であり，これは後述する非感染性のものとの鑑別上重要な所見である．単純X線写真やCTでの初期変化としては関節面の不整像，関節腔の拡大または狭小化，骨皮質の侵食などがあげられるが，これらを認識するのは困難なことが多い．

　早期診断にはMRIが必須で，関節腔内の液体貯留と滑膜肥厚を反映してT2強調像で高信号域を認め，この部位が著明に造影される．さらに，病変は関節の腹側または背側の骨膜下に波及し，関節腔からはみ出すような異常信号域（造影域）を形成する．この所見は"lava cleft phenomenon（溶岩裂現象）"と称され，非感染性のものとの鑑別という点で，感染性仙腸関節炎に非常に特徴的とされる[4]．また，関節周囲の骨髄に反応性の浮腫や骨髄炎を示す信号域が広がり，さらに，骨外に膿瘍形成をきたすこともある（**図2**）．

　非感染性仙腸関節炎を惹起する疾患は多彩であるが，このうち強直性脊椎炎に代表される脊椎関節症（spondyloarthropathy）では初期変化の一つとして仙腸関節炎が起こる．感染性のものと異なり，病変が両側対称性にみられるのが特徴的である．早期には単純X線写真で所見を欠くが，MRI

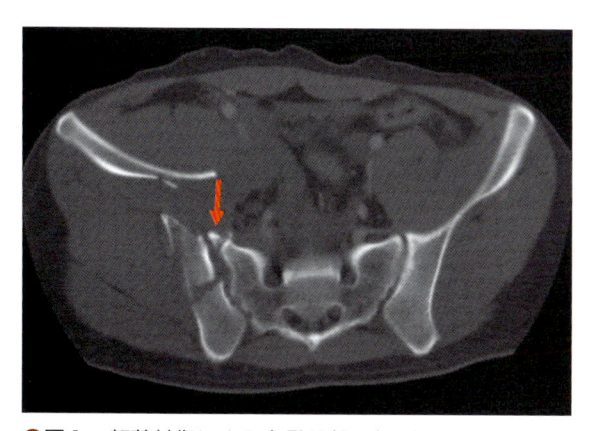

○図1　転落外傷による多発骨盤骨折（20歳代，男性）
CTにて右腸骨に多発骨折があり，仙腸関節が開大している（矢印）．この症例では両側座骨・恥骨にも多発骨折があり，Tile分類のtype B1に相当する．

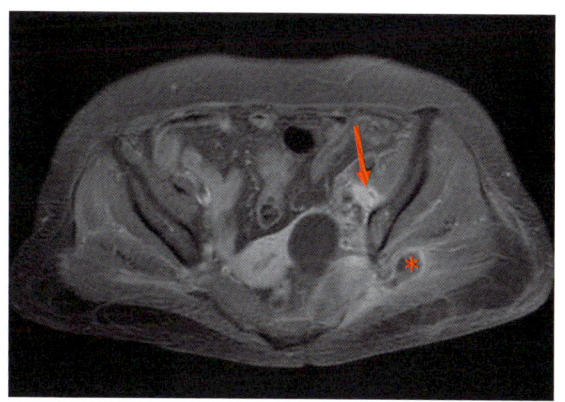

○図2　Staphylococcus aureusによる感染性仙腸関節炎（60歳代，女性）
MRI（造影脂肪抑制T1強調横断像）にて，左仙腸関節および周囲が造影されている．関節の腹側（前方）にも造影される病巣が広がっている（矢印）．いわゆる"lava cleft phenomenon（溶岩裂現象）"と称される所見である．さらに左大殿筋と中殿筋の間の筋間には被包化された液体貯留があり，辺縁が造影されている（＊）．膿瘍形成を示す所見である．
（文献3）より引用）

では腸骨側優位に関節面に異常信号域を認め，造影される[5]．

2　股関節

❶ 大腿骨頸部骨折（fracture of the femoral neck）

脊椎の圧迫骨折，橈骨遠位端骨折，および上腕骨外科頸骨折と並んで高齢者の4大骨折のうちの一つである．骨粗鬆症と関連があり，女性の罹患者が男性の約3倍である．

歩行中に足先が何かに引っ掛かるなどのごく軽微な外傷を契機に発症する．時には臥位で下肢を動かしただけでも受傷することがある．

骨折の程度の評価にはGardenによる分類が古くから用いられ，大腿骨頸部外側に骨折線があるが内側の骨性連絡が残った不完全骨折（stage I），完全骨折だが転位のないもの（stage II），軽度の転位のある完全骨折（stage III），高度の転位のある完全骨折（stage IV）に大別される[6]．このうちstage I，IIでは単純X線写真で骨折を指摘しがたいことがあり，CTやMRIでの確認が必要となる（図3）[7]．

❷ 変形性股関節症（osteoarthrosis, osteoarthritis：OA）

股関節の場合，わが国で圧倒的に多いのは発育性股関節形成不全（developmental dysplasia of the hip：DDH）に起因する二次性のOAである．その他には，感染性関節炎や大腿骨頭壊死，あるいは骨折などの外傷に起因するものがある．

病期により画像所見はさまざまであるが，完成した病態においては3大画像所見（関節裂隙狭小化，骨硬化，および骨棘形成）と呼ばれるものがある（表3）．

DDHに起因する二次性OAでは，臼蓋の形成不全があり，臼蓋および大腿骨頭の関節面に著明な骨硬化と軟骨下嚢腫形成がみられる（図4）．進行した例においては大腿骨頭が上方に変位し，

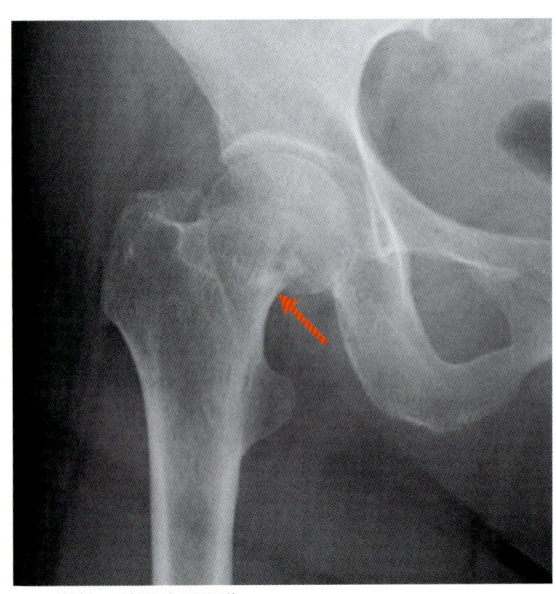

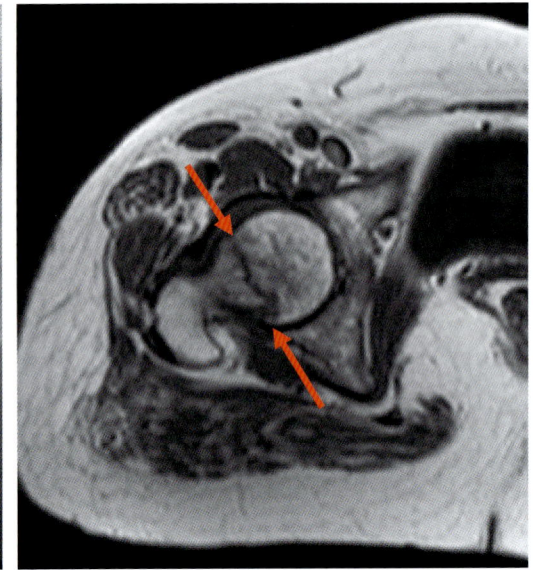

a．単純X線写真正面像　　　　　　　　　　　b．MRIのT1強調像

●図3　右大腿骨頸部骨折（70歳代，女性）

a．大腿頸部に骨折が示唆される（矢印）．
b．骨折が線状の低信号域として明瞭に描出される（矢印）．周囲には骨髄浮腫を示す境界不明瞭な淡い低信号域を伴う．骨の転位はなく，Garden分類ではstage IIに相当する．

●表3　変形性股関節症の病理学的過程と画像所見

	病理学的過程	単純X線（またはCT）所見	MRI所見
3大所見	関節軟骨の変性と菲薄化	関節裂隙狭小化	関節軟骨T2値延長，菲薄化，亀裂，欠損
	軟骨下骨の骨密度増加	軟骨下骨の骨硬化	軟骨下骨の低信号域
	非荷重部での骨性増殖	骨棘形成（特に頸部内側の骨皮質肥厚をbuttressingという）	骨棘形成
その他の所見	軟骨下骨の嚢胞形成（軟骨下嚢腫 subchondral cyst/骨小洞 geodes）空気を含むと気嚢胞 pneumatocyst	関節面直下の硬化縁を伴う透亮像（気嚢胞では内部に空気）	T1強調像で低信号，T2強調像で著明な高信号を呈する関節面直下の境界明瞭な小円形病変（気嚢胞ではいずれの撮像でも低信号）
	関節遊離体 loose body（関節鼠 joint mouse）：外力により剥離した関節軟骨，または骨折して折出した骨棘	関節内の境界明瞭な高吸収域	正常骨髄と同一な信号強度を呈する扁平ないし舌状の小結節
	骨髄浮腫	描出困難	T1強調像で低信号，T2強調像で高信号を呈する
進行例での所見		大腿骨頭の上方偏位 関節の亜脱臼・脱臼 骨性強直	

◯表4　大腿骨頭壊死の病気分類（ARCO*）

stage	画像所見
0	異常を認めない（病理所見のみ異常）
1	単純X線写真で異常を認めず 骨シンチグラムで異常集積またはMRIで異常信号域
2	単純X線写真で異常硬化像または透亮像
3	軟骨下骨折（単純X線写真でcrescent sign）
4	二次性変形性関節症

注*）Association Research Circulation Osseous
stage 1, 2 および 3 は以下に細区分
　A：病変範囲が骨頭の15%未満
　B：病変範囲が骨頭の15〜30%
　C：病変範囲が骨頭の30%を超える

さらに関節強直をきたす.
　しかし，これらの所見はいわば"終末像"であり，MRIの普及した今日では，関節軟骨の直接描出が可能であり，僅かな変性や菲薄化を早期に診断することができるようになった[8]．

❸ 大腿骨頭壊死（osteonecrosis of the femoral head）[9]

　臨床病期についてはいくつかの分類があるが，Association Research Circulation Osseous（ARCO）による分類を表4に示す．早期の病変は単純X線写真では描出されない．骨シンチグラムでは壊死巣は集積欠損となり，その周囲の集積が増加する．この所見は時に"doughnut sign"と称されることがあり，本疾患に特徴的である．MRIのT1強調像では大腿骨頭に帯状またはリング状の低信号帯がみられるのが特徴で，これは壊死に陥った骨頭周囲における反応性肉芽に相当する所見である（図5）．T2強調像では，T1強調像での低信号帯に対応した高信号域がみられ，さらにその外側に低信号帯がみられることがある．これは"double line sign"と称され，病勢が進むと単純X線写真でも所見を認めるようになる．すなわち，壊死に対する修復反応は骨硬化像として，壊死部の骨吸収は透亮像あるいは囊胞性変化として描出される（stage 2）．さらに病勢が進行すると骨頭の軟骨下骨直下に円弧状の骨折線が描出され，これをcrescent signと称する（stage 3）．終末像は二次性変形性股関節症である．

❹ 一過性大腿骨頭萎縮症（transient osteoporosis of hip：TOH）

　急な股関節痛で発症し，単純X線写真にて局所性の骨粗鬆症を一過性に認める原因不明のself-limitingな病態である．中年男性または妊娠中・後期の女性に好発し，2ないし6か月の経過で自然回復することが多い．
　単純X線写真では局所的な透過性亢進がみられるが，関節腔は正常に保たれる．MRIでは骨頭から転子間部の骨髄浮腫を反映して境界不明瞭な異常信号域（T1強調像で低信号，T2強調像で高信号）が認められる（図6）．骨シンチグラムでは股関節にびまん性の集積亢進を認める．
　MRIで骨髄の異常信号がみられるものの単純X線写真ではまったく異常を認めないものはtransient bone marrow edemaと呼ばれる．これらの病態をすべて包括して骨髄浮腫症候群（bone marrow edema syndrome）という範疇にまとめる[10]．

❺ 軟骨下脆弱性骨折（subchondral insufficiency fracture：SIF）

　脆弱化した大腿骨頭に日常的な外力が繰り返されることによって惹起される軟骨下骨の骨折で，

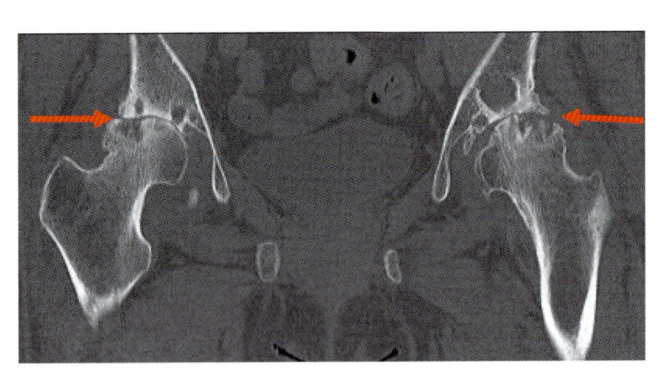

●図4　発育性股関節形成不全に起因する二次性変形性股関節症（60歳代，女性）

CTの冠状断再構成像にて，臼蓋の形成不全があり，臼蓋および大腿骨頭の関節面に著明な骨硬化と軟骨下嚢腫形成がみられる（矢印）．大腿骨頭は上方へ偏位している．

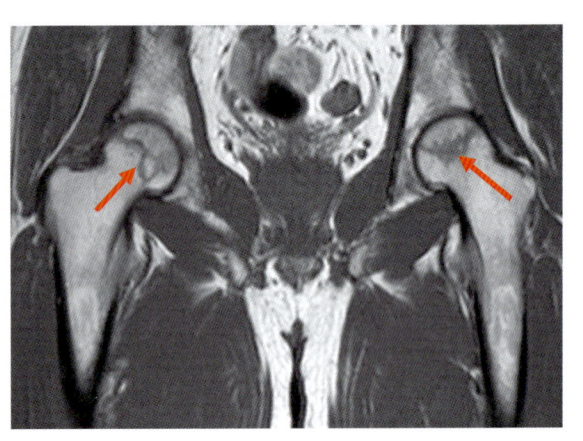

●図5　ステロイド投与（基礎疾患は全身性エリテマトーデス）に起因する両側大腿骨頭無腐性壊死（30歳代，男性）

MRIのT1強調冠状断像にて，両側大腿骨頭に，円弧状ないし地図状の形態の低信号域がある（矢印）．この低信号域は，頸部側に向かって凸な形状をしている．骨頭に変形はなく，関節裂隙は正常に保たれている．ARCOのstage 1に相当する所見である．

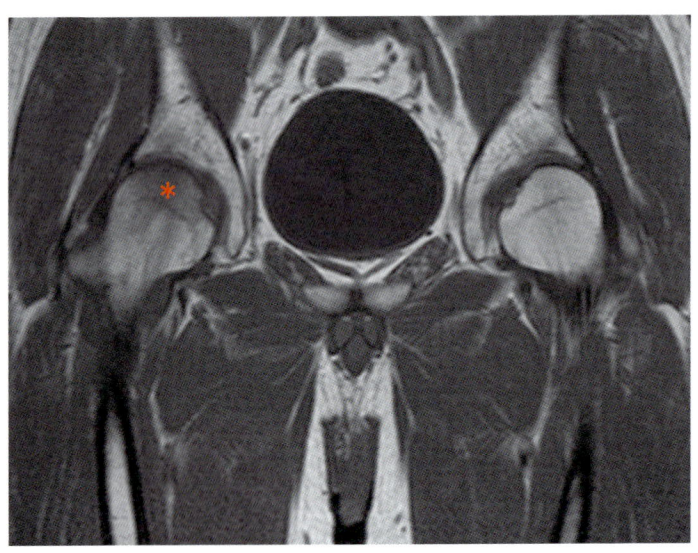

●図6　一過性大腿骨頭萎縮症（30歳代，男性）

MRIのT1強調冠状断像にて，右大腿骨頭から頸部にかけて境界不明瞭な低信号域を認める（＊印）．骨頭の形態は保たれている．

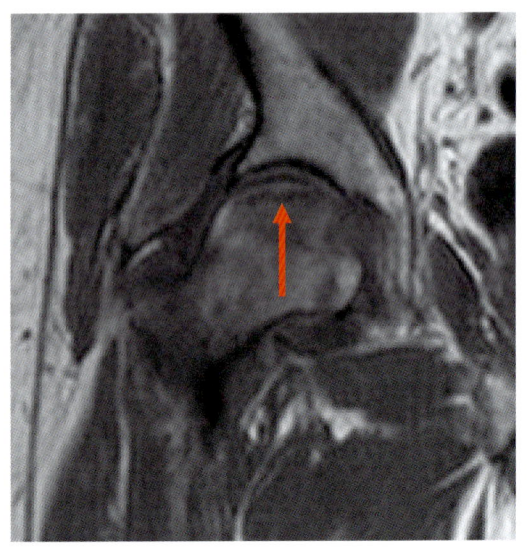

●図7　軟骨下脆弱性骨折（40歳代，男性）

MRIのT1強調冠状断像にて，右大腿骨頭から頸部にかけて境界不明瞭な低信号域がある．この所見は図7と同様であり，骨髄浮腫を示している．これに加えて，大腿骨頭の関節面直下に，わずかに屈曲してギザギザした形態をとる円弧状の低信号域を認め（矢印），これは骨折線そのものを示している（この形態を図5と比較されたい）．

●表5　軟骨下脆弱性骨折と大腿骨頭無腐性壊死の臨床的・画像的鑑別点

	軟骨下脆弱性骨折	無腐性壊死
好発年齢	高齢者	30〜40歳代
性比	女＞男	男＞女
背景因子	肥満，骨粗鬆症，移植手術後	外傷，ステロイド投与，アルコール多飲
両側発生	稀	70％
骨頭の低信号帯の形状	関節面に向かって凸 屈曲蛇行した形態	頸部側に向かって凸 比較的平滑な円弧状の形態

退行期骨粗鬆症，移植後の患者あるいは肥満患者等に好発する．

　MRI所見が非常に特徴的で，T1強調像・T2強調像いずれにても骨頭の軟骨直下に線状の低信号帯がみられ，その周囲にさまざまな程度の骨髄浮腫を伴う（図7）．この所見は，前述の一過性大腿骨頭萎縮症（TOH）との共通点があり，TOHの進行過程でSIFを合併するという考え方もあるが，SIFがTOHの原因の一つであるとする説もある．

　実際の日常臨床においては大腿骨頭壊死との鑑別がしばしば問題になる．両者の主な鑑別点を表5に示す．

　病勢が進むと骨頭が変形し，強い圧潰をきたすが，これに関連して，本症が急速破壊型股関節症 rapidly destructive coxarthrosisの原因疾患である可能性が示唆されている[11]．

文献

1) Tile M : Pelvic ring fractures : should they be fixed? J Bone Joint Surg Br 70 : 1-12, 1988.
2) Blake SP, et al : Sacral insufficiency fractures. Br J Radiol 77 : 891-896, 2004.
3) 藤本肇：MRI骨・関節アトラス（改訂版），ベクトル・コア，pp 98-102, 2009.
4) Stürzenbecher A, et al : MR imaging of septic sacroiliitis. Skeletal Radiol 29 : 439-446, 2000.
5) Williamson L, et al : Clinical assessment of sacroiliitis and HLA-B27 are poor predictors of sacroiliitis diagnosed by magnetic resonance imaging in psoriatic arthritis. Rheumatology (Oxford) 43 : 85-88, 2004.
6) Garden RS : Stability and union in subcapital fractures of the femur. J Bone Joint Surg Br 46 : 630-647, 1964.
7) Bogost GA, et al : MR imaging in evaluation of suspected hip fracture : frequency of unsuspected bone and soft-tissue injury. Radiology 197 : 263-267, 1995.
8) 福田国彦，他編：関節のMRI（第2版），メディカル・サイエンス・インターナショナル，pp 504-506, 2013.
9) Watson RM, et al : Avascular necrosis and bone marrow edema syndrome. Radiol Clin North Am 42 : 207-219, 2004.
10) Ragab Y, et al : Bone marrow edema syndromes of the hip : MRI features in different hip disorders. Clin Rheumatol 27 : 475-482, 2008.
11) Yamamoto T, et al : Subchondral insufficiency fracture of the femoral head : a differential diagnosis in acute onset of coxarthrosis in the elderly. Arthritis Rheum 42 : 2719-2723, 1999.

19 膝関節

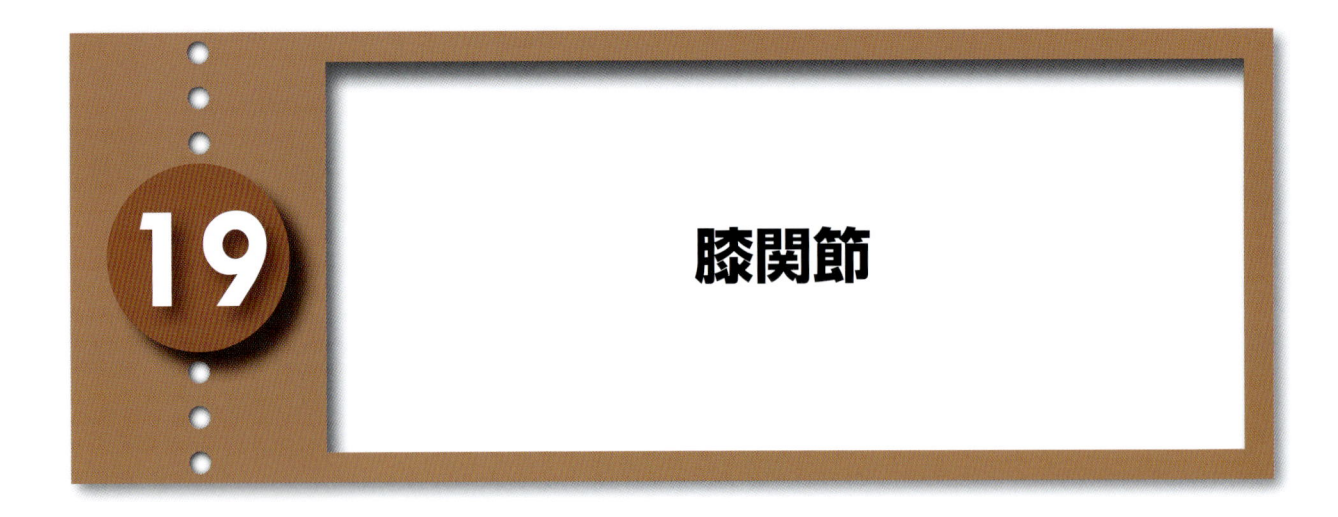

section 1 外傷

1 半月板断裂 meniscal tear

　半月板は膝関節の大腿骨と脛骨の間にあるC型をした線維軟骨で，内側・外側にそれぞれがあり，脛骨関節面の2/3程度を被い，膝関節のクッションとスタビライザーの役割を果たしている．内側半月板は関節包に全周で付着し，内側側副靱帯深層と連続しているが，外側半月板は後角において関節包の間を膝窩筋腱が通過する．

　MRIでは，加齢に伴って半月板内部に変性による高信号域が現れる．高信号の広がりによってgrade 1〜3に分類される．grade 1は限局した点状ないし斑状の高信号，grade 2は水平に広がる高信号で関節面には達しない，grade 3は半月板の表面に達する広範な信号上昇であり断裂に相当する（図1）[1]．しかし，高齢者では高度の変性と断裂のMRIによる鑑別は必ずしも容易ではない[2]．

　半月板断裂は，断面像における断裂の形状から，垂直断裂と水平断裂，混在した複合断裂に分類される（図2）．垂直断裂（図3）や複合断裂は，体重が加わった状態でのひねりや衝撃によって発生するが，前十字靱帯損傷などに合併して発生するものがある．半月板断裂に伴って，軟骨下骨に骨髄浮腫による信号異常がしばしばみられる．

　水平断裂（図4）は加齢による変性に伴って発生するので，軽微な外傷でも発生し無症状でもしばしば認められる．しかし，半月板の断裂は変形性関節症の進行に大きく関係するといわれている[3]．

　また，表面からみた断裂形態から，横断裂，縦断裂，斜断裂に分類される．特殊な断裂形態であるバケツ柄状断裂（図5）は，縦断裂が前角から後角まで進展し，断裂した半月板が内側へ変位したものである．矢状断像では，変位した中央寄りの断片が，後十字靱帯（PCL）の前下方に低信号領域としてみられ，あたかもPCLが2本あるようにみえる（double PCL sign）．

　半月板関節包分離は，関節包に全周で付着している内側半月板が内側側副靱帯深層と分離した状態である．MRIでは，内側半月板と内側側副靱帯との距離が拡大し，T2強調像では浮腫や液体貯溜による高信号域が認められる．

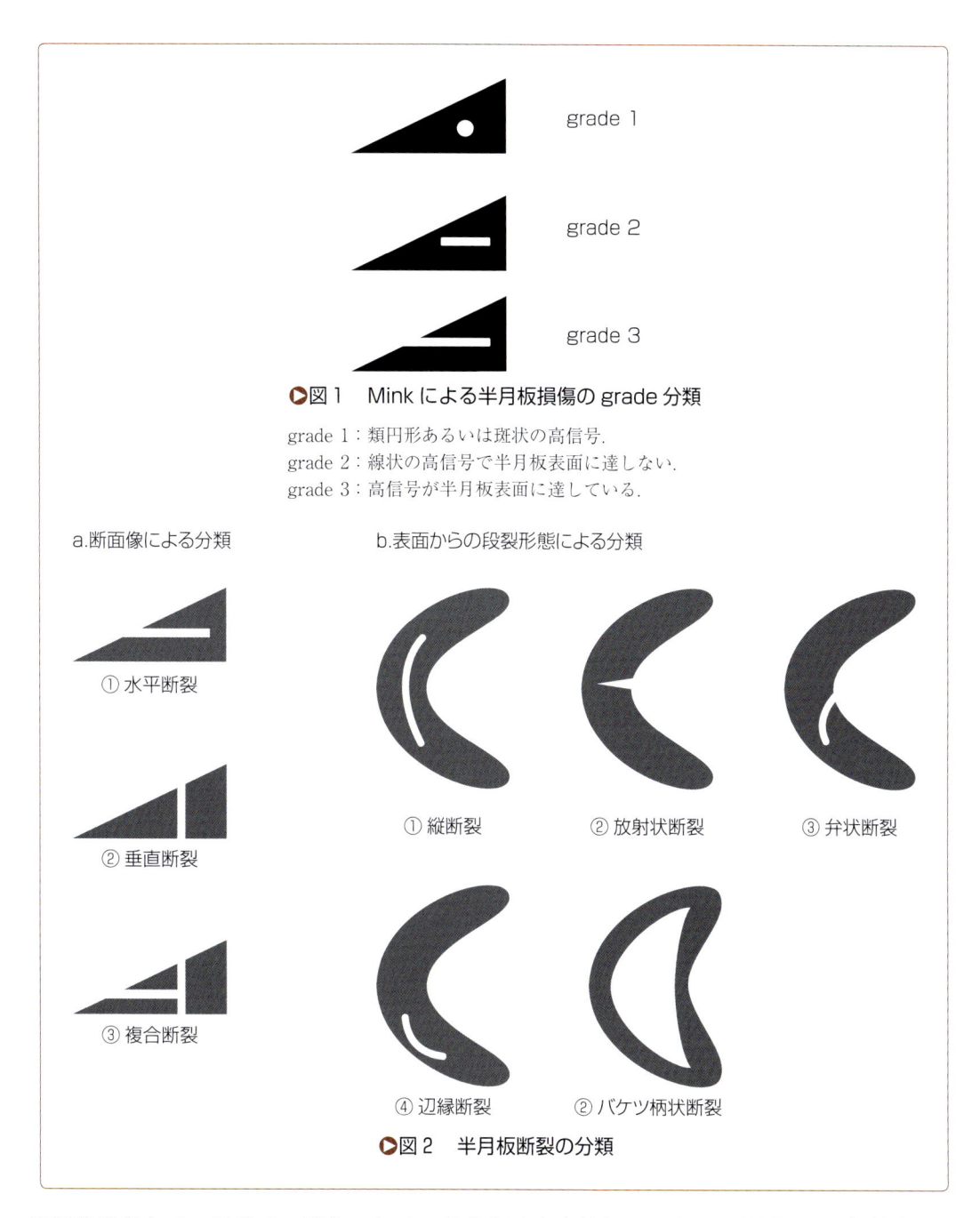

○図1　Minkによる半月板損傷のgrade分類
grade 1：類円形あるいは斑状の高信号．
grade 2：線状の高信号で半月板表面に達しない．
grade 3：高信号が半月板表面に達している．

a. 断面像による分類
① 水平断裂
② 垂直断裂
③ 複合断裂

b. 表面からの段裂形態による分類
① 縦断裂
② 放射状断裂
③ 弁状断裂
④ 辺縁断裂
② バケツ柄状断裂

○図2　半月板断裂の分類

　円板状半月とは，通常はC型ないし三日月状を示す半月板が，内側が肥厚して円板状もしくは半月状になったものである．ほとんどが外側半月板にみられ，両側性のことが多い．膝の屈伸に伴いクリック音が出現し，正常に比べて変性や損傷を受けやすい．

　半月板断裂の診断においては，MRIで1.5Tと3Tでは診断能には明らかな差はみられない[4]．一般的にスピンエコー法の脂肪抑制プロトン密度強調像，グラジュエントエコー法のT2*強調像でよく観察できる．

2 前十字靱帯断裂 anterior cruciate ligament injury

　前十字靱帯は脛骨の前方偏位を防ぐ働きをもった靱帯で，前内側と後外側の2つの線維束に分けられ，大腿骨顆間後部の外顆側と脛骨顆間部の前面を結合する．

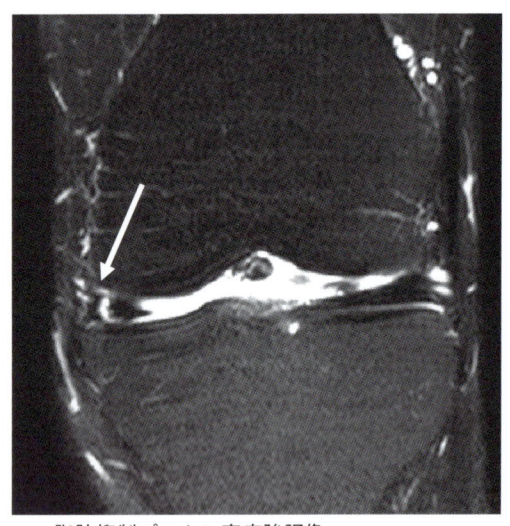

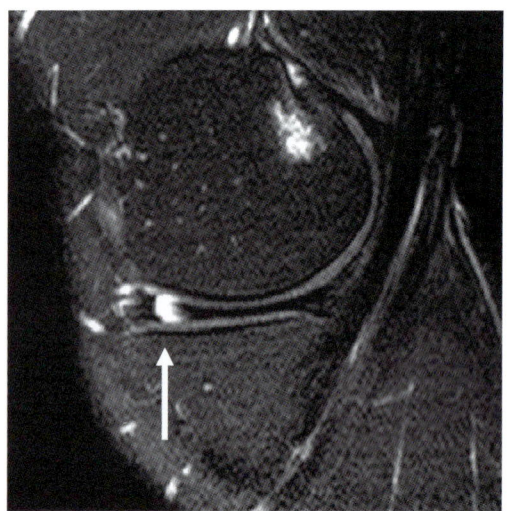

a．脂肪抑制プロトン密度強調像　　　　b．脂肪抑制プロトン密度強調像

◯図3　内側半月板垂直断裂

内側半月板の前角に断裂による高信号域を認める（矢印）．

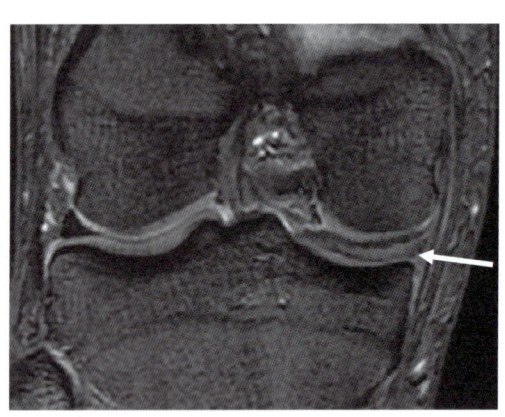

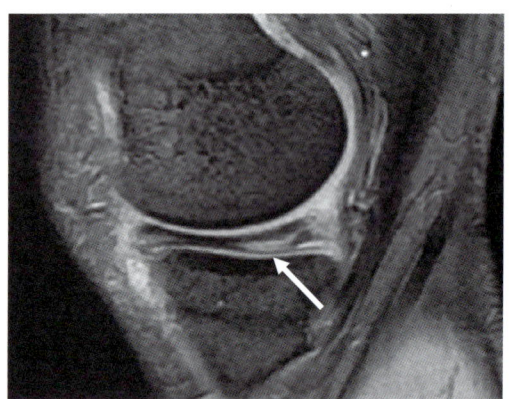

a．T2*強調冠状断像　　　　b．T2*強調矢状断像

◯図4　内側半月板水平断裂

内側半月板後角に線状の高信号を認め（矢印），脛骨側の関節面に達する．

　前十字靱帯損傷はスポーツ外傷で最も頻度が高い．単独損傷は女性に多く，非接触型のスポーツで発生し，女性ホルモンとの関係が考えられている．複合型損傷は男性に多く，ラグビーや柔道などの接触型スポーツで発生し，半月板や他の靱帯，関節軟骨損傷などを伴う．損傷機序は，伸展位での内旋や過伸展位での外反などで起こると考えられる[5]．

　完全断裂では，中央部分が7割，大腿骨付着部が2割で，脛骨付着部の断裂は少ないが，小児では脛骨付着部の剥離骨折をきたすことがある．MRIでは，靱帯の不連続性，高度の浮腫や辺縁の不整などを認める（図6）．間接所見としては，脛骨の前方偏位，後十字靱帯のたわみ，大腿骨外顆下面と脛骨外顆後面の骨挫傷（kissing contusion），Segond骨折などがある[6,7]．

　部分断裂では，前内側の断裂が多く，MRIでは靱帯の腫脹と靱帯内部の高信号を認め，完全断裂に比べて骨挫傷を伴う頻度が少ないが，完全断裂との鑑別は難しい[8]．

　陳旧性断裂では靱帯の消失，靱帯の細径化やたるみなどがみられるが，線維性瘢痕が正常の靱帯のようにみえることもある（peudoligament sign）．

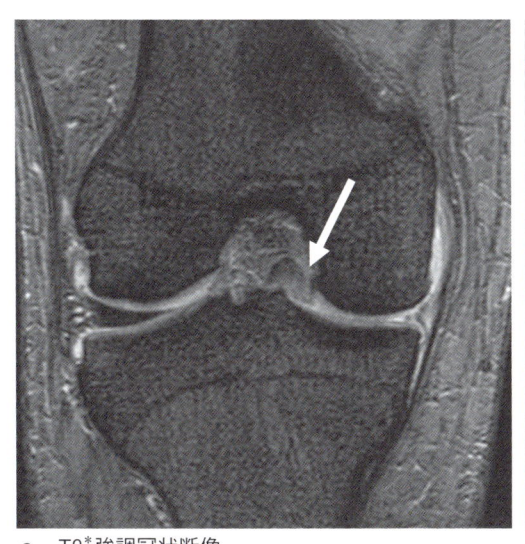

a. T2*強調冠状断像 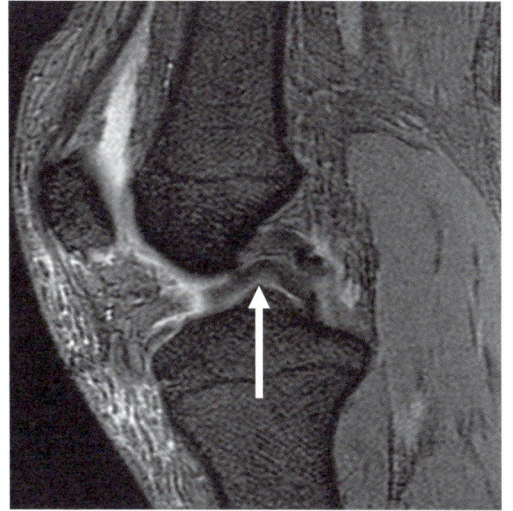　　　　　　　　　b. T2*強調矢状断像

○図5　内側半月板バケツ柄状断裂
　a. 冠状断像では内側半月板は消失し，顆間窩に変位した半月板がみられる（矢印）．
　b. 矢状断像では，PCL下方に変位した半月板がみられる（矢印）．

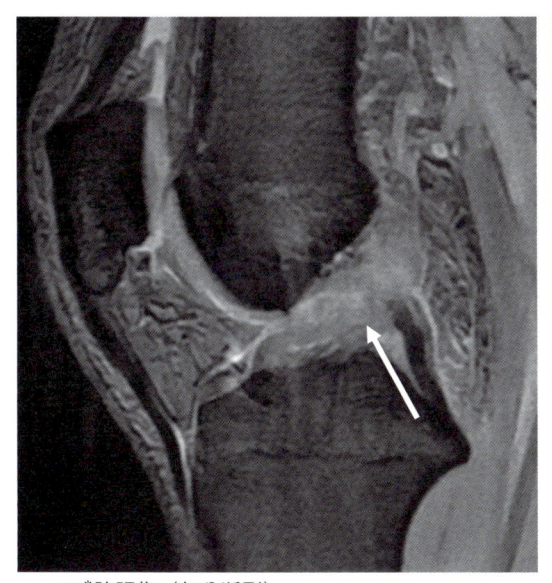

a. T2*強調像（部分断裂） 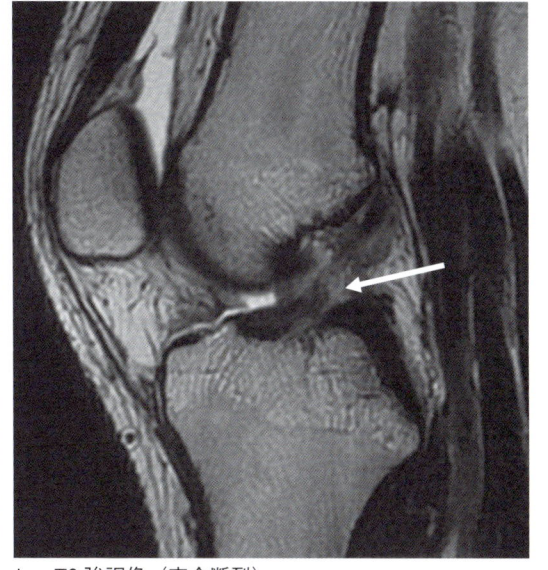　　　　　　b. T2強調像（完全断裂）

○図6　前十字靱帯断裂
　a. 前十字靱帯の中央で線維束の一部が高信号になり，部分断裂を生じている（矢印）．
　b. 完全断裂では，前十字靱帯は全体が著明に腫大し高信号化している（矢印）．

　再建靱帯は，一端高信号になり，数か月で均一な低信号になるが，再断裂をきたすと内部に高信号域が出現し，連続性が不明瞭になる．
　Segond骨折は外側側副靱帯付着部の関節包靱帯の脛骨付着部に起こる裂離骨折である．内旋・内反ストレスによるために，前十字靱帯断裂がほぼ必発である[9]．

3 後十字靱帯断裂 posterior cruciate ligament injury

　後十字靱帯は脛骨の後方偏位を防ぐ働きをもった靱帯で，大腿骨顆間部の内顆側と脛骨顆間部の後面を結合する．前十字靱帯より太く，矢状断像では中央で屈曲してL字型の走行を示す．

　後十字靱帯断裂は，ACLより太いため頻度は少なく，単独損傷は稀である．膝を屈曲した状態で脛骨近位部前面に強い外力が加わるような損傷（ダッシュボード損傷）によって生じる．このため，脛骨前面の骨挫傷を伴い，他の靱帯や半月板損傷を合併する複合型損傷が多い[10]．

　断裂部位は中央付近が多いが，脛骨付着部の剥離骨折をきたすこともある．

　完全断裂では靱帯の連続性が消失するが，部分断裂の頻度が高く，MRIでは靱帯の腫大，T2強調像やSTIR像での信号上昇などがみられ[11]，PCLの前後径が7 mmを超えて腫大している場合は断裂している可能性が高い[12]（図7）．

4 内側側副靱帯断裂 medial collateral ligament injury

　内側側副靱帯は，大腿骨内顆と脛骨内顆に付着する靱帯で，浅層と深層から構成される．浅層が狭義の内側側副靱帯であり，深層は関節包および連続する半月大腿靱帯・半月脛骨靱帯から構成される．

　内側側副靱帯断裂は，膝関節の外反は外旋を強制された場合に生じる．断裂の程度により3段階に分類され，Grade Iは微細断裂で，MRIでは靱帯の信号上昇，浮腫を認める．Grade IIは部分断裂で，著明な浮腫と出血を伴い，辺縁が不明瞭になる（図8a）．Grade IIIは完全断裂で著明な不安定性を示し，MRIでは連続性が不明瞭になるが（図8b），Grade IIとの鑑別はMRIのみでは難しい[13]．Grade IIの損傷において，関節の不安定性を理学所見と同じようにして，MRIで確認することも試みられて

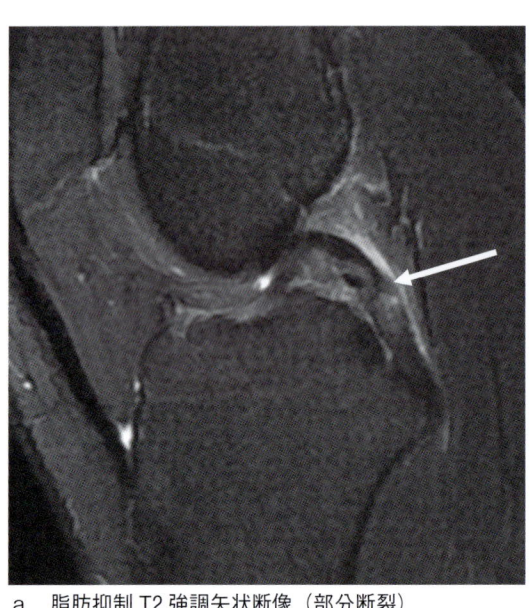

a．脂肪抑制T2強調矢状断像（部分断裂）　　　　b．脂肪抑制T2強調矢状断像（完全断裂）

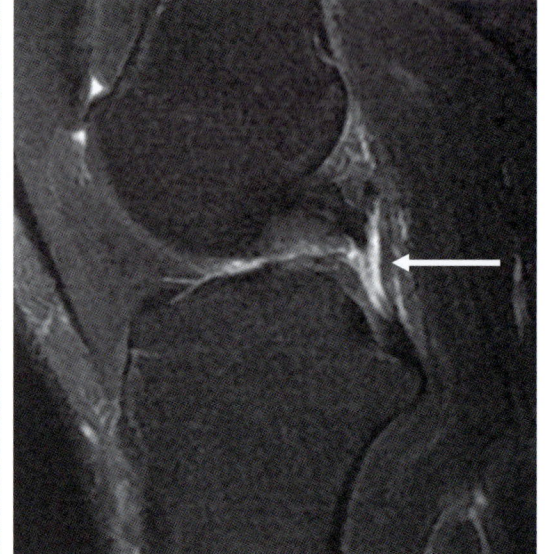

●図7　後十字靱帯断裂
　a．部分断裂では後十字靱帯の連続性は保たれるが，腫大し内部に高信号域を認める（矢印）．
　b．完全断裂では，後十字靱帯の連続性が消失している（矢印）．

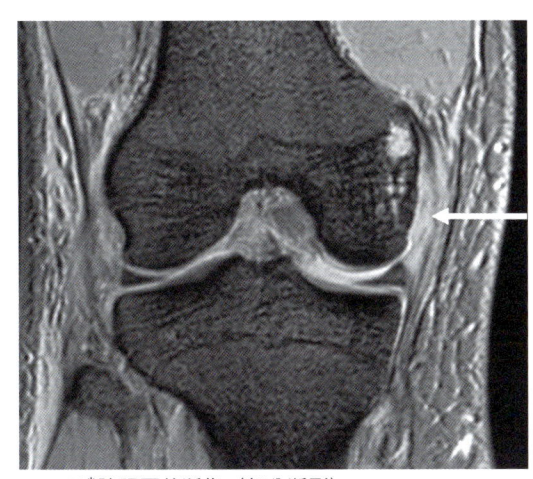

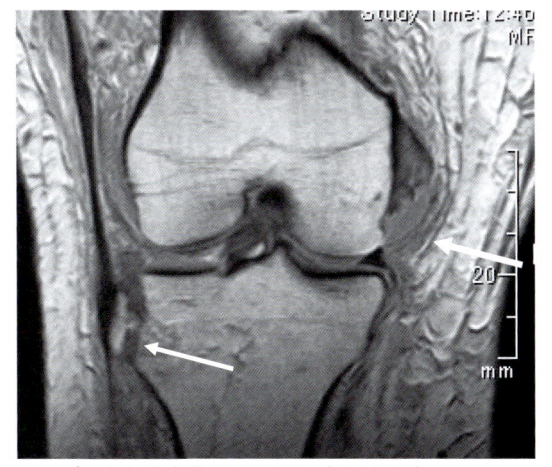

a．T2*強調冠状断像（部分断裂）　　　　　　　b．プロトン密度強調冠状断像（完全断裂）

●図8　内側側副靱帯断裂

a．部分断裂では，内側側副靱帯の腫大と信号上昇を認めるが，連続性は保たれている（矢印）．
b．完全断裂では，内側側副靱帯の連続性が消失している（矢印）．外側では，腸脛靱帯付着部の裂離骨折を認める（矢印）．

いる[14]．

　陳旧性断裂では靱帯は瘢痕組織で肥厚するため，MRI では低信号を呈する．

　O'Donoghue's triad とは，元来は ACL 損傷と MCL 損傷に内側半月板損傷が加わったものであるが，実際には ACL と MCL の複合靱帯損傷の場合には外側半月板を損傷する場合が多い[15]．

5　後外側支持機構損傷 posterolateral structure injury

　後外側支持機構とは，外側側副靱帯と膝窩筋複合体，ファベラ腓骨靱帯，弓状靱帯および関節包からなり（図9），膝の内反，脛骨の外旋を制御する働きがある．

　後外側支持機構損傷は，膝関節の過伸展での外反・外旋が強制された場合に発生するので，交通事故などによる脛骨近位部での強い衝撃によることが多い[16]．

　単純X線写真では，腓骨頭の裂離骨折（arcuate sign）がみられ，ストレス撮影で不安定性が確認される[17]．MRI では外側側副靱帯の断裂は中央部で生じ，靱帯の著明な浮腫や出血，不連続性として描出される（図10）．腓骨頭の裂離骨折の場合は，骨折周囲の骨髄浮腫が著しい[18]．広範な後外側支持機構損傷は，十字靱帯損傷を伴うことが多く，その場合は両方の再建が必要になる．

6　離断性骨軟骨炎 osteochondritis dissecans

　離断性骨軟骨炎は，関節面の剪断力により関節軟骨の一部が軟骨下骨とともに剥離する疾患である．離断骨片は血流に乏しく，壊死に陥る．少年期の男児に多く，好発部位は，大腿骨内顆の顆間部寄りで，外顆や膝蓋骨にも稀に発生する[19]．

　Guhl の関節鏡分類[20]では，stage 1 は軟骨には損傷がなく肉眼的には正常，stage 2 で軟骨に亀裂・欠損を認める．stage 3 は骨軟骨片が一部遊離する，stage 4 は骨軟骨片が母床から完全に分離して関

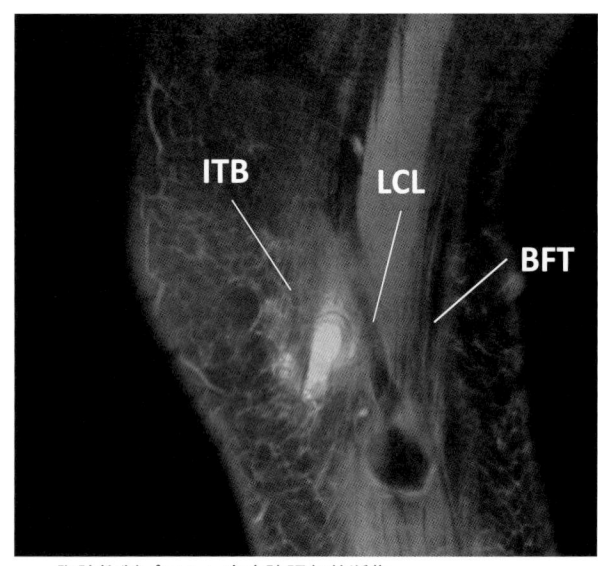

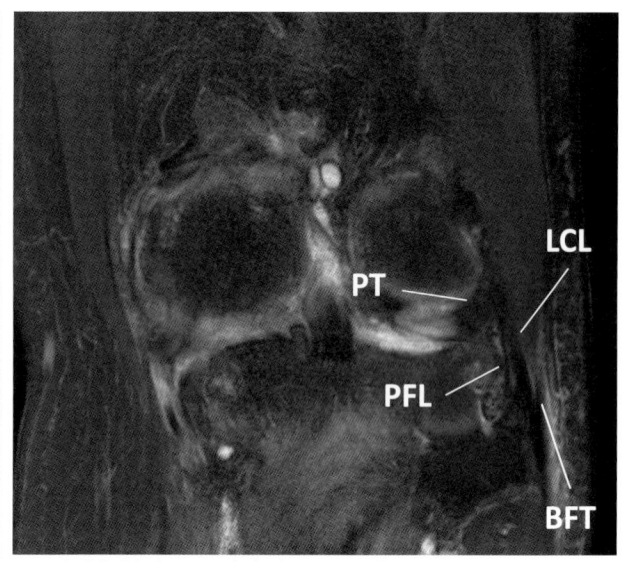

a. 脂肪抑制プロトン密度強調矢状断像

b. 脂肪抑制プロトン密度強調冠状断像

● 図9　後外側支持機構の画像解剖

外側側副靱帯（LCL），大腿二頭筋腱（BFT），膝窩筋腱（PT），膝窩腓骨靱帯（PFL）

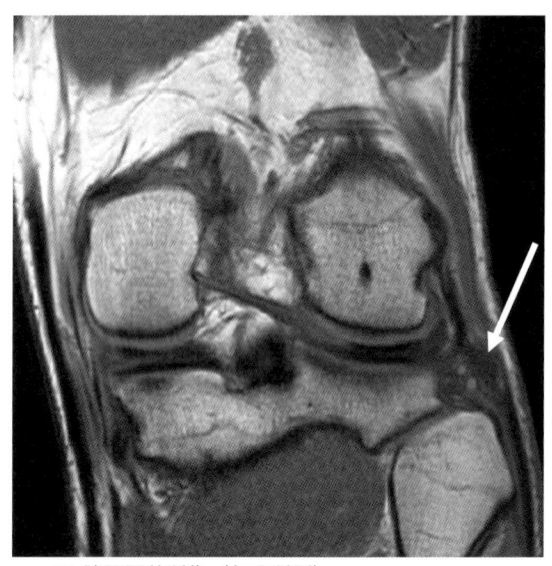

a. T1強調冠状断像（部分断裂）

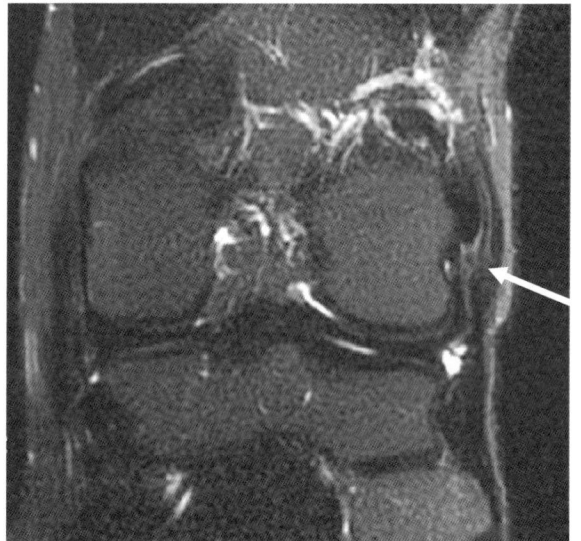

b. T2強調冠状断像（完全断裂）

● 図10　後外側支持機構損傷

a. 腓骨頭付着部で低信号帯が不明瞭化している（矢印）．b. 大腿骨付着部で不連続となり高信号域を認める（矢印）．

節内遊離体を形成する．MRIでも関節鏡分類と同じように，軟骨下骨の異常信号，関節軟骨の不整や欠損，骨軟骨片の遊離体などがみられる[19,21]（図11）．MRIで骨軟骨片と母床との境界がT1強調像・T2強調像とも低信号を呈する場合は離断の可能性は少ないが，高信号を示す場合には関節液が侵入して離断の可能性が高いので観血的治療が必要になる[22]．

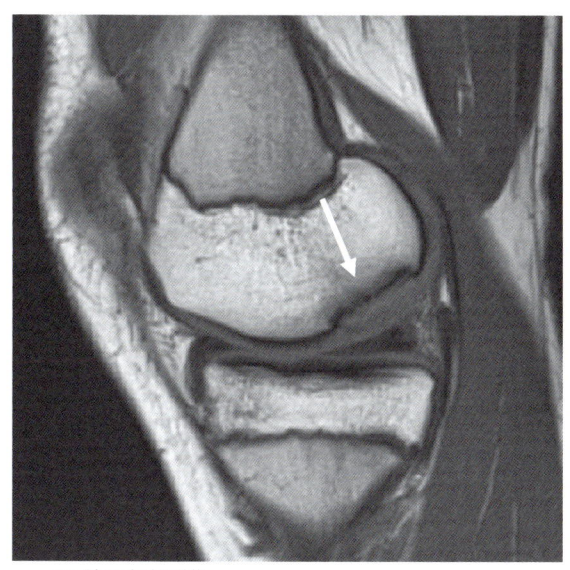

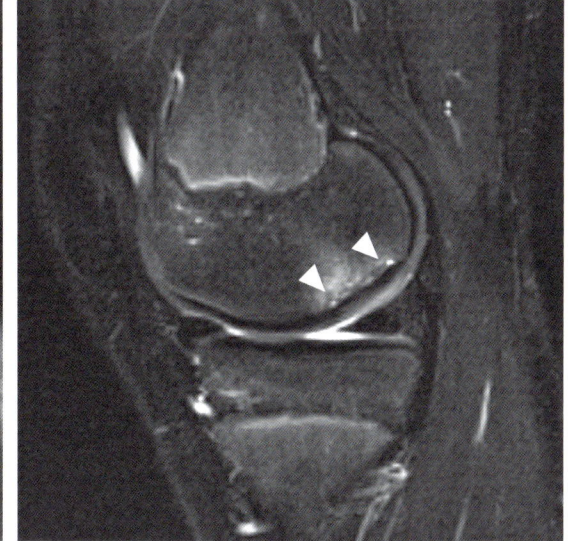

a．T1強調矢状断像　　　　　　　　　　　　b．脂肪抑制T2強調矢状断像

▶図11　離断性骨軟骨炎
　a．大腿骨内顆に，T1強調像で軟骨下骨に不整な低信号域（矢印）を認める．
　b．T2強調像では骨髄浮腫を認め，母床骨との境界にわずかな液貯留（矢頭）を認める．

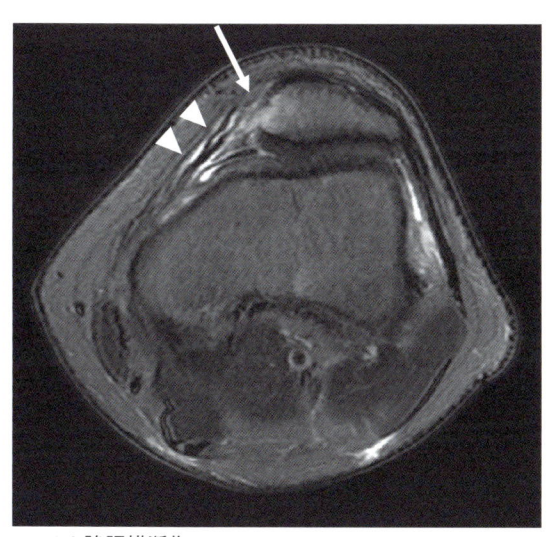

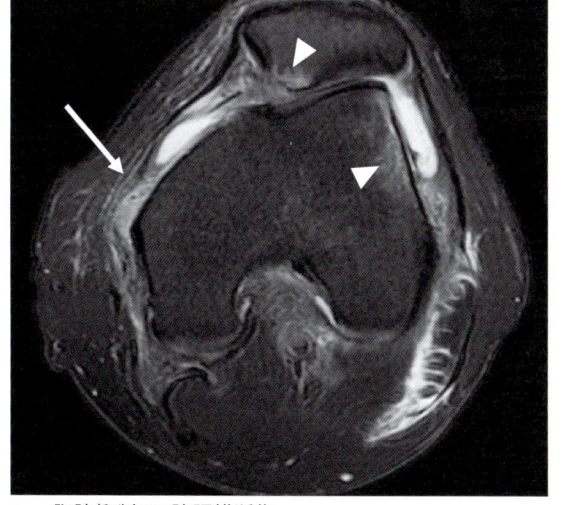

a．T2強調横断像　　　　　　　　　　　　b．脂肪抑制T2強調横断像

▶図12　膝蓋骨脱臼
　a．内側膝蓋支帯の周囲に浮腫と液貯留（矢頭）を認め，膝蓋骨付着部で断裂している（矢印）．
　b．内側側副靱帯付着部での断裂（矢印）と，膝蓋骨と大腿骨外顆に骨挫傷（矢頭）を認める．

7 膝蓋骨脱臼 patellar dislocation

　膝蓋骨脱臼とは，膝蓋骨が大腿骨滑車から逸脱する状態で，ほとんどが外側脱臼である．大腿骨に対して外旋力が作用するために起こるが，10歳代の女性に多く，大腿骨滑車の形成不全，膝蓋高位などの素因が関与している．

　単純写真では膝蓋骨内側の裂離骨折を認めることがある．MRIでは，内側膝蓋支帯の断裂を認めるが，膝蓋骨付着部での断裂が最も多く，膝蓋骨付着部の裂離骨折を認める．脱臼に伴い，膝蓋骨の骨

軟骨損傷や，膝蓋骨内側と大腿骨外顆の外側面に骨挫傷を認める[23,24]．MRIによる正確な診断が，治療法の選択にも有用である[25]（図12）．

8 軟骨下脆弱性骨折 subchondral insufficiency fracture

軟骨下脆弱性骨折は，広範な軟骨下骨髄浮腫パターンを呈し，特発性骨壊死との異同が話題となっているが，現在は高齢の女性に発生する特発性骨壊死の大部分は軟骨下脆弱性骨折と考えられるようになってきた．大腿骨内顆に多く，脛骨内顆や大腿骨外顆にも認められる．荷重部に生じやすく，半月板損傷を伴うことが多く，骨粗鬆症と関節面に加わるストレスが関与していると考えられている．

単純写真では所見に乏しいが，時に皮質下骨に線状の透亮像 crescent sign を認める．MRIではT1強調像・T2強調像で関節面に平行で蛇行するような線状の低信号がみられ，周囲に広範な骨髄浮腫を伴う[26]（図13）．特発性骨壊死では，低信号帯は関節面に対して半弧状を示すことが多い点が鑑別になるが，脆弱性骨折と骨壊死を合併する場合もみられ[27]，両者の厳密な鑑別については難しいともいわれている[28]．

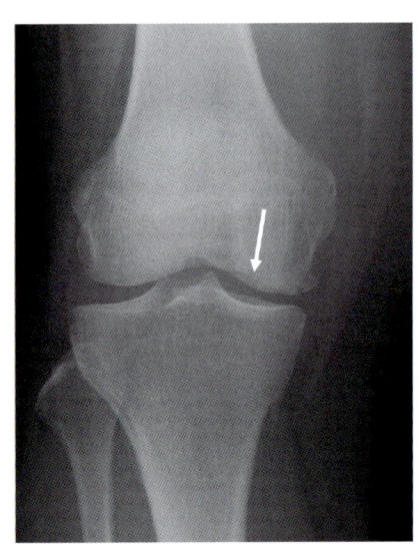

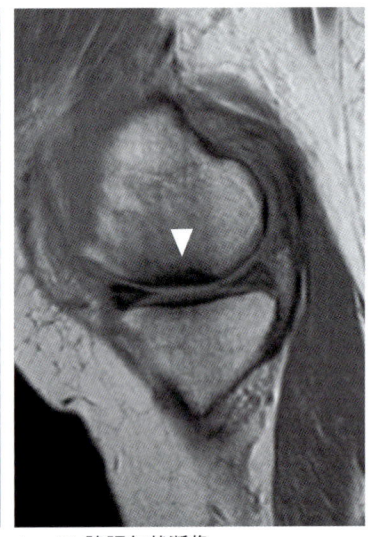

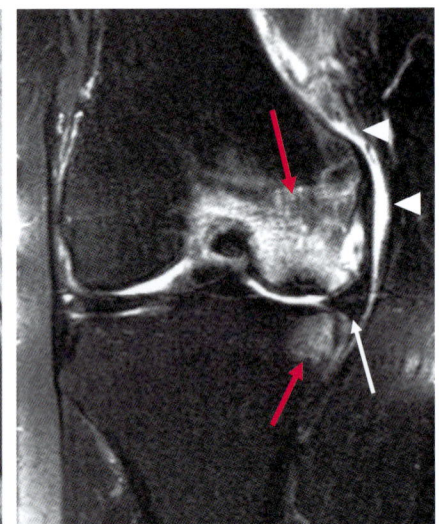

a．単純写真正面像　　b．T1強調矢状断像　　c．脂肪抑制T2強調冠状断像

図13　軟骨下脆弱性骨折

a．単純写真では内顆で関節裂隙の狭小化と，皮質下にわずかな透亮像（矢印）を認める．
b．T1強調像では軟骨下骨に低信号帯（矢頭）を認める．
c．T2強調像では内顆の骨髄浮腫を認め（赤矢印），関節周囲の浮腫と液貯留（矢頭）も認める．半月板は内側へ変位し（白矢印），内部に変性による信号上昇を認める．

section 2 | 関節疾患

1 変形性膝関節症 osteoarthritis

　変形性膝関節症とは膝関節の退行性疾患であり，加齢による筋力低下，肥満などが誘因となり膝関節の機能が低下して，関節軟骨や半月板に変性や断裂をきたし，関節炎による関節液貯留を伴う．一次性（特発性）のOAは中高年の女性に多く，40歳以上の過半数が罹患しているともいわれる．二次性のOAは，外傷や関節リウマチに伴って発生するものである．

　単純写真では，関節裂隙の狭小化，軟骨下骨の囊胞形成や硬化像，骨棘形成などがみられる．MRIでは半月板の変性や関節軟骨の菲薄化・欠損を直接描出することができるため，より早期に診断ができる（図14）．また，前十字靱帯（ACL）や内側側副靱帯（MCL）の損傷，Baker囊胞などもしばしば認められる．MRIにおける異常所見の有無は，OAの程度や臨床所見に強く相関するといわれ[29]，MRIによる関節軟骨の評価は，OAの進行を正確に評価する上でも有用と考えられる[30]．

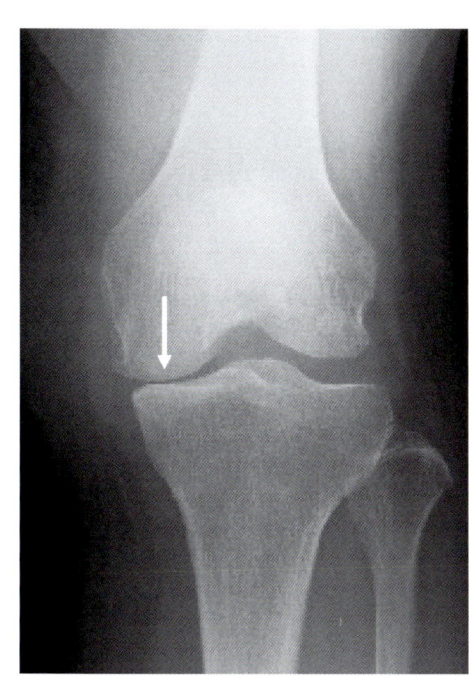

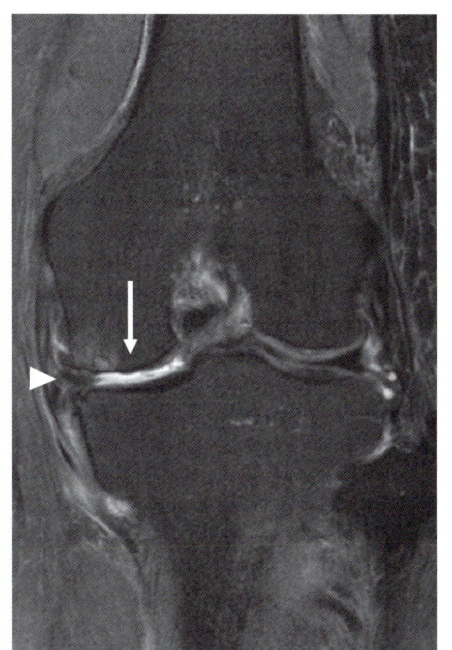

　　a．単純写真正面像　　　　　　　　b．脂肪抑制T2強調冠状断像

図14　変形性膝関節症
a．内顆側で関節裂隙の狭小化を認める（矢印）．
b．MRIでは，関節軟骨の欠損（矢印）と，半月板の損傷（矢頭）が明瞭に描出されている．

文　献

1) Stoller DW, Martin C, Crues JV 3rd, et al: Meniscal tears: pathologic correlation with MR imaging. Radiology 163(3): 731-735, 1987.
2) Hodler J, Haghighi P, Pathria MN, et al: Meniscal changes in the elderly: correlation of MR imaging and histologic findings. Radiology 184(1): 221-225, 1992.
3) Berthiaume MJ, Raynauld JP, Martel-Pelletier J, et al: Meniscal tear and extrusion are strongly associated with progression of symptomatic knee osteoarthritis as assessed by quantitative magnetic resonance imaging. Ann Rheum Dis 64(4): 556-563, 2005.
4) Grossman JW, De Smet AA, Shinki K: Comparison of the accuracy rates of 3-T and 1.5-T MRI of the knee in the diagnosis of meniscal tear. AJR Am J Roentgenol 193(2): 509-514, 2009.
5) Remer EM, Fitzgerald SW, Friedman H, et al: Anterior cruciate ligament injury: MR imaging diagnosis and patterns of injury. Radiographics 12(5): 901-915, 1992.
6) Robertson PL, Schweitzer ME, Bartolozzi AR, et al: Anterior cruciate ligament tears: evaluation of multiple signs with MR imaging. Radiology 193(3): 829-834, 1994.
7) Brandser EA, Riley MA, Berbaum KS, et al: MR imaging of anterior cruciate ligament injury: independent value of primary and secondary signs. AJR Am J Roentgenol 167(1): 121-126, 1996.
8) Umans H, Wimpfheimer O, Haramati N, et al: Diagnosis of partial tears of the anterior cruciate ligament of the knee: value of MR imaging. AJR Am J Roentgenol 165(4): 893-897, 1995.
9) Behairy NH, Dorgham MA, Khaled SA: Accuracy of routine magnetic resonance imaging in meniscal and ligamentous injuries of the knee: comparison with arthroscopy. Int Orthop 33(4): 961-967, 2009.
10) Sonin AH, Fitzgerald SW, Hoff FL, et al: MR imaging of the posterior cruciate ligament: normal, abnormal, and associated injury patterns. Radiographics 15(3): 551-561, 1995.
11) Sonin AH, Fitzgerald SW, Friedman H, et al: Posterior cruciate ligament injury: MR imaging diagnosis and patterns of injury. Radiology 190(2): 455-458, 1994.
12) Rodriguez W Jr, Vinson EN, Helms CA, et al: MRI appearance of posterior cruciate ligament tears. AJR Am J Roentgenol 191(4): 155-159, 2008.
13) Schweitzer ME, Tran D, Deely DM, et al: Medial collateral ligament injuries: evaluation of multiple signs, prevalence and location of associated bone bruises, and assessment with MRimaging. Radiology 194(3): 825-829, 1995.
14) Studler U, White LM, Deslandes M, et al: Feasibility study of simultaneous physical examination and dynamic MR imaging of medial collateral ligament knee injuries in a 1.5-T large-bore magnet. Skeletal Radiol 40(3): 335-343, 2011.
15) Staron RB, Haramati N, Feldman F, et al: O'Donoghue's triad: magnetic resonance imaging evidence. Skeletal Radiol 23(8): 633-663, 1994.
16) Hayes CW, Brigido MK, Jamadar DA, et al: Mechanism-based pattern approach to classification of complex injuries of the knee depicted at MR imaging. Radiographics 20: S121-1234, 2000.
17) Lee J, Papakonstantinou O, Brookenthal KR, et al: Arcuate sign of posterolateral knee injuries: a natomic, radiographic, and MR imaging data related to patterns of injury. Skeletal Radiol 32(11): 619-627, 2003.
18) Huang GS, Yu JS, Munshi M, et al: Avulsion fracture of the head of the fibula (the "arcuate" sign): MR imaging findings predictive of injuries to the posterolateral ligaments and posterior cruciate ligament. AJR Am J Roentgenol 180(2): 381-387, 2003.
19) De Smet AA, Fisher DR, Graf BK, et al: Osteochondritis dissecans of the knee: value of MR imaging in determining lesion stability and the presence of articular cartilage defects. AJR Am J Roentgenol 155(3): 549-553, 1990.
20) Guhl JF. Arthroscopic treatment of osteochondritis dissecans. Clin Orthop 167: 65-74, 1982.
21) Dipaola J, Nelson DW, Colville MR. Characterising osteochondral lesions by magnetic resonance imaging. Arthroscopy 7: 101-104, 1991.
22) O'Connor MA, Palaniappan M, Khan N, et al: Osteochondritis dissecans of the knee in children. A comparison of MRI and arthroscopic findings. J Bone Joint Surg Br 84(2): 258-262, 2002.
23) Kirsch MD, Fitzgerald SW, Friedman H, et al: Transient lateral patellar dislocation: diagnosis with MR imaging. AJR Am J Roentgenol 161(1): 109-113, 1993.
24) Elias DA, White LM, Fithian DC. Acute lateral patellar dislocation at MR imaging: injury patterns of medial patellar soft-tissue restraints and osteochondral injuries of the inferomedial patella. Radiology 225(3): 736-437, 2002.

25) Diederichs G, Issever AS, Scheffler S : MR imaging of patellar instability : injury patterns and assessment of risk factors. Radiographics 30(4) : 961-981, 2010.
26) Yamamoto T, Bullough PG : Spontaneous osteonecrosis of the knee : the result of subchondral insufficiency fracture. J Bone Joint Surg Am 82(6) : 858-866, 2000.
27) Narváez JA, Narváez J, De Lama E, et al : Spontaneous osteonecrosis of the knee associated with tibial plateau and femoral condyle insufficiency stress fracture. Eur Radiol 13(8) : 1843-1848, 2003.
28) Kattapuram TM, Kattapuram SV. Spontaneous osteonecrosis of the knee. Eur J Radiol 67(1) : 42-48, 2008.
29) Hayes CW, Jamadar DA, Welch GW, et al : Osteoarthritis of the knee : comparison of MR imaging findings with radiographic severity measurements and pain in middle-aged women. Radiology 237(3) : 998-1007, 2005.
30) Eckstein F, Cicuttini F, Raynauld JP, et al : Magnetic resonance imaging (MRI) of articular cartilage in knee osteoarthritis (OA) : morphological assessment. Osteoarthritis Cartilage 14 (Suppl A) : A46-75, 2006.

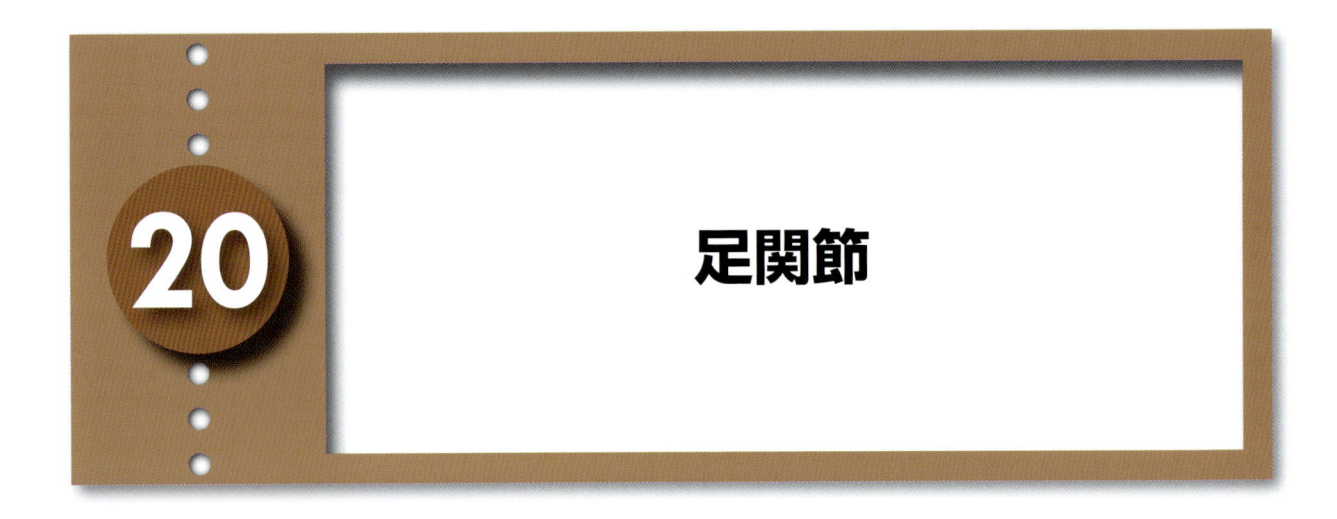

20 足関節

section 1 画像解剖

　足関節（距腿関節）のMRI解剖は横断像が基本になる．脛骨の長軸に対して垂直な横断像にする（図1a, b, c）．足関節の撮影時の肢位は前距腓靱帯の評価を行う場合は底屈位にさせすぎないことが重要である（底屈させすぎると前距腓靱帯が1スライスで描出されなくなるので注意）．後脛骨筋腱や腓骨筋腱といった関節周囲の腱の評価，もしくは踵腓靱帯の外果付着部の評価などを行う場合はやや底屈位撮影を行うとよい．そうすると腱が直線的になり，短軸での評価が可能になる（図2a, b）．腱および靱帯の評価はプロトン強調像，DESS像，T1強調像などが基本となる．靱帯の損傷およびその周囲の炎症や液体貯留などには脂肪抑制T2強調像や脂肪抑制プロトン強調像，STIR像での評価が必要である．

　足関節の解剖として基本的な構造は腓骨外果から距骨・腓骨へ連続する外側側副靱帯（外側靱帯），脛骨内果から距骨・腓骨・舟状骨へ連続する内側側副靱帯（三角靱帯），下腿から足部へ連続する外来腱（後脛骨筋腱，長趾屈筋腱，長母趾屈筋腱，短腓骨筋腱，長腓骨筋腱），アキレス腱である．

　外側靱帯は足関節運動の中心となる靱帯であり前距腓靱帯，後距腓靱帯，踵腓靱帯，前脛腓靱帯，後脛腓靱帯で形成される．前距腓靱帯の断裂の頻度が高い．

　三角靱帯は強靱な靱帯であり断裂する頻度は低い．三角靱帯の牽引で内果骨折が発生することもある．断裂しても発見が遅れることが多く，慢性的に持続する頑固な痛みの原因になる．

　外来腱は足部の縦軸アーチを形成する．縦軸アーチは歩行に必要な構造であり，歩行時の体重移動を円滑にさせる．後脛骨筋腱，長趾屈筋腱，長母趾屈筋腱は足部の内側縦軸アーチを形成する．短腓骨筋腱，長腓骨筋腱は足部の外側縦軸アーチを形成する．すべての腱は足部の底屈に寄与している．

　アキレス腱は人体最大の腱であり，腱鞘はなくパラテノン（paratenon）という腱傍組織におおわれている．スポーツで断裂しやすい．

　足関節を構成する骨は脛骨天蓋部，腓骨外果，距骨，踵骨であり，足根骨として舟状骨，立方骨，3つの楔状骨（足根骨に距骨，踵骨も含む），前足部の中足骨，趾骨がある．

　距骨の2/3は関節面であり，血管の分布が極端に少ない．このため外傷後に骨壊死を合併しやすい．

○図1 正常例の足関節横断像（DESS横断像）

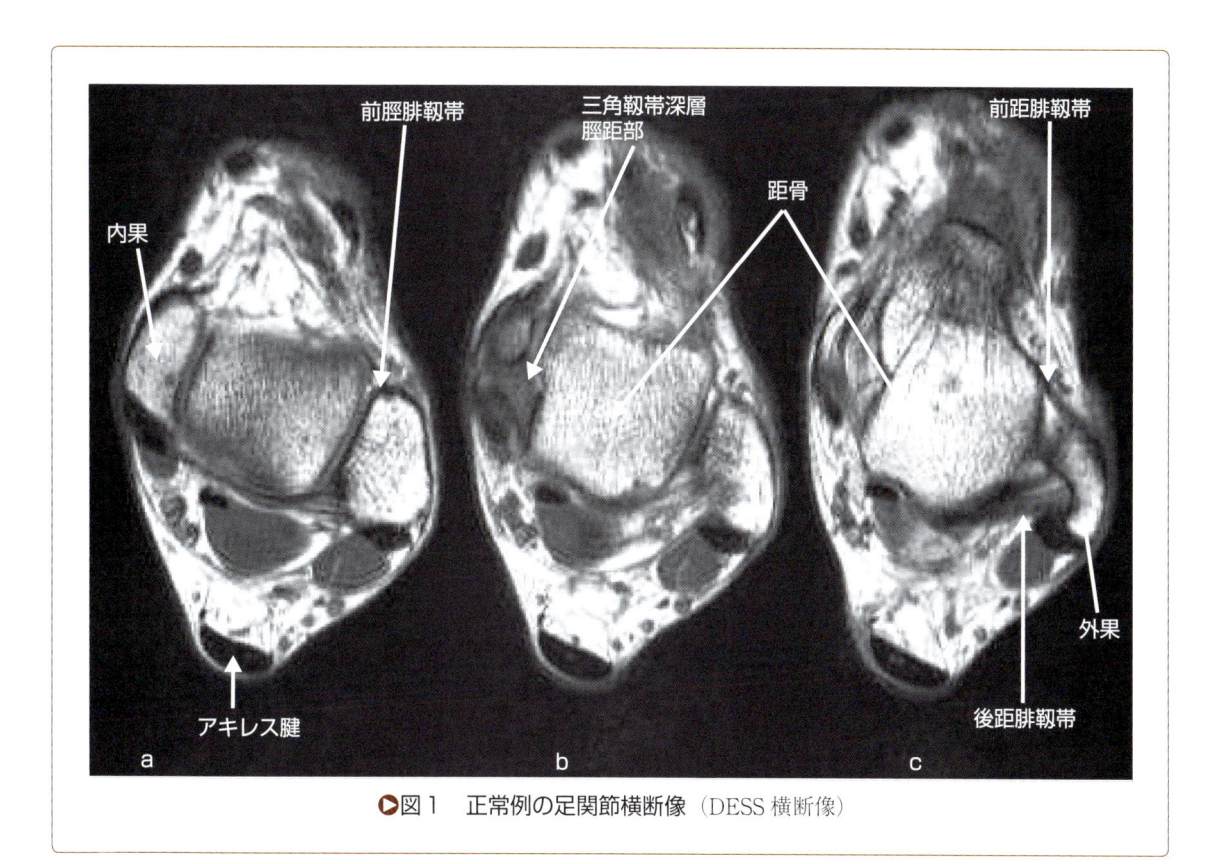

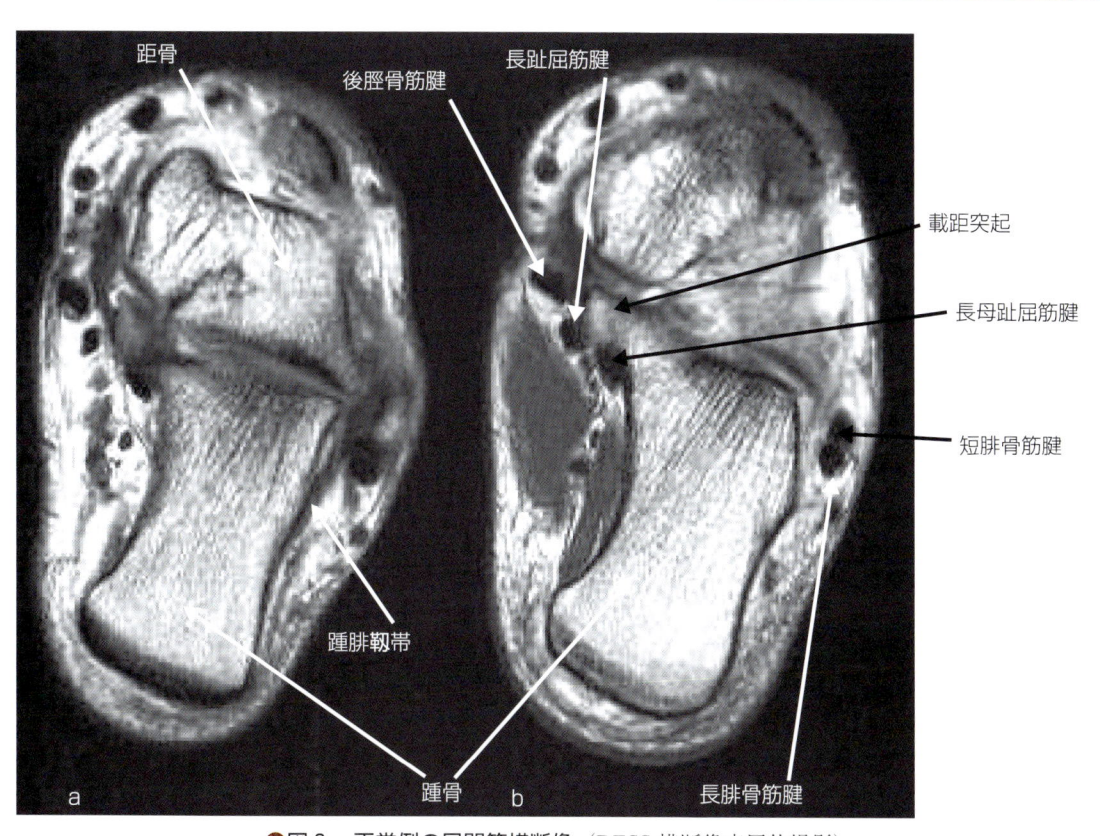

○図2 正常例の足関節横断像（DESS横断像底屈位撮影）

底屈位（ごく軽度でよい．患者の楽な程度の底屈にさせる）撮影の場合，距踵関節の関節面が水平になり，載距突起が連続して認められる．載距突起を基準にして内側の後脛骨筋腱，長趾屈筋腱，長母趾屈筋腱の同定を行う．

踵骨は体重の2/3を支持する．踵骨隆起後方にはアキレス腱，踵骨隆起内側突起には足底腱膜が付着する．これらの腱の運動や荷重負荷により，踵骨骨折を引き起こす．また脛骨天蓋部との関節を形成する距骨滑車は内がえし肢位により骨軟骨損傷を起こす場合がある．

舟状骨は難治性の疲労骨折を起こしやすい特徴がある．舟状骨は内側縦軸アーチの頂点に位置しており，荷重によりアーチが低下すると楔状骨と距骨に挟まれ，前後方向からの圧迫が起こる．このため疲労骨折を起こすとされる．

立方骨は第4，5中足骨と関節面を形成する．立方骨の単独骨折は極めて稀である．

楔状骨は内側から内側楔状骨，中間楔状骨，外側楔状骨があり，内側楔状骨は第1中足骨，中間楔状骨は第2中足骨，外側楔状骨は第3中足骨と関節を形成する．中間楔状骨は小さく，第二中足骨は他の中足骨と比較して長い．このため，第2中足骨は他の中足骨より運動による負荷がかかりやすく，疲労骨折や骨壊死を発症しやすい．

中足骨は疲労骨折の好発部位であり，特に第2，3中足骨に多い．第5中足骨は短腓骨筋腱の付着部があるため，この牽引による裂離骨折も疲労骨折も発生する．第5中足骨の骨折は治療効果が悪く偽関節化しやすい．

第1中足骨頭部，MTP関節領域には種子骨が2つ存在している．内側種子骨は分裂している場合がある．また疲労骨折も内側種子骨に多い．

中足骨と楔状骨，立方骨で作る関節をLisfranc関節，立方骨・舟状骨および距骨・踵骨で形成される関節面をChopart関節と呼ぶ（図3）．

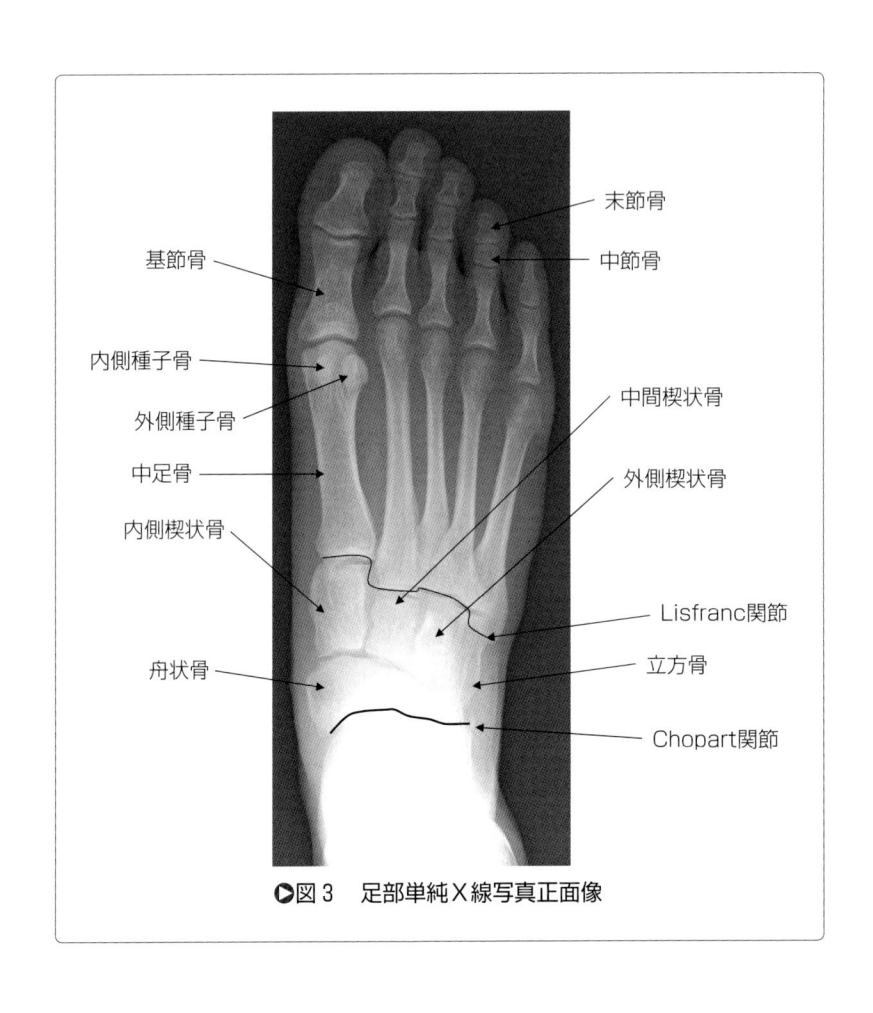

図3 足部単純X線写真正面像

section 2 | 発症する疾患

1 外側靱帯損傷 lateral ligament tear

内がえし捻挫で受傷する．前距腓靱帯が最も損傷しやすい（図4）．受傷直後は外果周囲の腫脹，疼痛を伴う．踵腓靱帯損傷を合併する場合は足関節不安定症へ進展し，膝崩れを起こすことがある．さらに受傷時の血腫が大きく足根洞へ及んだ場合は足根洞内の線維化などが起こり足根洞症候群を合併する．前脛腓靱帯損傷では背屈時に痛みや違和感を自覚する．後距腓靱帯や後脛腓靱帯の損傷は稀である．

MRIでは靱帯の連続性が追えず，周囲に液体貯留や軟部組織の腫脹を認める．内がえし捻挫に合併しやすい他の疾患（距骨滑車の骨軟骨損傷，三角靱帯損傷など）の否定もMRIで行う．内がえし捻挫の際，腓骨遠位端の裂離骨折を発生させ，外側靱帯そのものは保たれている場合もある．MRIでは裂離骨片の同定は困難なことが多いので，CTを追加する．

治療は保存的療法が第一選択である．運動選手など，早期のスポーツ復帰を望む場合では手術療法を選択することもある．

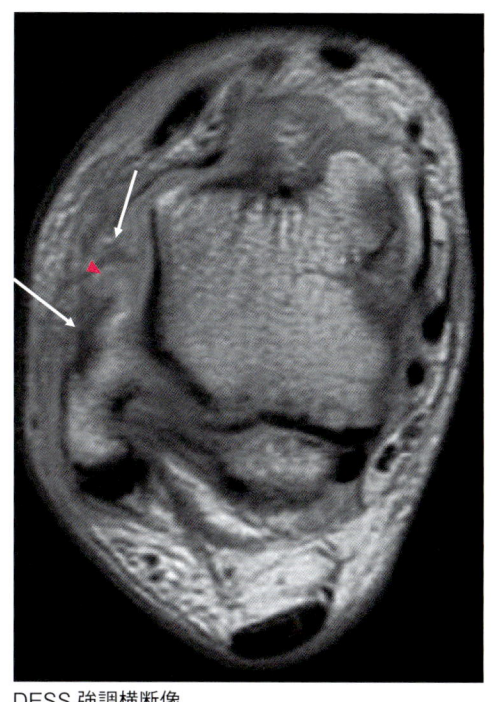

DESS 強調横断像

●図4　前距腓靱帯損傷（20歳代，男性）
サッカー中に捻挫する．腓骨遠位端前縁部より起始する前距腓靱帯の走行が追えず，断裂している（矢印）．断端部が矢印のごとく認められ，ギャップが存在するのがわかる（赤矢頭）．周囲に関節液の貯留を認める．

2 距骨滑車の骨軟骨損傷 osteochondral lesion of talus（OCD）

内がえし捻挫により，距骨滑車と脛骨天蓋部の間で衝突が起こることで発症する．距骨滑車の内側後方の損傷が多い．受傷早期は距骨滑車だけではなく脛骨天蓋部にも骨挫傷を認める．OCDの重症度を判断するものとしてAnderson分類がある．Anderson分類はstage Ⅰ～Ⅳまであり（表1），骨軟骨片が母床骨と連続性がある場合（Stage ⅡB，Ⅲの一部）は骨軟骨片が安定していると判断し骨軟骨接合術を施行する．骨軟骨片が不安定な場合（stage Ⅲの一部，Ⅳ）では骨軟骨片の摘出を行う．この場合は疼痛除去を目的としている．

単純X線写真では異常を指摘できないことが多い（図5a）．MRIでは距骨滑車に骨挫傷や軟骨化嚢胞の形成を認める（図5b）．さらに軟骨の変性や欠損の評価が重要であり，予後に大きく影響を与える．

◯表1　Anderson分類

- stageⅠ：骨挫傷のみ
- stageⅡA：軟骨化嚢胞の形成
- stageⅡB：骨軟骨片の母床骨からの不完全分離
- stageⅢ：骨軟骨片の完全分離，転位なし
- stageⅣ：骨軟骨片の完全分離，転位あり

骨軟骨片の不安定性の有無で分類する．stageⅡAはかつて存在しなかったが，MRIの登場とともに新たに追加された．骨軟骨片が安定であれば，骨接合を，不安定な場合は骨軟骨片の除去を行う．

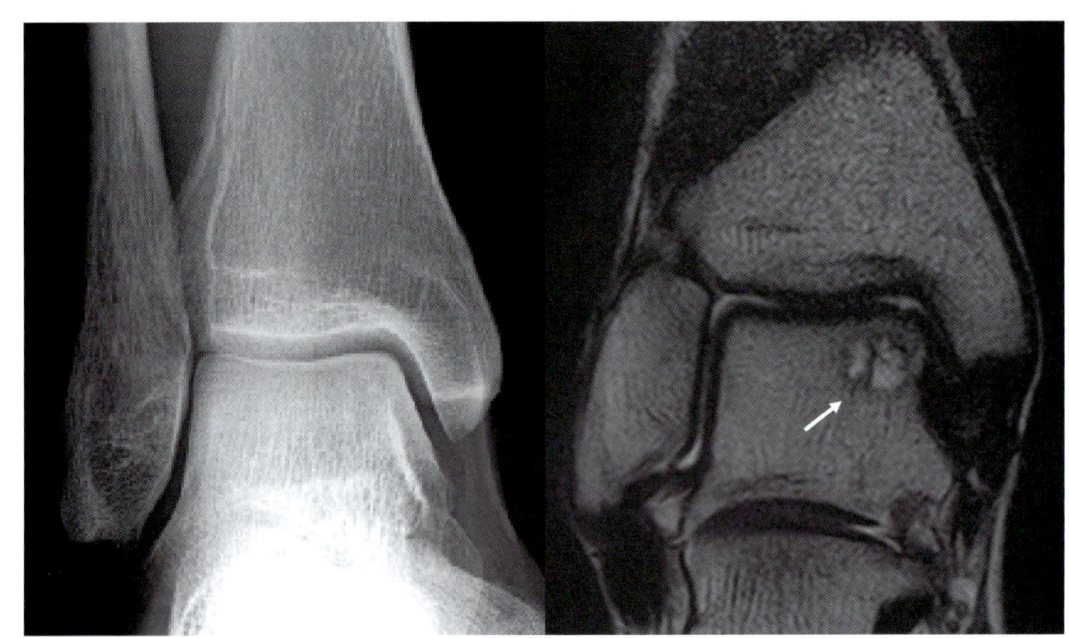

a．足関節単純X線写真正面像　　b．足関節MRI T2強調冠状断像

◯図5　骨軟骨損傷（30歳代，男性）

足の不快感，痛みで受診．
a．距骨滑車には明らかな異常は指摘できない．
b．距骨滑車の内側に嚢胞性腫瘤を認める．周囲には骨髄浮腫があり，関節面には骨の欠損がわずかに認められる．骨軟骨損傷であり，Anderson分類のstageⅡAに相当する．

3　三角骨障害 os trigonum disorder, os trigonum syndrome

　三角骨とは副骨の一つであり，距骨の後方に存在する．三角骨障害とは足部の底屈時に脛骨と踵骨との間に三角骨が挟まれ症状を呈することを指す．三角骨が存在しても痛みを伴わないものもあるので注意する．三角骨障害は後方インピンジメント症候群の原因疾患の一つでもある．三角骨のほかに距骨後部の軟部組織や，近傍を走行する長母趾屈筋腱が挟まれることもある．単純X線写真では距骨後方に円形や三角形を示す骨（三角骨）を認める．周囲の軟部組織の腫脹がみえることもある．MRIでは三角骨の骨髄浮腫や周囲に液体貯留を認める（図6）．長母趾屈筋腱と三角骨が足部の底屈位でともに挟み込まれている場合，長母趾屈筋腱の信号上昇や腱鞘内の液体貯留を認める．治療は三角骨の摘出である．

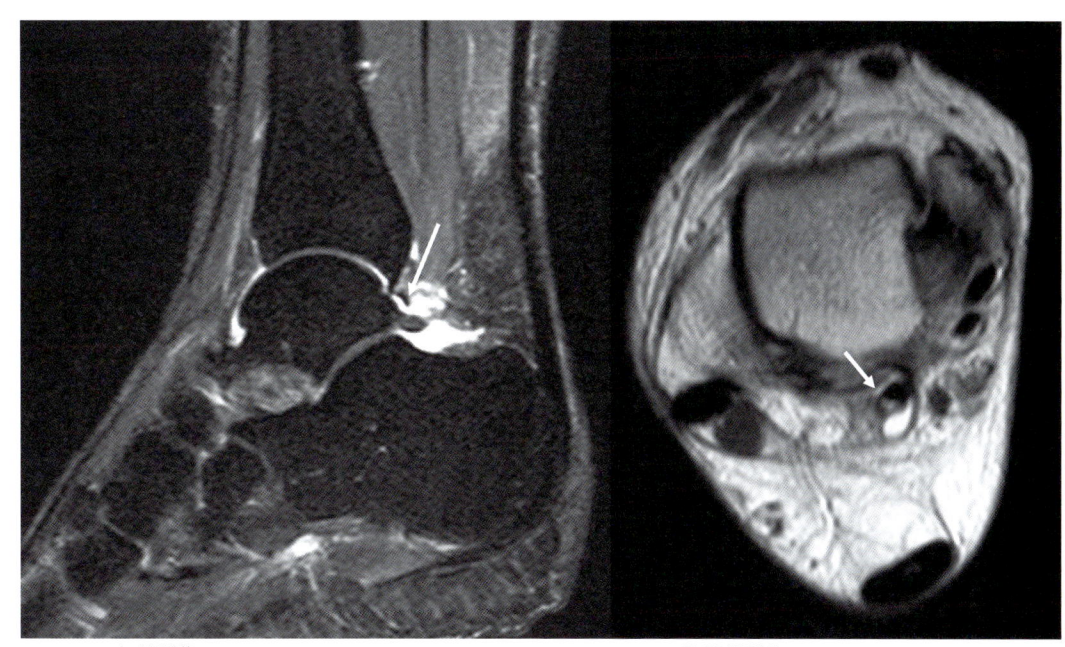

a．STIR 矢状断像　　　　　　　　　　　　　　b．T2 強調横断像

●図6　三角骨障害（20歳代，男性．サッカー部）

足関節の後方の痛みあり．
a．距骨後方に骨髄浮腫を呈する三角骨を認める（矢印）．周囲には液体貯留を認める．
b．長母趾屈筋腱（矢印）の信号上昇を認め変性が認められる．周囲の腱鞘内にも液体貯留があり，三角骨とともに長母趾屈筋腱の挟み込み（インピンジメント）があることが推測できる．

4 アキレス腱断裂 Achilles tendon rupture

　スポーツでの損傷が多い．腱の先行する変性により断裂を起こすとされ，10歳代よりスポーツ活動を盛んにしていた人が30歳代頃に断裂を発生させる．50歳代のアキレス腱断裂はスポーツとはあまり関係なく，日常生活で断裂を起こす．踏込やジャンプ動作で発生する．踵骨付着部から3〜6cm上方で断裂する（図7）．急性期の断裂の場合，保存的に治療を行う場合と手術療法と2つの選択があるが，どちらを選択したとしても適切に治療がなされれば，6か月後の結果は変わらない．保存療法は手術療法に比べて再断裂のリスクは高い．受傷後4週間以上治療をされずに経過した場合は陳旧性アキレス腱断裂であり，保存的治療での治癒は見込めない．アキレス腱再建術が選択される．

5 後脛骨筋腱機能不全症 posterior tibial tendon dysfunction

　後脛骨筋腱は内果の後方から足部へ向かって走行する腱で，内果の領域で急激に弧を描いて走行する．足部の運動で強い負荷を受けやすく，特に内果の領域では血流に乏しく変性を起こしやすい．肥満傾向の強い人に多く，高血圧や糖尿病，ステロイドの服用をしている患者などにも多い．後脛骨筋腱の変性や炎症のため患者は扁平足になり歩きにくさや足の疲れやすさを訴える．

　足部単純X線写真側面像では内側縦軸アーチの減弱を認める．MRIでは後脛骨筋腱の腫大や信号上昇，腱鞘内の液体貯留を認める（図8）．後脛骨筋腱の変性は腱の中央部分から始まる．変性が軽度

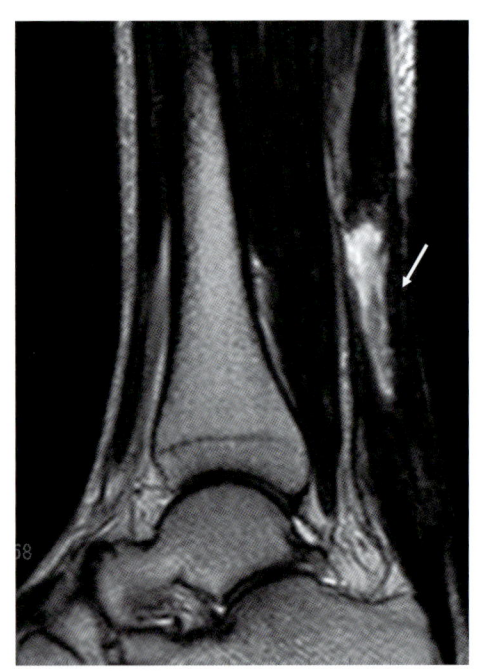

T2強調矢状断像

▶図7　アキレス腱断裂（20歳代，男性）

ふみこみ動作で受傷．アキレス腱の上部で筋腱移行部領域に帯状の高信号域を認め，アキレス腱断裂である（矢印）．アキレス腱の紡錘状の腫大を伴う．

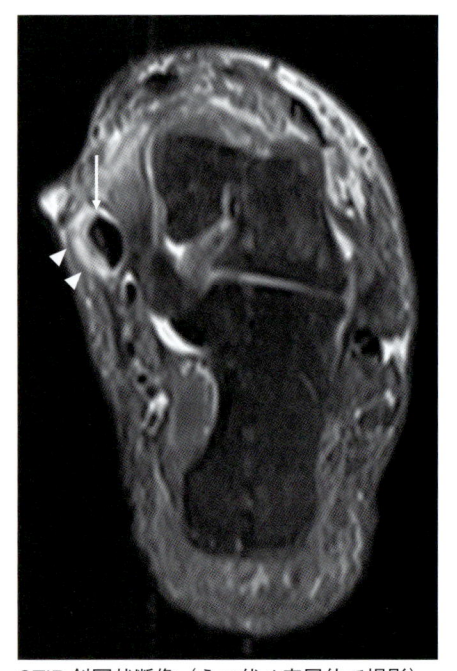

STIR斜冠状断像（うつ伏せ底屈位で撮影）

▶図8　後脛骨筋腱機能不全症（50歳代，女性）

偏平足で来院．後脛骨筋腱は長趾屈筋腱や長母趾屈筋腱と比較して腫大し，内部に線状の高信号域を認める．後脛骨筋腱の変性に一致する．周囲の腱鞘内にも液体貯留があり腱鞘炎も合併している．

であれば保存的療法（アーチサポート，減量）を選択するが，進行例では踵骨内側骨切り術や外側支柱延長術など，重症度に応じてさまざまな手術を考慮する．

6 中足骨疲労骨折 stress fracture of metatarsal

　マラソンランナーなどスポーツ選手に多い骨折であり，足部の使いすぎが原因で発生する．第2，3中足骨の骨幹部に多い．運動中に痛みを自覚するが，運動を止めると症状が軽減するため，発見が遅れやすい．早期の単純X線写真では骨折線は同定できず，2，3週間ほど経過すると，骨折部位に一致して層状の骨膜反応や仮骨が認められる．MRIでは，すべてのシーケンスで骨折線が低信号にみえる（図9）．骨折線の周囲には骨髄浮腫や中足骨の骨皮質の肥厚を認める．治療は運動を止めて安静にするだけでよい．

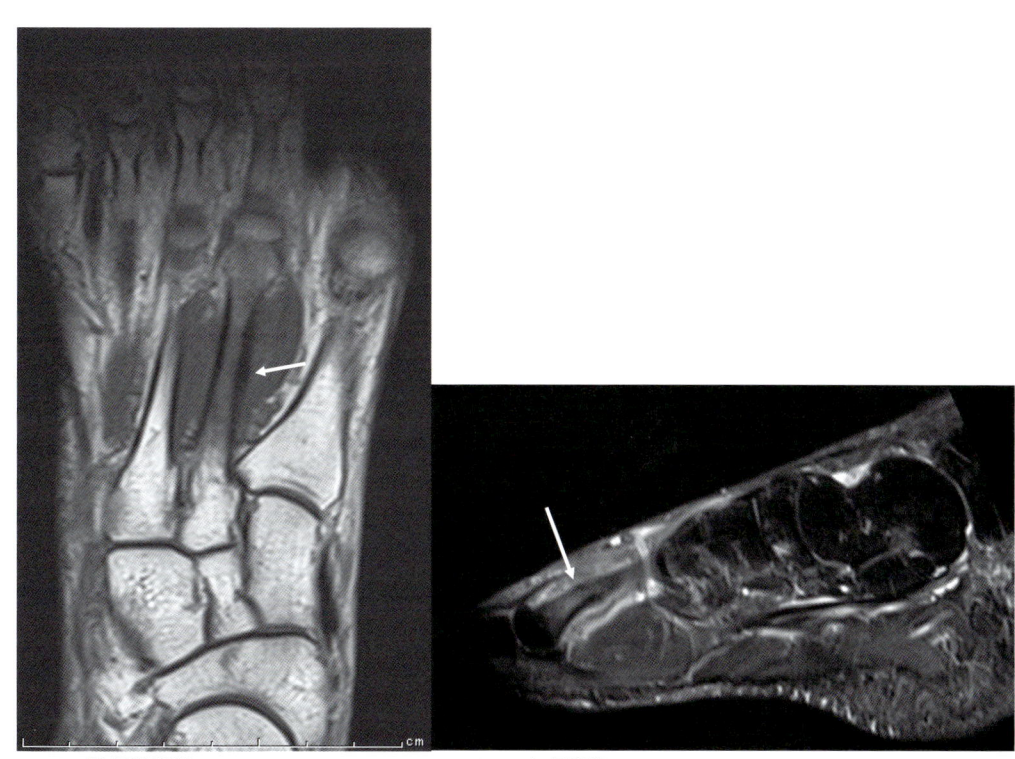

a．T1強調横断像　　　　　　　　　　　b．STIR矢状断像

▶図9　中足骨疲労骨折（20歳代，男性，陸上部で長距離ランナー）

a．第2中足骨の骨髄信号の低下があり，骨髄浮腫である．骨幹部の骨皮質の肥厚が認められ，骨膜反応である．
b．第2中足骨骨幹部に骨折線を認め（矢印）周囲に強い骨髄浮腫と軟部組織の浮腫を伴う．疲労骨折に相当する．

文　献

1）Bureau NJ, et al：MR imaging findings in seven patients. Radiology 215：497-503, 2000.
2）Sofka CM：Posterior ankle impingement：clarification and confirmation of the pathoanatomy. HSS J 6：99-101, 2010.
3）小橋優子，他：足の骨—捻挫のメカニズムと主な足外傷をさぐる—．画像診断 27：6-95, 2007.
4）藤井英夫，前澤範明：足診療マニュアル 第2版．医歯薬出版，pp147-152, 2004.

21 脊髄

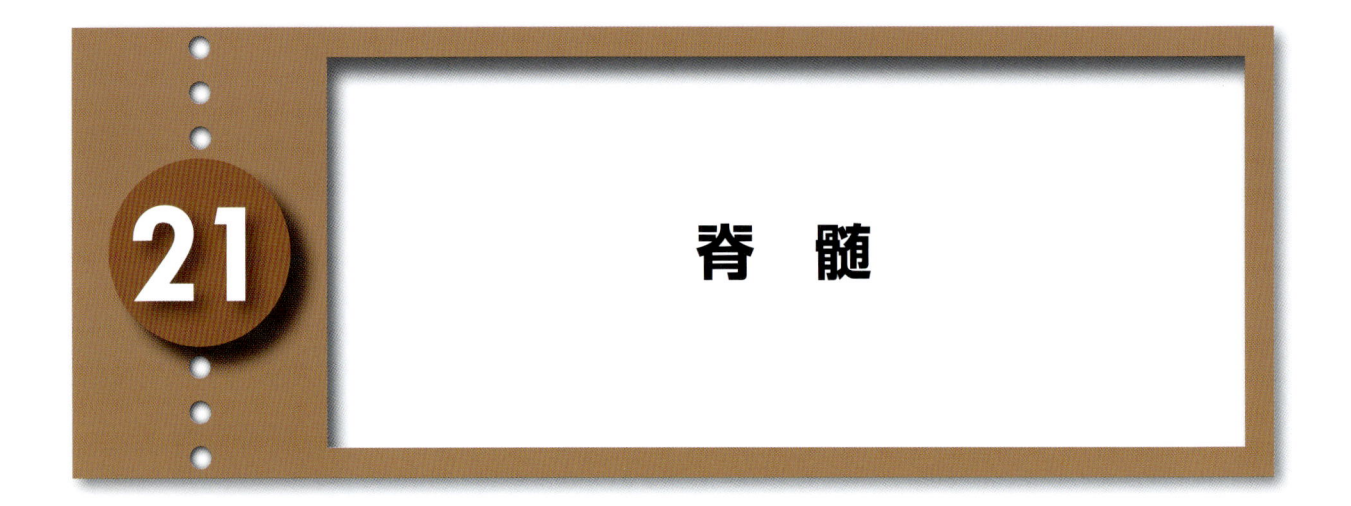

脊髄内部の病変を評価する画像診断法としてはMRIがほぼ唯一の手段である．脊髄の診断はそのためMRIで検出できる病変があるかどうかにかかっている[1]．

section 1 外傷性脊髄損傷

脊髄挫傷は非可逆性変化であり，軽度の髄内出血から完全な断裂までその程度は多様である．軽度な場合は出血ないし出血性壊死を伴う脊髄の微小循環の変調であり，24〜48時間後に最大となる．外傷後の浮腫は3〜6日後にピークとなる．浮腫は1〜2週間で消退し，血色素はしだいに吸収される．傷害を受けた部位は脱髄を起こす．中心部は壊死に陥り，辺縁部は反応性グリオーシスと血管増生を起こす．

脊髄外傷のMR所見は以下の2つに大きく分けられる．脊髄挫傷や髄内出血はMRでは細長いT1強調像，T2強調像での低信号であり，T1強調像ではしだいに高信号に変わる．脊髄浮腫はT1強調像で低ないし中等度信号であり，T2強調像で紡錘状の高信号である．両者の複合型もみられる．

section 2 圧迫による脊髄損傷

慢性的な圧迫による脊髄障害は圧迫による外傷なのか虚血なのか十分には明らかでなく，MRIでみられる脊髄圧迫部位のT2強調高信号は脊髄軟化症（myelomalacia）と呼ばれることが多い．頸椎では脊柱管が前後径で12 mm以下になると障害のリスクが大きくなる．症状は中心性脊髄症候群が特徴的である．

section 3　血流障害

　脊髄の脳表ヘモジデリン沈着症（superficial siderosis）は繰り返されるあるいは持続的な出血によるくも膜や軟膜でのヘモジデリン沈着である．MR ではヘモジデリンやフェリチンの沈着による軟膜表面での低信号の環（halo）をみる．
　脊髄梗塞で最も多いのが胸腹部の動脈瘤によるもので，解離性大動脈瘤では左に偽腔をもつものの頻度が高い．ちなみに 85% で前脊髄動脈は左肋間動脈から起こる．MR では脊髄の腫大と T1 強調像での高信号をみる．静脈梗塞の頻度は低い．比較的長い分節の及ぶ傾向がある（図1）．
　髄膜の動静脈奇形は血行障害の原因になり，脊髄に虚血を引き起こす．症状の進行をある程度制御できるので，診断は重要である．MRI 所見は異常血管と脊髄の虚血が並存し，複雑な所見を呈する（図2）[2]．

section 4　非感染性炎症

1　多発性硬化症 multiple sclerosis

　多発性硬化症は時間的・空間的に多発し，再発と寛解を繰り返す脱髄疾患である．発症年齢は平均 30 歳程度である．MRI 診断基準として，①1つ以上の造影病変あるいは9つ以上の T2 強調での高信号，②1つ以上の後頭蓋窩病変，③1つ以上の皮質下病変，④3つ以上の側脳室周囲病変のうち3つ以上を満たすものである．脊髄病変は MRI では 3 mm 以上で2分節以下，横断像では，腫瘤効果があってもわずかである．ミエリンの多中心性破壊によるもので，線状あるいは縦方向に伸びた信号変化を呈する（図3）[3]．造影の程度は病変の活動性による．

2　視神経脊髄炎 neuromyelitis optica（NMO）

　高度な視神経炎と脊髄炎が合併する病態で，3椎体以上にまたがる脊髄炎，脳 MRI 所見が多発性硬化症の診断基準を満たさないこと，NMO-IgG 抗体陽性の3項目のうち2つ以上を満たすことが診断確定の基準となっている．高齢発症で，女性に多い傾向がある．

3　急性横断性脊髄炎 acute transverse myelitis

　炎症と脱髄を主徴とする原因不明の単発性脊髄急性炎症性疾患の総称である．多発性硬化症に移行したり（特に1，2のレベルに局在するもの），ADEM（後述）のようにウイルス感染に関連する疾患や膠原病によるものも含まれる．脊髄圧迫を伴わない両側性病変であり，臨床経過は多様である．MRI では異常が検出されない場合が 40% ほどあるとされるが，脊髄の両側に及ぶ病変がみられ，特

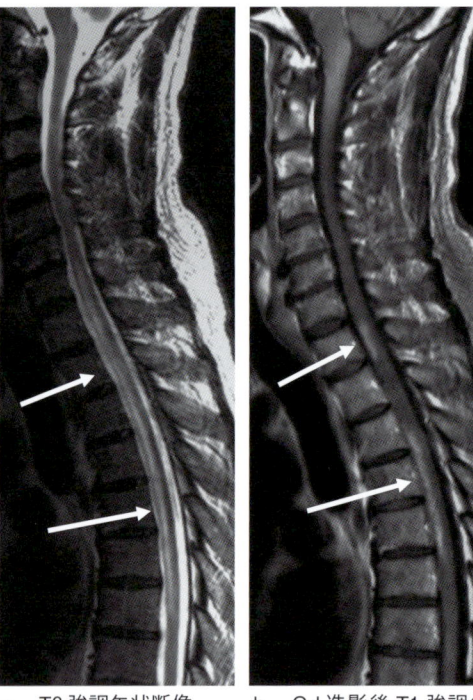

a．T2強調矢状断像　　b．Gd造影後T1強調矢状断像

▶図1　脊髄梗塞（66歳，男性）

第7頸椎から胸椎レベルにかけて多くのレベルの及ぶ脊髄のT2強調での高信号がみられる（矢印）．造影後の像では胸髄の飛び離れたレベルで脊髄の前方に沿った造影効果を認める（矢印）．多くのレベルに及ぶ信号の異常は梗塞に特徴的な所見である．

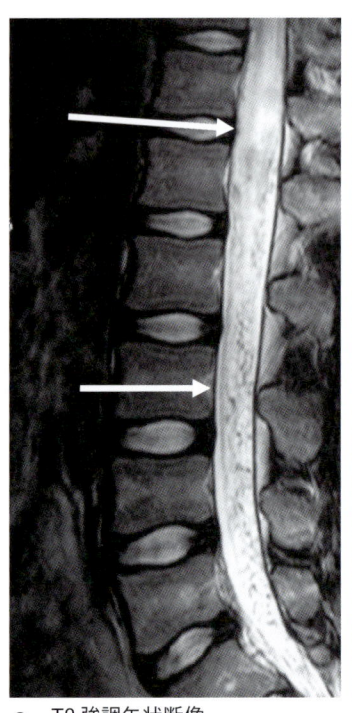

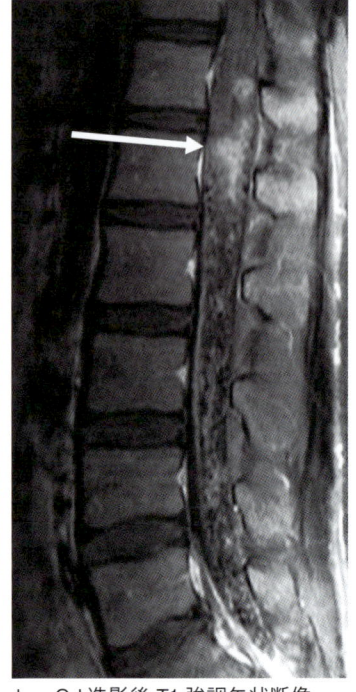

a．T2強調矢状断像　　b．Gd造影後T1強調矢状断像

▶図2　髄膜動静脈奇形による脊髄の虚血（15歳，男子）

腰椎レベルで脊柱管内に不整なflow voidを認める（矢印）．脊髄円錐の信号は不整に上昇している（矢印）．造影後の信号上昇は不整である（矢印）．

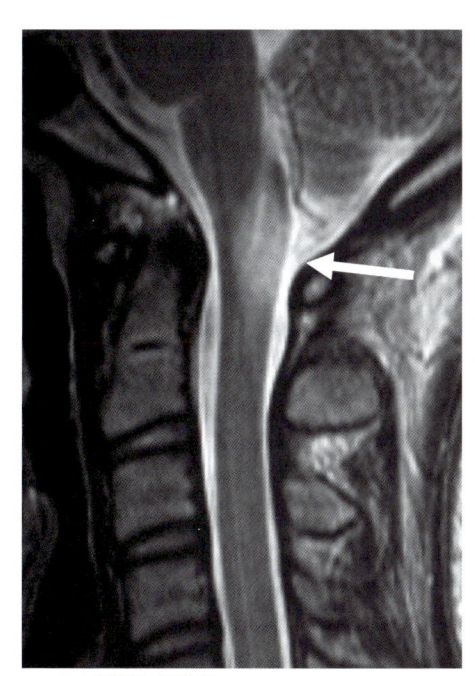

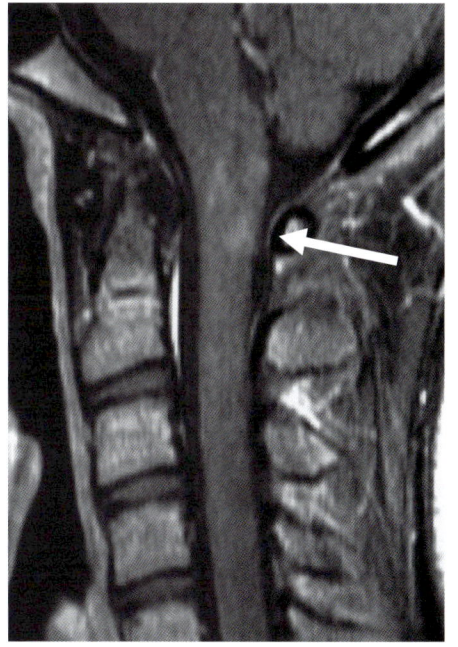

a．T2強調矢状断像　　　　　　　　　　b．Gd造影後T1強調矢状断像

▶図3　多発性硬化症（17歳，女性）
C1レベルの頸髄の背側にT2強調で信号上昇を認める（矢印）．造影効果は不均一である（矢印）．

に脊髄横断面の2/3以上を占めていれば多発性硬化症との鑑別点となる．脊髄腫大や造影剤による造影効果は多様である[4]．

4　亜急性壊死性脊髄炎 subacute necrotizing myelopathy

髄膜動静脈奇形と関連する頻度の高い進行性の脊髄症である．Foix-Alajouanine症候群の終末像とも考えられている．前項の疾患と異なり，経過は遷延する．MRIでは紡錘形の腫脹と浮腫をみる．造影効果は脊髄の壊死組織周囲と異常血管にみられる．脊髄の所見自体は非特異的である．

5　急性散在性脳脊髄炎 acute disseminated encephalomyelitis（ADEM）

自己免疫との関連が病因とされる炎症性脱髄性疾患であり，ウイルス感染に続発する．原因疾患としては麻疹が最も多いが，風疹，水痘などでもみられ，感染の1～2週後に発症し1か月程で自然軽快する．出血壊死から致死的になることがある．多発性硬化症に類似するが，単発性病変の経過により臨床的に鑑別される（図4）．

6　放射線脊髄症 radiation myelopathy

50～70Gyないしそれ以上の放射線照射により，数か月から数年の無症状の時期を経て発症する進行性の亜急性ないし慢性脊髄症である．放射線照射後8か月以内にはMRIで脊髄腫大，浮腫，造影

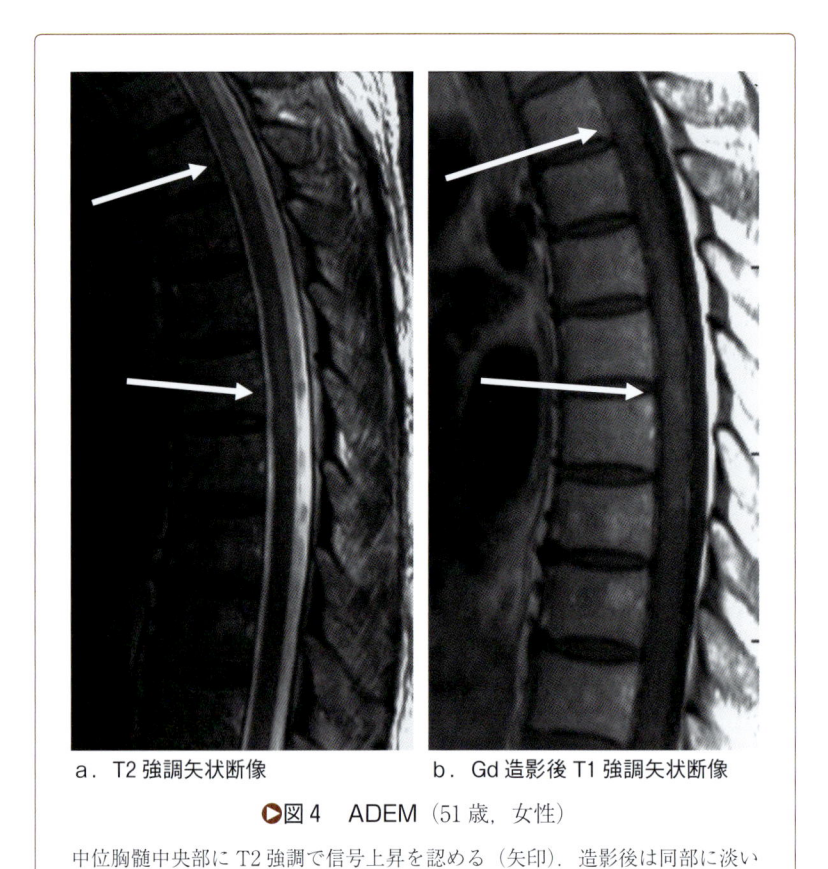

a．T2強調矢状断像 b．Gd造影後T1強調矢状断像

●図4　ADEM（51歳，女性）

中位胸髄中央部にT2強調で信号上昇を認める（矢印）．造影後は同部に淡い不整な信号上昇を認める（矢印）．

効果がみられ，それ以降では萎縮が徐々に進行，数年で固定化する．造影効果はやがて減弱する．

section 5　感染症

1　ウイルス感染

❶ **AIDS**：AIDSにおける脊髄病変の頻度は高く，特にvacuolar myelopathyが最も多い．これは脊髄の側索と後索，特に薄束を特に侵す．ビタミンB_{12}欠乏との関連が示唆されている．好発レベルは中下部胸髄で，左右対称の病変である．MRIでは脊髄の萎縮とT2強調像での信号上昇が知られているが，通常は造影されない．

❷ **human T-cell lymphotrophic virus type 1（HTLV-1）**：免疫機構の関与によると考えられるHTLV-1 associated myelopathy（HAM）とtropical spastic paraparesis（TSP）の2つの病型がある．HTLV-1感染の0.25％に起こるとされている．HAMの脊髄疾患の頻度は低いが，進行は遅く脊髄の萎縮と信号異常を引き起こす．脊髄の全般性の腫大とT2強調像での信号上昇，造影効果が知られている．脊髄の前，側方に発生する傾向がある．

❸ **Herpes**：varicella-zoster virus（VZV）の感染は免疫機能低下により起こりやすい．大部分はウイルスの再活性化による脊髄炎と考えられている．胸髄レベルに好発し，典型的には脊髄後角に

発症し，軸索に沿って脊髄後方を伸びる形態をとる．後方に強い信号異常と脊髄腫脹，造影効果が特徴的であるとされる．
❹ cytomegalovirus：多発性脊髄神経根炎の形をとり，円錐と馬尾の神経根を侵す．MRI では馬尾や神経根の肥厚・癒着と造影効果をみる．これはくも膜炎や髄膜炎との鑑別が問題となる．
❺ poliomyelitis：予防接種により今日では稀であるが，脊髄の限局性腫大と，前角の病変が特徴的である．

2 細菌感染

化膿性脊椎炎の硬膜内進展は稀であり，多くは菌血症に続発する．起炎菌としては Staphylococcus と Streptococcus が最も多い．広汎な炎症性変化から，膿瘍形成に変化するパターンがみられる．

3 寄生虫

❶ Schistosoma：S. mansoni による脊髄炎は，泌尿器系の感染から脊椎静脈網，そして脊髄に波及する．急性横断性脊髄炎を引き起こすものと内に肉芽腫形成をきたすもの 2 病型がある．
❷ Toxoplasma：免疫機能不全に随伴し，脊髄での膿瘍形成が知られている．

section 6 肉芽腫性炎症

結核と梅毒が主体であるが今日では稀で，非感染性脊髄炎と病理学的にも MRI 画像の上でも類似の所見を呈する．脊髄腫脹と脊髄や髄膜の造影効果を認めるが，ともに特異性には乏しい．
❶ 結核：脊髄炎は脳と同じで，結核腫と乾酪壊死による膿瘍形成の 2 病型がある．MRI では虚血性変化により浮腫や腫脹が著しい場合がある．
❷ 梅毒：脊髄実質中央部の炎症は稀であり，髄膜や軟膜直下の血管の炎症や，脊髄末梢の病変を起こす傾向がある．血管病変による虚血性変化を伴うことがある．
❸ サルコイドーシス（sarcoidosis）：これは非感染性炎症であり，中枢神経を冒す頻度は 5％ほどである．特に頸髄，胸髄レベル，髄内の神経根部付近に腫瘍に類似した所見を呈すると報告されている．

section 7　脊髄腫瘍

1　髄内腫瘍

❶ 星細胞腫（astrocytoma）

原発性脊髄腫瘍の6～8%を占める．20～30歳代に発生のピークがある．小児でやや多い（59%）．脊髄腫大をみることが通常であり，稀に外方に伸び出すような発育をする．時に脊髄のほぼ全長に及ぶ．大多数（7～92%）は低グレード（grade I or II）である．MR所見としてはT1強調像で脊髄の紡錘形の腫大を起こすが，腫瘍部分は中等度ないしやや低信号を呈する．T2強調像で腫大した脊髄内の局在性の高信号をみる（図5）．嚢胞や空洞形成の合併が多い．Gdでいくぶん造影されるが，20～30%で造影されないものが存在する[5]．

❷ 上衣腫（ependymoma）

下部脊髄，脊髄円錐や終糸に好発する（50%）．粘液乳頭状型（myxopapillary type）が最も多い．成人では最も多く，30～40歳代に好発する．MR所見としては脊髄の腫大あるいは結節状の髄外腫瘤としてみられる．T1強調像で低ないし中等度信号，T2強調像で高信号を呈する．出血によるヘモジデリンやフェリチンの沈着の頻度は高く，星細胞腫との鑑別に役立つといわれる．空洞形成を伴うことがある（46%）（図6）．

❸ 神経節膠腫（ganglioglioma）

30歳以下で発症する．脊髄発生は稀で，非特異的所見を呈する充実性腫瘍である．

❹ 血管芽腫（hemangioblastoma）

von Hippel-Lindau病（VHL）に合併することが多い．脳・脊髄の血管芽腫患者の1/4がVHLであり，またVHL患者の1/3が血管芽腫をもつとされる．最も多い画像所見は造影される結節をもつ髄内嚢腫性病変である．嚢腫成分は本腫瘍の67%にみられる．好発部位は胸髄（51%），頸髄（41%）である．MR所見は脊髄の腫大で，時に嚢胞を伴う．腫瘍本体はGdでよく造影される．

❺ その他の腫瘍

悪性リンパ腫や転移は脊髄にも発症するが，その頻度は低い．MRI所見は概して非特異的である．転移性腫瘍の原発巣としては肺癌と乳癌が多い．

2　硬膜内髄外腫瘍

神経鞘腫・神経線維腫と髄膜腫の頻度が最も高い．それ以外には粘液乳頭状上衣腫があげられる．

section 8　鑑別診断

脊髄の髄内病変では炎症と腫瘍，血管障害の所見が類似しており，経過や抗炎症剤・抗生物質など

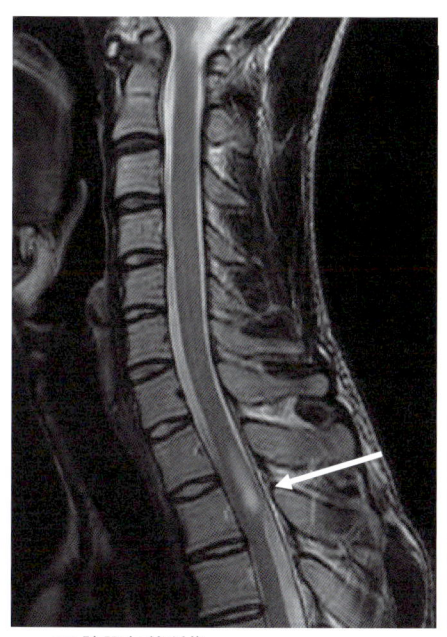

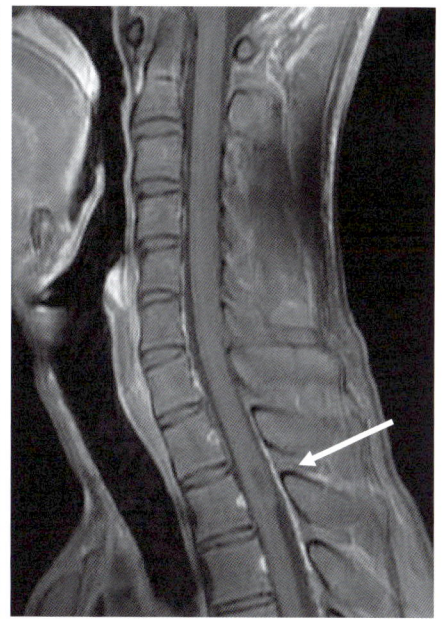

a．T2強調矢状断像　　　　　　　　　　b．Gd造影後T1強調矢状断像

◯図5　星細胞腫（23歳，男性）

Th1-2レベルで脊髄の腫脹と信号上昇を認める（矢印）．造影効果はみられない（矢印）．

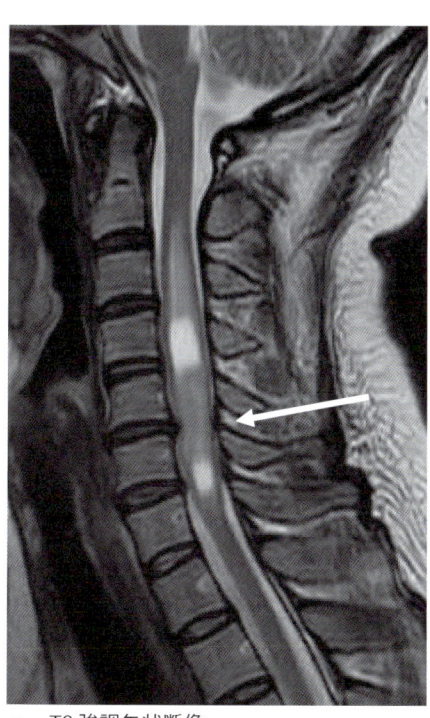

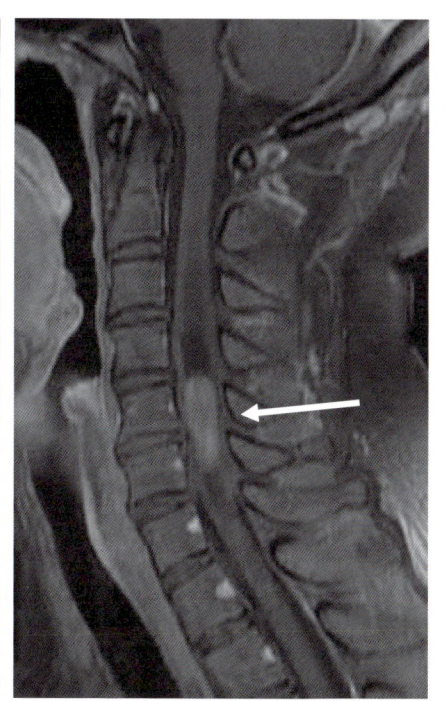

a．T2強調矢状断像　　　　　　　　　　b．Gd造影後T1強調矢状断像

◯図6　上衣腫（44歳，女性）

C5-6レベルで脊髄の中央に中間信号の病変（矢印）がみられ，その上下に空洞症と考えられる液体貯留を認める．頸髄は全体に腫脹している．腫瘍部分は造影されている（矢印）．

○図7 脊髄病変の横断面での部位による鑑別診断[3]

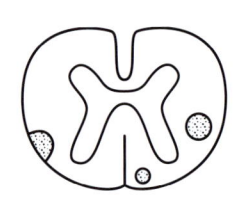

末梢(2分節以下)
MS

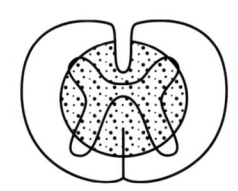

中心(3分節以上)
transverse myelitis
parainfectious myelitis
ischemia, NMO, AVM

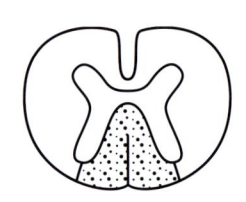

後柱
B$_{12}$ deficiency

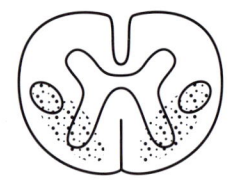

側索ないし後側索
HTLV 1
AIDS (vacuolar myelitis)

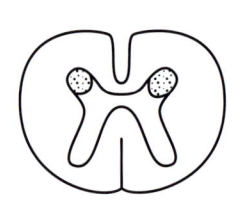

前角
Picornavirus (polio)
Flavivirus (Japanese encephalitis)

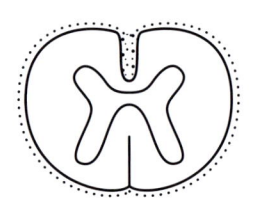

髄膜造影
Tbc, sarcoidosis, syphilis
CMV, Schistosoma

○表1 鑑別診断[6]

1型	T2強調像での信号異常と腫瘤状の造影効果 各種の髄内腫瘍，脊髄梗塞に加えて，結核，真菌，寄生虫感染，サルコイドーシス，免疫関連ないし原因不明の脊髄炎，多発性硬化症
2型	T2強調像での信号異常と斑状，広汎かつ不均一なあるいはそれ以外の非腫瘤状の造影効果 星細胞腫，上衣腫，リンパ腫や脊髄梗塞，髄膜の動静脈奇形に加えて，Herpes, HIV, 結核，真菌，寄生虫感染，サルコイドーシス，免疫関連ないし原因不明の脊髄炎，放射線脊髄炎，多発性硬化症
3型	造影効果のないT2強調像での信号上昇 星細胞腫，脊髄梗塞，髄膜の動静脈奇形に加えて，多発性硬化症，梅毒，ループス，免疫関連ないし原因不明の脊髄炎，放射線脊髄炎．また各種変性疾患，運動ニューロン病，外傷後，脊椎症性ミエロパチーも含まれる
4型	T1, T2強調像における高信号と低信号の混在 出血を伴う上衣腫，星細胞腫および転移，そしてメラノーマの転移に加えて，海綿状血管腫，動静脈奇形，外傷
5型	髄膜の造影効果を伴う髄内病変 転移，リンパ腫，白血病に加えて，細菌，結核，真菌，二次性梅毒，胞虫症，サルコイドーシス，免疫関連ないし原因不明の脊髄炎
6型	びまん性の脊髄萎縮で信号異常の有無を問わない adrenoleukodystrophy, adrenomyeloneuropathyなどの先天性疾患，多発性硬化症，運動ニューロン病，外傷後，AIDS vacuolar myelopathy

の治療効果により診断可能となる場合が稀ではない．MRI所見による画像の特徴からはある程度の鑑別が可能ではあるが，非特異的所見を呈することが稀ではない（図7）[4]（表1）[6]．

文　献

1) Wong SH, Boggild M, Enevoldson TP, Fletcher NA: Myelopathy but normal MRI: where next? Pract Neurol 8: 90-102, 2008.
2) Krings T, Geibprasert S: Spinal dural arteriovenous fistulas. AJNR Am J Neuroradiol 30: 639-648, 2009.
3) Bot JC, Barkof F: Spinal-cord MRI in multiple sclerosis: conventional and nonconventional MR techniques. Neuroimaging Clin N Am 19: 81-99, 2009.
4) Goh C, Phal PM, Desmond PM: Neuroimaging in acute transverse myelitis. Neuroimaging Clin N Am 21: 951-973, 2011.
5) Seo HS, Kim J-H, Lee DH, et al: Nonenhancing intramedullary astrocytomas and other MR imaging features: a retrospective study and systematic review. AJNR Am J Neuroradiol 31: 498-503, 2010.
6) Bourgouin PM, Lesage J, Fontaine S, et al: A pattern approach to the differential diagnosis of intramedullary spinal cord lesions on MR imaging. AJR 170: 1645-1649, 1998.

日本語索引

あ

亜急性・慢性骨髄炎	98
亜急性壊死性脊髄炎	207
アキレス腱断裂	201, 202
悪性線維性組織球腫	32
悪性リンパ腫	21, 35, 119
足関節	196
亜脱臼	2
圧迫骨折	5, 8, 92, 93, 138, 139
圧迫による脊髄損傷	204
アミロイド関節症	44, 68, 69

い

異骨症	77
異常ヘモグロビン症	70
異所性石灰化	64
一過性大腿骨頭萎縮症	50, 181, 182
異方性度	58
インピンジメント症候群	154

う

烏口上腕靱帯	152
打ち抜き像	117

え

炎症性変形性関節症	43
円錐状骨端	80
円板状半月	185

お

横骨折	5
黄色靱帯骨化症	89, 136, 141
横突起骨折	131
横紋筋肉腫	33

か

外骨腫型	20
外傷スクリーニングCT	4
外傷性脊髄損傷	204
回旋	7
外側尺側側副靱帯	162
外側靱帯損傷	199
外側側副靱帯	162, 196
外側側副靱帯損傷	163
外転外旋位	158
解剖頸骨折	154
開放骨折	5
海綿状血管腫	28
外来腱	196
過外転症候群	147
過屈曲涙滴骨折	133
過伸展涙滴骨折	133
肩関節前方脱臼	157
肩関節脱臼	155
滑液包	29
褐色腫	64
滑膜骨軟骨腫症	44
滑膜肉腫	33, 34
滑膜嚢腫	29
化膿性関節炎	102
化膿性股関節炎	52
化膿性脊椎炎	92, 105, 143, 209
鎌状赤血球症	70
顆粒球性肉腫	116
仮肋	145
ガングリオン	29, 30, 174
環軸関節亜脱臼	129, 136
環軸関節回旋位固定	129
環軸関節亜脱臼	130
関節外骨折	5
関節血症	2
関節脂肪血症	2, 3
関節上結節	152
関節唇損傷	157, 158
関節突起間（峡部）すべり症	89
関節内骨折	5
関節リウマチ	36, 38, 39, 137, 173
関節リウマチ分類新基準	37
完全骨折	5
乾癬性関節炎	40, 41
感染性仙腸関節炎	178, 179
環椎後頭関節脱臼	128, 130
環椎破裂骨折	129, 131
嵌入骨折	7, 8
陥没骨折	7, 8

き

基質	13
偽性副甲状腺機能低下症	65
偽痛風	67
牛角状集積	149
急性横断性脊髄炎	205
急性化膿性関節炎	103
急性化膿性骨髄炎	97, 98
急性化膿性脊椎炎	105
急性骨髄性白血病	115
急性散在性脳脊髄炎	207
急性リンパ性白血病	116
急速破壊型股関節症	50, 183
胸郭	145
胸郭出口症候群	147
胸郭動揺	146
胸骨骨折	146
強直性脊椎炎	39, 40, 143, 144
強直性脊椎骨増殖症	89
胸肋鎖骨肥厚症	148, 149
棘下筋腱	152
棘上筋腱	152
棘突起骨折	131
距骨滑車骨軟骨損傷	199
距腿関節	196
近位肢節型CDP	80
近位橈尺関節	160
筋肉内血管腫	28
筋肉内脂肪腫	27

く

隅角解離	91
楔状骨折	5, 7
屈曲	7
屈筋支帯	172
くる病	61, 62

け

頸椎	128
頸椎症	134
頸椎椎間板ヘルニア	134, 135
外科頸骨折	154
結核	209
結核性関節炎	102, 104
結核性脊椎炎	106, 107, 143
血管芽腫	210
血管腫	27
月状骨壊死	170
結晶誘発性関節炎	65
血清反応陰性関節炎	39
血清反応陰性脊椎関節症	143
結節性偽痛風	67
血友病性関節症	42
肩甲下筋腱	152
肩甲上腕関節	152
腱鞘巨細胞腫	26, 31, 174
腱靱帯付着部症	40
腱性マレット変形	171

原発性骨髄線維症	71, 114
原発性骨粗鬆症	57
原発性骨粗鬆症診断基準	57
原発性脊椎腫瘍	92
原発性肥厚性骨関節症	72
腱板	152
腱板疎部	152, 153
腱板断裂	157
肩峰下関節（上腕上方関節）	153

こ

後外側支持機構	190
後外側支持機構損傷	189, 190
後胸筋間隙	147
後脛骨筋腱機能不全症	201, 202
後十字靱帯断裂	188
後縦靱帯骨化症	89, 135, 136
鉤突関節	128
高分化型脂肪肉腫	31, 32
後方脱臼	156
骨 Paget 病	72
骨異形成	77
骨異形成症	77
骨壊死	45
骨化性筋炎	30, 31
骨化・石灰化	13
骨幹端異形成	83
骨幹端骨折	3
骨幹部骨折	3
骨梱	97
骨強直	143
骨巨細胞腫	19, 20
骨形成不全症	80, 81
骨減少	57
骨硬化症	70
骨挫傷	5, 6
骨侵食	36
骨髄異形成症候群	113
骨髄炎	96, 99
骨髄脂肪転換	110
骨髄線維症	70, 115
骨髄浮腫	60
骨髄浮腫症候群	181
骨髄不全症候群	113
骨性マレット変形	171
骨折	2, 177
骨粗鬆症	57, 143
骨大理石病	71
骨端異形成症	83
骨端症	45
骨端線損傷	10, 12
骨端部骨折	3
骨島	73
骨軟化症	61, 62
骨軟骨骨折	10
骨軟骨腫	14, 15
骨軟骨損傷	10, 200
骨肉腫	19, 20
骨盤骨折	179
骨盤骨変形	62
骨斑紋症	72, 74
骨膜下骨吸収像	64
骨膜反応	13
骨梁間転移	22
骨梁連結性	58
混合型硬化性骨異形成症	74

さ

再生不良性貧血	113
再転換	110
鎖骨骨折	146
坐骨神経痛	86
サルコイドーシス	42, 209
三角骨障害	200, 201
三角靱帯	196
三角線維軟骨複合体	169, 170
三次性副甲状腺機能亢進症	63
三尖臼蓋	79

し

シートベルト骨折	140
色素性絨毛結節性滑膜炎	44
軸椎関節突起間骨折	129
耳口蓋指症候群	83
視神経脊髄炎	205
歯槽硬線消失	64
膝蓋骨脱臼	191
膝関節特発性骨壊死	52
歯突起形成不全	136
歯突起骨	136
歯突起骨折	129, 132
歯突起低形成	137
脂肪腫	27
脂肪肉腫	31
斜角筋三角	147
斜角筋症候群	147
斜骨折	5
尺骨突き上げ機序	169
シャベル作業者骨折	131, 134
縦隔血腫	147
縦骨折	5
舟状骨骨折	3, 172
手根管	172
手根管症候群	70, 172
腫瘤状石灰化症	67
上衣腫	210, 211
小円筋腱	152
小結節骨折	154
症候性骨壊死	45
照射	123
照射後	125
掌蹠膿疱症性骨関節症	148
上・中・下関節上腕靱帯	152
小児虐待	12
上腕骨亜脱臼	154
上腕骨外側上顆炎	167
上腕骨顆上骨折	163, 164
上腕骨近位端骨折	154
上腕骨骨端線離開	154
上腕骨大結節骨折	155
上腕骨内側上顆炎	165
上腕骨内側上顆剥離骨折	165, 166
神経根引き抜き損傷	132, 134
神経障害性関節症	43
神経鞘腫	28, 29
神経節膠腫	210
神経線維腫	28
神経線維腫症Ⅰ型	28
腎性骨異栄養症	70
靱帯骨棘	143
靱帯付着部	149
真肋	145

す

椎体骨折	60
椎体変形半定量評価法	59
髄内出血	204
髄膜動静脈奇形	206
頭蓋底陥入	136
ストレス骨折	9
スフィンゴ脂質症	75
すべり症	89

せ

星細胞腫	210, 211
脆弱性骨折	9, 177
脊索腫	22, 23
脊髄梗塞	205, 206
脊髄挫傷	204
脊髄腫瘍	92
脊髄軟化症	204
脊柱管狭窄	88, 142
脊椎異形成	83
脊椎すべり症	89
脊椎分離症	89
石灰化滑液包炎	67
石灰化腱炎	67
石灰沈着性腱炎	68
石灰沈着性腱板炎（石灰性腱炎）	158
線維芽細胞増殖因子 23	61
線維腫症	29
線維性骨異形成	16, 17
線維性骨皮質欠損	14
前距腓靱帯	196
前距腓靱帯損傷	199
仙骨化	143

日本語索引 | 217

潜在骨折	3, 4
漸次置換	46
前十字靱帯断裂	185, 187
線条骨症	74
全身性エリテマトーデス	41
仙腸関節炎	177, 178
先天性すべり症	89
先天性脊椎骨端異形成症	81
先天性脊椎骨端異形成症グループ	78
前方脱臼	155
前方脱臼骨折	141
前リンパ球性白血病	117

そ

総伸筋腱	162
造骨型骨転移	23
ゾーン現象	30, 31
足関節	196
足底線維腫症	30, 31
続発性	45
続発性副甲状腺機能亢進症	63
続発性副甲状腺機能低下症	65
側副靱帯	163
阻血性壊死	45
塑性変形	11
塑性彎曲骨折	10

た

大結節骨折	154
胎児型	33
大腿骨頸部骨折	179, 180
大腿骨頭壊死	181
大腿骨頭壊死症	46
大腿骨頭軟骨下脆弱性骨折	47, 49
大腿骨頭無腐性壊死	182, 183
大理石病	70
脱臼	2
脱臼骨折	3, 6, 140
股臼底突出	62
脱出	141
脱分化型脂肪肉腫	32
多発性硬化症	205, 207
多発性骨髄腫	117, 118, 119
多発性骨軟骨腫症	20
多発性内分泌腺腫症	63
短縮	7
単純性股関節炎	52
短肋骨異形成症	80

ち

致死性骨異形成症	78, 79
窒息性胸郭異形成症	80, 82
肘関節	160
中心性脊髄症候群	204

中足骨疲労骨折	202, 203
肘部管	162
超音波減衰率	58
超音波骨密度測定法	58
超音波伝播速度	58
腸骨低形成	83
長頭腱滑車	152
治療後	123

つ

椎間関節滑膜嚢腫	88
椎間関節症	88
椎間関節脱臼骨折	129
椎間板疾患	88
椎間板ヘルニア	142
椎間板変性疾患	88
痛風	43, 65
痛風結節	66

て

低フォスファターゼ症	62
デスモイド型	29
転位	2
転移性骨腫瘍	22, 72
転換	109
電撃傷	125
点状軟骨異形成症	80

と

頭蓋底陥入	136
橈骨頭骨折	164
凍傷	126
透析アミロイドーシス	69
透析アミロイド症	64
透析アルミニウム症	64
橈側側副靱帯	162
特発性骨壊死	45, 52
特発性大腿骨骨壊死	53
特発性大腿骨頭壊死	46, 47, 48
特発性大腿骨頭壊死症	46, 48, 49
特発性副甲状腺機能低下症	65
突出	141

な

内側側副靱帯	162, 196
内側側副靱帯断裂	188, 189
内軟骨腫	14, 16, 173
軟骨下骨骨折	46
軟骨芽細胞腫	18
軟骨下脆弱性骨折	53, 181, 182, 183, 192
軟骨下透亮像	51
軟骨石灰化症	66
軟骨低形成症	78, 79

軟骨肉腫	20, 21
軟骨無形成症	78, 79
軟骨無発生症2型	78

に

II型コラーゲングループ	78
二次性骨髄線維症	114
二次性肥大性骨関節症	73
二重エネルギーX線吸収測定法	58
二分脊椎（脊椎破裂）	143
尿酸ナトリウム結晶	65

ね

熱傷	125
粘液型脂肪肉腫	32
粘液線維肉腫	33, 34
粘液乳頭状型	210
粘液乳頭状上衣腫	210

の

| 濃化異骨症 | 72 |
| 脳表ヘモジデリン沈着症 | 205 |

は

杯状陥凹	62
杯状変形	83
梅毒	209
ハイドロキシアパタイト結晶	65
ハイドロキシアパタイト結晶沈着症	67
背部弾性線維腫→弾性線維腫を見よ	26
破壊性脊椎関節症	69, 70
刷毛状変化	62
バケツ柄状断裂	184, 187
発育性股関節形成不全	179, 182
白血病	116
パラテノン	196
破裂骨折	139, 140
半月板関節包分離	184
半月板垂直断裂	186
半月板水平断裂	186
半月板断裂	184, 185
半月板軟骨類似体	170
パンスキャン	4
パンヌス	36
反応性関節炎	41

ひ

非 Hodgkin リンパ腫	35, 119, 120
非感染性仙腸関節炎	178
被虐待児症候群	12
非骨化性線維腫	14, 17
腓骨頭裂離骨折	189

肘関節	160		ほ		溶骨型骨転移	23
ビスホスホネート関連顎骨壊死	55	放射線骨壊死	56	腰椎すべり症	143
皮膚骨膜肥厚症	72	放射線骨炎	55, 122	腰椎椎間板ヘルニア	140
非 Hodgkin リンパ腫	35, 120	放射線照射	124	腰椎分離症	90
肥満細胞症	72	放射線脊髄症	207	腰痛症	86, 87
びまん性特発性骨増殖症	136, 144	放射線誘発腫瘍	125	腰部脊柱管狭窄症	140
びまん性特発性増殖症	143	胞巣型	33		
病的骨折	7, 8, 60, 92	胞巣状軟部肉腫	35	ら行	
疲労骨折	9	膨隆骨折	10, 11	ライソゾーム蓄積症	75
ピロリン酸カルシウム結晶	65	ホモシスチン尿症	75	らせん骨折	5
ピロリン酸カルシウム結晶沈着症	44, 66			ランゲルハンス細胞組織球症	19
ピロリン酸関節症	67	ま行		リウマチ性脊椎症	136
		マレット（mallet）変形	171	離開	7
ふ		慢性骨髄炎	100	離断性骨軟骨炎	52, 165, 166, 189, 191
不完全骨折	5, 10	慢性骨髄性白血病	117	良性骨芽細胞腫	16
副甲状腺機能低下症	65	慢性リンパ性白血病	117	両側椎間関節脱臼	133
副甲状腺機能亢進症	63, 64	未分化多形性肉腫（新 WHO 分類）	32	類骨骨腫	15, 17
腐骨	97	ムコ脂質症（ムコリピドーシス）	75	涙滴骨折	131
フレアリング	82	ムコ多糖症	75, 80, 82	裂離骨折（剝離骨折）	7, 8
浮肋	145	無症候性骨髄腫	117	漏斗胸	150
分化型脂肪肉腫	27	無腐性壊死	45	肋鎖間隙	147
粉砕骨折	5	メロレオストーシス	74	肋鎖症候群	147
分節骨折	5, 7	モノクローナル B 型増多症	117	肋骨骨折	145
分離すべり症	143			肋骨鎖骨間隙	148
		や行		肋骨念珠	62
へ		野球肘	165		
平滑筋肉腫	33	火傷	126	わ	
閉鎖骨折	5	遊離	141	若木骨折	10, 11
変位	2	溶岩裂現象	178	彎曲変形	62
変形性関節症	42, 43			腕尺関節	160
変形性頸椎症	135			腕橈関節	160
変形性股関節症	179, 180, 182				
変形性膝関節症	193				
変形性脊椎症	143				
変性すべり症	89				
扁平椎	19				

外国語索引

A

abduction external rotation（ABER）	158
Achilles tendon rupture	201
achondrogenesis type 2（ACG2）	78
achondroplasia	77, 78, 79
ACR 分類基準	37
acromelic shortening	84
acrometastasis	22
acute disseminated encephalomyelitis（ADEM）	207
acute lymphoblastic leukemia（ALL）	116
acute myelogenous leukemia（AML）	115
acute transverse myelitis	205
ADEM	208
AIDS	208
alveolar soft part sarcoma	35
alveolar type	33
amyloid arthropathy	44, 68
anaplastic anemia	113
ancient schwannoma	29
Anderson 分類	199, 200
Andersson 病変	149
ankylosing spondylitis	39, 143
anterior cruciate ligament injury	185
anterior dislocation of shoulder	155
anterior fat pad	162
anterior humeral line	160, 161
arcuate sign	189
aseptic necrosis	45
asphyxiating thoracic dysplasia（ATD）	82
Association Research Circulation Osseous（ARCO）分類	181
Astley-Kendall 骨異形成	83
astrocytoma	210
atlantoaxial rotatory fixation	129
atlantoaxial subluxation	129, 136
atlanto-occipital dislocation	128
avascular necrosis	45
avulsion fracture	7

B

Baker 嚢胞	29, 30, 193
bamboo spine	143
Bankart 病変	155
Batson 傍脊椎静脈叢	105
battered child syndrome	12
Baumann 角	160
Behçet 病	42
biceps pulley	152
blade of grass	72
bone bruise	5
bone dysplasia	77
bone dysplasia family	77
bone island	73
bone marrow edema syndrome	181
bone marrow failure syndrome	113
bone-within-bone	71
bowing	62
brachytelephalangic BT type	80
broadband ultrasound attenuation（BUA）	58
Brodie 膿瘍	99, 101
bucket handle fracture	12
bull's horn pattern	149
burst fracture	139
burst fracture of atlas	129
Buschke-Ollendorff 症候群	73
buttressing	180

C

calcific bursitis	67
calcific tendinitis	67, 158
calcium pyrophosphate dihydrate（CPPD）結晶沈着症	44, 65, 66
carrying angle	160, 161
Catterall 分類	51
cervical spondylosis	134
Chance 骨折	140, 141
Charcot 関節	43
child abuse	12
chondroblastoma	18
chondrocalcinosis	66
chondrodysplasia punctata（CDP）	80
chondrosarcoma	20
Chopart 関節	198
chordoma	22
chronic lymphocytic leukemia（CLL）	117
chronic myelogenous leukemia（CML）	117
clay-shoveler's fracture	131
closed fracture	5
CML	116
Codman 三角	19
comminuted fracture	5
common extensor tendon（CET）	162
common flexor tendon（CFT）	162
complete fracture	5
compression fracture	5, 92, 138
cone-shaped epiphysis	80
conversion	109
coracohumeral ligament	152
corner fracture	12
cotton wool appearance	72
creeping substitution	46
crescent sign	46, 47, 51, 181, 192
crowned dens	68
crowned dens syndrome	67
crystal-induced arthritis	65
crystal-induced synovitis	65
cubital tunnel	162
cupping	62, 83
cystic formation of the mobile spine（CYFMOS）	88
Cytomegalovirus	209

D

dappled diaphyseal dysplasia	83
de Quervain 病	171
degree of anisotropy（DA）	58
dens fracture	129
depression fracture	7
destructive spondyloarthropathy（DSA）	70
developmental dysplasia of the hip（DDH）	179
diaphyseal fracture	3
diffuse idiopathic skeletal hyperostosis（DISH）	89, 136, 143
disc herniation	134
dislocation fracture	3
dots sign	28
double line sign	181
double PCL sign	184
doughnut sign	181
Down 症候群	129
Down 症	128
dual X-ray absorptiometry（DXA）	58
Dupuytren 型	29
dysostosis	77
dysostosis multiplex	82

E

embryonal type	33

enchondroma	14
enostosis	73
enthesis	149
enthesopathy	40
ependymoma	210
epiphyseal dysplasia	83
epiphyseal fracture	3
Erlenmeyer flask deformity	71
Euler 数	58
Ewing 肉腫	20
exostotic	20
extraarticular fracture	5
extrusion	141

F

facet syndrome	88
fat pad sign	161, 162
fatigue fracture	9
FGFR3 group（グループ）	78, 79
fibroblast growth factor 23（FGF-23)	61
fibromatosis	29
fibrous cortical defect	14
fibrous dysplasia	16
flail chest	146
flaring	62, 83
flexor-pronator mass	162
Foix-Alajouanine 症候群	207
fracture	177
fracture of the femoral neck	179
fracture-dislocation	129, 140
fraying	62
Freiberg 病	54, 55

G

ganglioglioma	210
ganglion	29
Garden 分類	180
Gardner 症候群	30
Gaucher 病	75, 76
giant cell tumor of bone	19
giant cell tumor of tendon sheath	31
glenohumeral joint	152
glenoid labral injuries	157
glomus 腫瘍	174, 175
gout	43, 65
granulocytic sarcoma	116
Greenberg 骨異形成症	83
greenstick fracture	10
gull-wing 型	43
Guyon 管	172
Guyon 管症候群	172

H

Haller index	150
handlebar	80
hangman 骨折	129, 133
Harrison 溝	62
hemangioblastoma	210
hemangioma	27
hemophilic arthropathy	42
Hill-Sachs 病変	155
HLA-B27 関連関節炎	39
Hodgkin リンパ腫	120
Hodgkin 病	119
homocystinuria	75
Honda sign	9, 10
HTLV-1 associated myelopathy (HAM)	208
human T-cell lymphotrophic virus type 1（HTLV-1）	208
Hunter 症候群	80
Hurler 病	75
Hurler 症候群	80
H-vertebra	70
hydroxyapatite arthropathy	67
hydroxyapatite（HA）	65
hyperparathyroidism	63
hypochondroplasia	78, 79
hypoparathyroidism	65
hypoplasia of dens	136

I

idiopathic osteonecrosis	45
iliac hypoplasia	83
impacted fracture	7
impaction	169
incomplete fracture	5, 10
infraspinatus tendon	152
insufficiency fracture	9, 177
interfacet locking	129
intervertebral disc herniation	140
intraarticular fracture	5
involucrum	97

J

Jaccoud 関節炎	41
Jefferson 骨折	129, 131
Jeune 症候群	80, 84

K

Kienböck 病	53, 54, 169
kissing contusion	186
Klippel-Feil 症候群	137
Klippel-Feil 病	136
Kniest/Stickler グループ	78
Kümmell 病	93, 94

L

Langerhans cell histiocytosis	19
Larsen 症候群	83, 84
lateral epicondylitis	167
lateral ligament tear	199
lateral ulnar collateral ligament (LUCL)	162
lava cleft phenomenon	178
Legg-Calvé-Perthes 病（Perthes 病）	51
leiomyosarcoma	33
limbus vertebra	91
lipoma	27
liposarcoma	31
Lisfranc 関節	198
little leaguer elbow	165
little leaguer's shoulder	156
Looser zone	62
lumbar Scheuermann 病	91
Luschka 関節	128
lysosome storage disease	75

M

Maffucci 症候群	14
malignant fibrous histiocytoma	32
malignant lymphoma	21, 35, 119
Marfan 症候群	76, 150
mastocytosis	72
matrix	13
McCune-Albright 症候群	16
MCL	162
MDS	114
medial collateral ligament injury	188
medial epicondylar avulsion	165
medial epicondylitis	165
Melnick-Needles 症候群	83
melorheostosis	74
meniscal tear	184
mesomelic shortening	84
metaphyseal dysplasia	83
metaphyseal fracture	3
metastatic bone tumor	22, 72
Meyerding 法	90
microgeodic disease	126
Milkman's pseudofracture	63
Milwaukee shoulder	67
mineralization 鉱化	13
Moloney 弓	153
monoclonal B-cell lymphocytosis (MBL)	117
monosodium urate（MSU）	65
Morquio 症候群	80
mucolipidosis	75
mucopolysaccharidosis	75

multiple endocrine neoplasia (MEN) 63
multiple myeloma 117
multiple sclerosis 205
myelodysplastic syndrome (MDS) 113
myelofibrosis 70, 114
myelomalacia 204
myositis ossificans 30
myxofibrosarcoma 33
myxopapillary type 210

N

naked facet 130
Neer 分類 146
negative variance 169
nerve root avulsion injury 132
neurilemoma 28
neurofibroma 28
neuromyelitis optica (NMO) 205
neuropathic arthropathy 43
neutral ulnar variance 169
nidus 16
nodular tenosynovitis 31
non-ossifying fibroma 14

O

O'Donoghue's triad 189
oblique fracture 5
occult fracture 3
Ollier 病 14
open fracture 5
os odontoidum 136
os trigonum disorder 200
os trigonum syndrome 200
osseous Bakart 病変 155
ossification of ligamentum flavum 89
ossification of posterior longitudinal
 ligament (OPLL) 89, 136
ossification of the ligamentum flavum
 136, 141
osteoarthritis 193
osteoarthrosis (OA) 42
osteoarthritis (OA) 179
osteochondral fracture 10
osteochondral lesion of talus (OCD)
 199
osteochondritis dissecans 189
osteochondritis dissecans of capitellum
 humeri 165
osteochondroma 14
osteogenesis imperfecta (OI) 80, 81
osteoid osteoma 15
osteomalacia 61
osteomyelitis 96
osteonecrosis 45
osteonecrosis of the femoral head 181

osteopathia striata 74
osteopenia 57
osteopetrosis 70
osteopoikilosis 72
osteoporosis 143
osteoporosis circumscripta 72
osteosarcoma 19
osteosclerosis 70
otopalatodigital syndrome 83
overhanging edge 66
overmodeling 83, 84

P

pachydermoperiostosis 72
paratenon 196
patellar dislocation 191
pathologic fracture 7
pedicle sign 22
pencil-and-cap 型 40
peripheral expansion 109
Perthes 病 (Legg-Calvé-Perthes 病)
 46, 51
peudoligament sign 186
Phemister 三徴 102
picture frame appearance 72
Pierre-Robin シーケンス 80
plastic bowing fracture 10
Poland 症候群 150
poliomyelitis 209
positive variance 169
posterior cruciate ligament injury 188
posterior dislocation of shoulder 156
posterior fat pad 162
posterior tibial tendon dysfunction 201
posterolateral structure injury 189
prelymphocytic leukemia (PLL) 117
primary hypertrophic osteoarthropathy
 72
protrusio acetabuli 62
protrusion 141
proximal humeral epiphysiolysis (little
 leaguer's shoulder) 154
proximal humeral fracture 154
pseudo basilar impression 136
pseudogout 67
psoriatic arthritis 40
punched-out lesion 117
pustulotic arthro-osteitis 148
pycnodysostosis 72
pyogenic spondylitis 143
pyrophosphate arthropathy 67

Q

QUS 58

R

RA 分類基準 38
rachitic rosary 62
radial collateral ligament (RCL) 162
radial head fracture 164
radiation myelopathy 207
radiation osteitis 122
radio-capitellar line 160, 161
rapidly destructive coxarthrosis 183
reactive arthritis 41
reconversion 110
Reiter 症候群 41
renal osteodystrophy 70
reverse Hill-Sachs 病変 156
rhabdomyosarcoma 33
rheumatoid arthritis (RA) 36, 173
rheumatoid spondylitis 136
rhizomelic CDP 80
rhizomelic shortening 84
rickets 61
Romanus 病変 149
rotator cuff tear 157
rotator interval 152
RS3PE (remitting seronegative sym-
 metrical synovitis with pitting edema)
 症候群 42
rugger jersey spine 64

S

sacralization 143
sacroiliitis 177
salt and pepper appearance 64
Salter-Harris 分類 10, 11
sandwich vertebrae 71
SAPHO 症候群 148
sarcoidosis 42, 209
Scheuermann 病 (若年性後彎) 91, 144
Schistosoma 209
Schmorl 結節 91, 143
SCIWORA 134
segmental fracture 5
Segond 骨折 186, 187
semiquantitative [SQ] assessment 59
sequestration 141
sequestrum 97
seronegative arthritis 39
seronegative spondyloarthropathy 143
Sharp スコア 37
shiny corner 40
shoulder dislocation 155
sickle cell disease 70
skeletal dysplasia 77
SLAP (superior labrum anterior and
 posterior) lesion 157
speed of sound (SOS) 58

sphingolipidosis	75
spina bifida	143
spinal canal stenosis	140
spinal cord injury without radiographic abnormality (SCIWORA)	131
spinous process fracture	131
spiral fracture	5
splaying	83
spondylar dysplasia	83
spondyloepiphyseal dysplasia congenita (SEDC)	81
spondylolisthesis	143
spondylolysis	143
spondylosis	143
squaring	40
Staphylococcus	209
sterno-costo-clavicular hyperostosis	148
Streptococcus	209
stress fracture	9
stress fracture of metatarsal bone	202
structure model index (SMI)	58
subacute necrotizing myelopathy	207
subaxial subluxation	136
subchondral insufficiency fracture (SIF)	181, 192
subscapularis tendon	152
superficial siderosis	205
superior・middle・inferior glenohumeral ligament (SGHL, MGHL, IGHL)	152
supracondylar fracture	163
supraglenoid tubercle	152
supraspinatus tendon	152
symptomatic osteonecrosis	45
syndesmophyte 形成	143, 149
synovial sarocoma	33
systemic lupus erythematosus (SLE)	41

T

target sign	28
teardrop fracture	131
telangiectasia	19
teres minor tendon	152
thanatophoric dysplasia	78, 79
thoracic outlet syndrome	147
three column theory	138, 139
tibia-metacarpal type (TM type)	83
Tietze 病	149
Tile 分類	178
tophaceous pseudogout	67
torus fracture	10
Toxoplasma	209
transient bone marrow edema	181
transient migratory osteoporosis	51
transient osteoporosis of hip (TOH)	50, 181
transient regional osteoporosis	51
transient synovitis	52
transverse fracture	5
transverse process fracture	131
transverse radiolucent band	117
traumatic spondylolithesis	129
triangular fibrocartilage complex (TFCC)	169, 170
trident hand	79
trident pelvis	79
triradiate pelvis	62
tropical spastic paraparesis (TSP)	208
trough line	156
tuberculous spondylitis	143
tumoral calcinosis	67

U

ulnar impaction syndrome	169
ulnar minus variant	53
ulnar variance	169
undermodeling	83, 84
undifferentiated pleomorphic sarcoma	32

V

vacuolar myelopathy	208
varicella-zoster virus (VZV)	208
vertebra plana	19
vertical fracture	5
Volkmann 拘縮	164
von Hippel-Lindau 病 (VHL)	210
von Recklinghausen	28

W

wedge fracture (butterfly fragment)	5
WHO 骨粗鬆症診断基準	57
WHO 診断基準	57
Worm 骨	80
Wormian bone	81

Z

zero variance	169

放射線医学
骨格系 画像診断

2013年10月25日　第1版第1刷発行

監　　修	楢林　勇	Narabayashi Isamu
	杉村 和朗	Sugimura Kazuro
編　　集	江原　茂	Ehara Shigeru
発 行 者	市井 輝和	
発 行 所	株式会社金芳堂	

〒606-8425 京都市左京区鹿ヶ谷西寺ノ前町34番地
振替　01030-1-15605
電話　075-751-1111(代)
http://www.kinpodo-pub.co.jp/

印　　刷	創栄図書印刷株式会社
製　　本	有限会社 清水製本所

© 楢林　勇，杉村和朗，江原　茂，2013
落丁・乱丁本は直接小社へお送りください．お取替え致します．

Printed in Japan
ISBN978-4-7653-1582-1

JCOPY ＜(社)出版者著作権管理機構 委託出版物＞

本書の無断複写は著作権法上での例外を除き禁じられています．複写される場合は，その都度事前に，(社)出版者著作権管理機構(電話03-3513-6969，FAX 03-3513-6979，e-mail: info@jcopy.or.jp)の許諾を得てください．

●本書のコピー，スキャン，デジタル化等の無断複製は著作権法上での例外を除き禁じられています．本書を代行業者等の第三者に依頼してスキャンやデジタル化することは，たとえ個人や家庭内の利用でも著作権法違反です．

全10巻！新しい情報を満載した放射線医学シリーズ

監修 楢林 勇 大阪医科大学名誉教授・杉村和朗 神戸大学大学院教授

各巻 A4 変型判

放射線医学 放射線医学総論

編集　大阪大学大学院教授　富山憲幸
　　　東京大学大学院准教授　中川恵一

定価 4,830 円（本体 4,600 円＋税 5％）
184 頁／ISBN978-4-7653-1507-4

●主な内容
1. 放射線の種類と意義
2. 放射線の量と単位
3. X線検査装置・機材およびX線検査の種類
4. CT（computed tomography）
5. マンモグラフィ（乳房X線撮影）
6. MRI (magnetic resonance imaging)・MRS (magnetic resonance spectroscopy)
7. 超音波検査
8. 骨塩定量
9. 医療被曝の軽減とその安全管理
10. CT被曝
11. 放射線障害
12. 放射線治療の基礎知識
13. 各種造影剤の種類と用法（X線検査, CT, MRI, US）
14. 放射線物理学
15. 放射線生物学
16. 画像診断の医療情報システム
17. 医療情報システムの安全管理
18. 遠隔画像診断
19. IVR (interventional radiology)
20. IVRにおける被曝
21. ラジオ波焼灼療法 (RFA)
22. オートプシー・イメージング（死亡時画像診断）
23. 核医学の基礎
24. 診断・治療用放射性医薬品
25. 核医学検査・SPECT (single photon emission computed tomography)
26. PET/CT (positron emission tomography/CT)

放射線医学 脳 画像診断

編集　大阪市立大学大学院教授　三木幸雄

定価 4,410 円（本体 4,200 円＋税 5％）
130 頁／ISBN978-4-7653-1544-9

●主な内容
1. 脳血管障害のCT・MRI 診断
2. 脳腫瘍のCT・MRI 診断
3. 変性疾患のMRI 診断
4. 炎症性疾患のCT・MRI 診断
5. 脱髄疾患のMRI 診断
6. 先天代謝疾患
7. 頭部外傷のCT・MRI 画像診断
8. 脳ドック

> ・・・・・基礎的には放射線物理学，放射線生物学，放射線障害に関する事項，医療被曝の軽減，放射性医薬品やX線，MR，エコーの造影剤に関する薬品学，臨床的には画像診断学，核医学，放射線治療学など，本シリーズ全10冊は，守備範囲の広いこれら放射線医学の基礎から臨床の実際までの最新の情報を含んだ内容です・・・・
> （監修の言葉より）

放射線医学 頭頸部 画像診断

編集　産業医科大学教授　興梠征典

定価 4,200 円（本体 4,000 円＋税 5％）
102 頁／ISBN978-4-7653-1545-6

●主な内容
1. 頭蓋底, 眼窩
2. 鼻副鼻腔, 上咽頭
3. 口腔・中咽頭
4. 喉頭・下咽頭
5. 唾液腺, 頸部・軟部組織
6. 側頭骨
7. 頭頸部のUS 診断

放射線医学 心・大血管、乳腺 画像診断・IVR

編集　聖マリアンナ医科大学教授　中島康雄

定価 4,410 円（本体 4,200 円＋税 5％）
115 頁／ISBN978-4-7653-1570-8

●主な内容
【Ⅰ部　心・大血管】
1. 先天性心疾患の画像診断
2. 後天性心疾患の画像診断
3. 大血管疾患の画像診断
4. 大血管のIVR
5. 末梢血管のIVR
6. 肺動脈と静脈のIVR

【Ⅱ部　乳　腺】
7. マンモグラフィの診断
8. 超音波診断
9. CT 診断
10. MRI 診断

放射線医学 肺・縦隔 画像診断

編集　滋賀医科大学教授　村田喜代史

定価 4,200 円（本体 4,000 円＋税 5％）
112 頁／ISBN978-4-7653-1508-1

●主な内容
1. X線検査と診断：胸部単純X線写真とX線CT
2. 胸部単純X線写真の解剖と正常変異
3. 呼吸器感染症の画像診断
4. 間質性肺炎の画像所見
5. 腫瘍性疾患の画像診断Ⅰ（胸部CT, 新TNM分類）
6. 腫瘍性疾患の画像診断Ⅱ（MRI）
7. 縦隔・胸膜のCT診断
8. アスベスト関連肺胸膜病変の画像診断
9. 画像（X線, CT）による肺癌検診
10. 呼吸機能の画像診断
11. モニタによる胸部X線読影

放射線医学のスタンダード！ 第一線の執筆者が各領域を網羅的に記述
医学生・研修医を中心に好評の教科書です！

放射線医学 消化器 画像診断・IVR

編集　兵庫医科大学教授　廣田省三
　　　近畿大学教授　　　村上卓道

定価 **4,830** 円（本体 4,600 円＋税 5％）
145 頁／ISBN978-4-7653-1546-3

● 主な内容
【I部　消化管】
1. 咽頭・食道のバリウムX線診断
2. 胃のバリウムX線診断
3. 十二指腸のバリウムX線診断
4. 腸管（小腸・大腸）のバリウムX線診断
5. 胃癌検診
6. 胃・大腸の術前3D CT angiography
7. CT colonography

【II部　肝・胆・膵】
8. 血管造影とIVR
9. CT診断
10. MRI診断
11. 超音波診断
12. 急性腹症の画像診断

放射線医学 泌尿生殖器 画像診断・IVR

編集　大阪医科大学教授　鳴海義文

定価 **4,200** 円（本体 4,000 円＋税 5％）
94 頁／ISBN978-4-7653-1565-4

● 主な内容
【I部　泌尿器・後腹膜・副腎・男性生殖器】
1. IVR
2. CT診断
3. MRI診断
4. 超音波診断

【II部　女性生殖器】
5. IVR
6. CT診断
7. MRI診断
8. 超音波診断

放射線医学 骨格系 画像診断

編集　岩手医科大学教授　江原　茂

定価 **5,880** 円（本体 5,600 円＋税 5％）
230 頁／IBBN978-4-7653-1582-1

● 主な内容
【I部　疾患別総論】
1. 骨折・脱臼
2. 骨腫瘍
3. 軟部腫瘍
4. 関節炎
5. 骨壊死
6. 代謝性骨疾患
7. 小児の骨系統疾患
8. 腰痛症
9. 感染症
10. 骨髄（造血器）疾患
11. 物理的因子による骨障害

【II部　部位別各論】
12. 頸椎
13. 胸・腰椎
14. 胸郭（肋骨を含む）
15. 肩関節
16. 肘関節
17. 手関節
18. 骨盤・股関節
19. 膝関節
20. 足関節
21. 脊髄

放射線医学 放射線腫瘍学

編集　島根大学教授　猪俣泰典

定価 **4,620** 円（本体 4,400 円＋税 5％）
176 頁／ISBN978-4-7653-1524-1

● 主な内容
1. 放射線治療装置と照射方法
2. 放射線治療計画
3. 密封小線源治療
4. 定位放射線治療・強度変調放射線治療（IMRT）
5. 粒子線治療（陽子線，炭素線）
6. ホウ素中性子捕捉療法
7. 放射線治療における医療事故防止
8. 放射線治療の副作用と対策
9. 脳・脊髄腫瘍の放射線治療
10. 頭頸部（眼窩・顔面を含む）腫瘍の放射線治療
11. 肺癌の放射線治療
12. 縦隔腫瘍の放射線治療
13. 乳癌・乳腺腫瘍の放射線治療（乳房温存療法を含む）
14. 消化器癌の放射線治療
15. 女性生殖器腫瘍の放射線治療
16. 泌尿生殖器腫瘍の放射線治療
17. 悪性リンパ腫の放射線治療
18. 血液腫瘍の放射線治療
19. 皮膚・軟部・骨腫瘍の放射線治療
20. 小児腫瘍の放射線治療
21. 良性疾患の放射線治療
22. 緩和療法としての放射線治療
23. 放射線治療と化学療法（分子標的剤を含む）

放射線医学 核医学・PET・SPECT

編集　防衛医科大学校教授　小須田　茂

定価 **4,830** 円（本体 4,600 円＋税 5％）
160 頁／ISBN978-4-7653-1528-9

● 主な内容
1. 頭部, 中枢神経・脳核医学
2. 頭頸部腫瘍のFDG-PET/CT
3. 心・大血管核医学（SPECT, PET/CT）
4. 呼吸器核医学
5. 肺・縦隔腫瘍のFDG-PET
6. 内分泌核医学
7. 消化器核医学
8. 消化管腫瘍のFDG-PET/CT
9. 肝・胆・膵病変のFDG-PET/CT
10. 骨・関節核医学
11. 腎臓核医学
12. 女性・生殖器腫瘍のFDG-PET/CT
13. センチネルリンパ節シンチグラフィ
14. 悪性リンパ腫のFDG-PET/CT
16. 小児核医学
16. FDG-PET/CTのピットフォール
17. 任意型検診におけるPET検査
18. 核医学治療

金芳堂